糖尿病 緩解心法

醫學博士 洪建德——著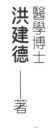

從減藥到停藥！
肉菜冷飯定時定量飲食，
讓你穩血糖、
降三高、減體重！

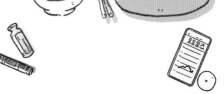

CONTENTS 目錄

矢志做一位人文醫師

　　1982 年公費留學德國，研究人工胰島，專攻胰島素動力學與食物血糖動力學獲博士學位，隨後美國科羅拉多大學醫學院博士後研究。受台北榮總內科部恩師 姜必寧教授延攬回國，任職於新陳代謝科，並破格拔擢，30 歲前任教於陽明大學副教授，籌設糖尿病中心，以預防醫學的策略與方法來防治糖尿病，日本多次深度交流。

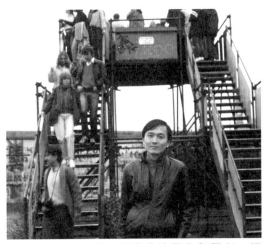

1983 年 10 月 3 日，國際交換學生與學者一行數百人，受德國學術交流總部招待前往柏林參訪一週，「自由與奴役」的研討會。背後是柏林圍牆，代表的也是那個牆內牆外時代的時代精神。

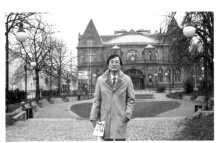

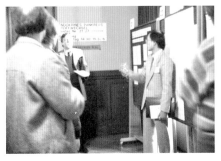

1983 年 3 月在海德堡，德國內分泌學會發表論文。

1986 年 8 月受李鐘祥院長邀請，進入社區，體行一二三級預防，全球首創「沒有圍牆的醫院」，參與台北病理中心的創立。研發本土化的住院糖尿病人結構性衛教，並催化病友組織自助團體，規劃生活參入式的教育，將糖尿病教室搬到遊覽車、

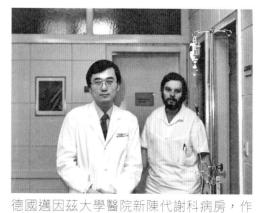

德國邁因茲大學醫院新陳代謝科病房，作者與護佐 Matthias（右）。

遊樂區，年度計劃下舉辦過購物、旅遊、議會參觀等逾 200 次的活動，重建了糖尿病病人的生活信心與求生本能，達成教無類的全人照顧；最後 10 年教導老年糖尿病人繪畫，並開聯展 7 次，讓孤獨老年人剪綵，體現禪師枯樹開花的奇蹟。

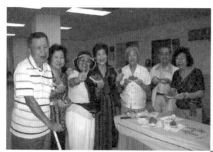

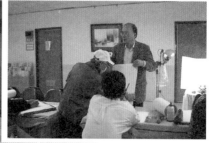

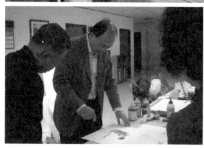

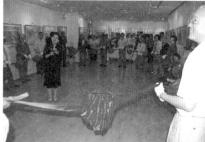

1998 年在社教館，舉辦了第一次的畫展——尋覓內心的故鄉。

透過寫作與媒體，傳達健康生活的營養與運動等要素，以人為中心，透明化醫療，來彌平族群健康的不公平。受聘長庚管理學院擔任公共醫學教職，介紹國際衛生與醫療，人文醫學，與管理中心主任共同籌劃老人文化養生村。

1987 年輔佐李鐘祥院長及後繼者，屢獲得行政院、醫學團體的衛生獎章。1988 年美國明尼蘇達州的財團法人國際糖尿病中心來台平衡貿易，奉衛生署保健處之命，與該中心執行長 Ertzweiler 醫師聯合競演。1987 年受農業委員會委託推廣米食公益活動，無酬奔走全國學術論述，1992 獲行政院院長連戰頒發「功在糧政」獎牌。1988 年受衛生署徵召，支援社區糖尿病防治，1994 年獲衛生署頒發衛生獎章，表彰「對食品營養、保健研究及推行的貢獻」。1995 年獲中華民國糖尿病學會頒發諾和傑出獎醫學研究獎。在聯經出版社發表新書 20 本，其中兒童保健櫥窗，1997 年獲行政院文化建設委員會科學組兒童好書推薦獎。2000 年獲台北市醫師公會第八屆「杏林獎」。2003 年主動進入陽明醫院 SARS 病房達 8 天，獲頒衛生署「熱心公益」獎章。

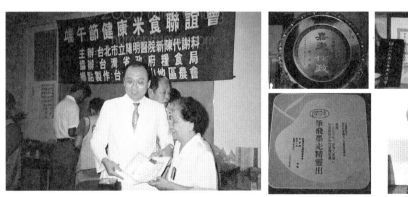

1987 年受農業委員會委託推廣米食公益活動。　　　　　各式獎章。

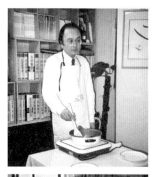

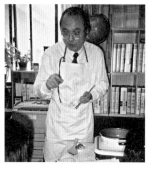

1996 年 2 月 1 日，作者在研究室裡，揭示健康的源頭在辨識動物植物學，如何選擇食物，以及廚房調理食物的諸多科學，並分析成分與人體內生理關係，當時調理學科書《如何做菜最營養》剛剛出版，作者在新書自序寫道「我願意當主廚耕耘保健的源頭」，推廣食育科學，提倡家政，贈書媒體記者，並示範做菜調理，即時回答採訪記者們的提問，一切唯科學，結果都可以預測，沒有僥倖，沒有藉口，更沒有一切推給體質、招搖撞騙的「王祿仙」。

自 2001 年任台北市所有市立醫院新陳代謝科科主任聯誼會會長、2002 年任臺北市政府衛生局臺北市糖尿病共同照護醫療網委員兼指引組總召、指標組總召、資訊組總召。歷任老人醫學會 4 屆理事，與數個委員會委員，主任委員等職，每年籌劃食品營養與保健演講。

2009 年公職退休，除了臨床服務外，穿越在東西古今人文語言中，浸淫於人文名山創作，縱情於繪畫，科學、人文與美術跨領域寫作，部分以「具有海洋文化的美食系列」連續發表於台灣醫師公會聯合會期刊《台灣醫界》，節錄在臉書與粉專上披露。

跟著我吃，滴水穿石，穩定血糖

　　為了衛教我的病人，我連續十數年在臉書上貼出我家的早餐、午餐與晚餐，我的方法不只糖尿病人適用，對一般人的健康也有益。我的早餐通常是素食，基本配備常是一塊豆腐、一兩碟菜、一碗飯。歡迎瀏覽我臉書，「老公婆的早餐」相簿。

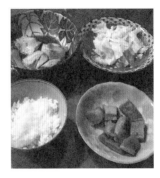

老公婆的早餐

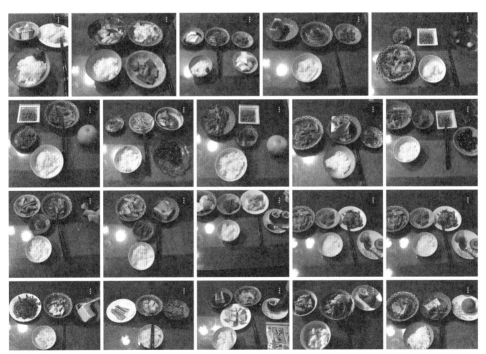

樸實的早餐集錦

晚餐無論是自煮或在餐廳吃，只要學會烹調或點菜知識，就能吃得營養又健康。

歡迎瀏覽我臉書，「我家的晚餐」相簿。

我家的晚餐

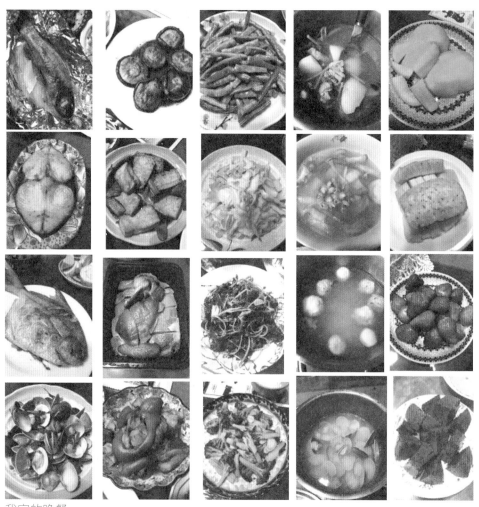

我家的晚餐。

跟我一起學正確的美食觀念，擴展國際人文視野。我提倡調理無為自然主義，呼籲全民注視食育，脫離只要填飽肚子就好，迎接全球化的美食時代。

歡迎瀏覽我臉書，「我的午餐便當與假日」及「孤寂的美食學先生」相簿。

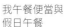

我午餐便當與 假日午餐　　　孤寂的美食學 先生

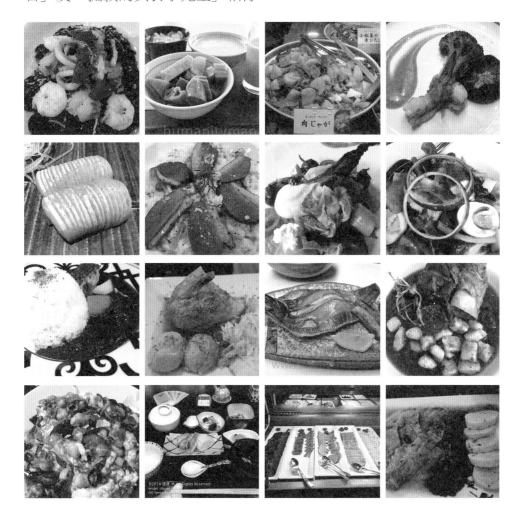

倘佯於東西文明中創作

創作不限於專業，如日耳曼的時空隧道、具有海洋文明的美食書、日本料理教科書、壽司的前世今生、頭腦革命讓你頭腦裝下所有語言、我家私房菜、人間糖尿病、台灣日本料理 60 年、審判米其林、德國的香腸與火腿、義大利醃製肉與火腿美食、南宋最後的禪師、商王帝辛等。創作也不限於文字，美術創作也樂在其中。

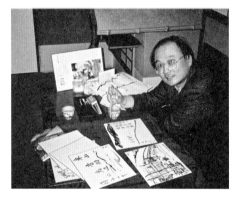

1995 年京都東山區翠松庵的一瞬間，迸出 40 年人文與藝術的花朵，啟動美術的生命。

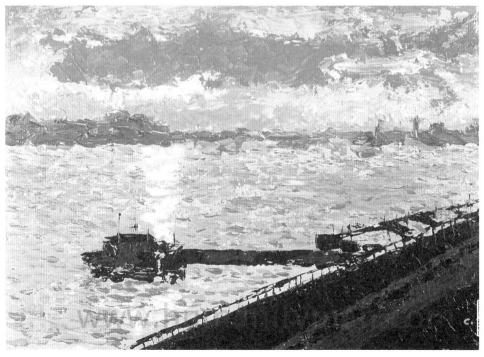

邁茵河的日出 溫莎牛頓專家用壓克力彩 麻畫布 F8 1998 年。

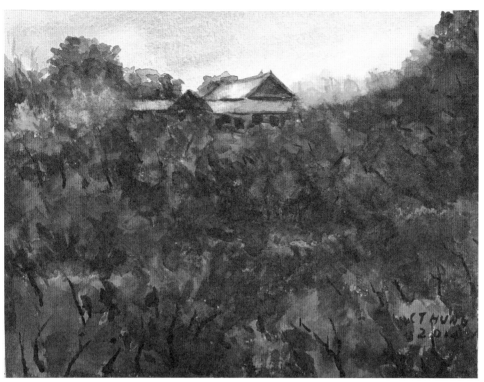

東福寺楓紅

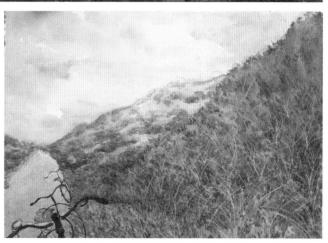

德國敘爾特島上三部腳踏車

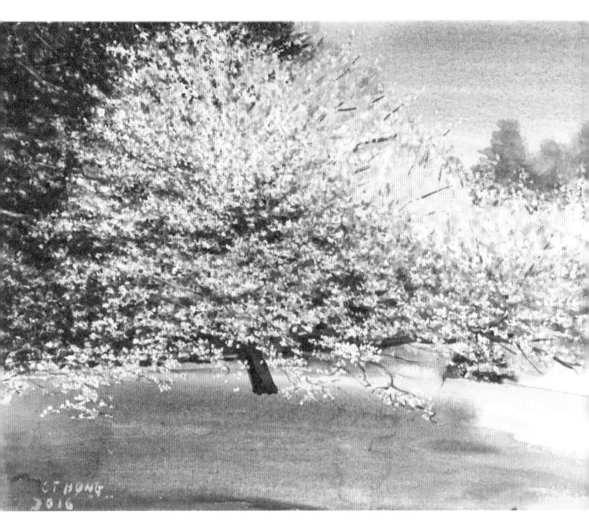

立春東京新宿御苑，滿滿盛開的緋寒櫻。史明克專家用透明水彩，Hahnmühle 無酸水彩紙。

作者聲明

　　本書分享有效的、有根據的實證醫學讓讀者閱讀，旨在幫助所有讀者緩解糖尿病，至少能夠減藥，也減少低血糖發生。

　　筆者已盡全力使所含的醫療資訊，根據全球最新文獻，力求符合本國國情，但是醫學高深似海，每日自實驗室與流行病學出爐的實證論文多如繁星，且學海浩瀚無垠，跨域更有許多未定或未知之處，也非一本十多萬字之著作所能盡述與更新，加上疾病自然過程與用藥後反應與副作用，個人之間大迥異，醫療仍應以主治醫師診治為依歸，所以生病需要醫師診治，書本衛教功能無法替代診斷疾病、治療症狀或疾病。任何看似簡單的問題，都需要經過問診、檢驗、檢查、詢問過去史、並與醫學文獻交叉比對，才能下診斷，甚至很多疾病即使經過檢查也難下定論，所以醫病雙方更要遵守醫療法，才有利醫病安全。

　　本書並未針對任何人，或人群、法人、公司作影射、諷刺、妨害名譽或其它不利的企圖，無法對於任何連結網站的內容，例如書中引用美國糖尿病協會與其他文獻負責。本書也無意對醫療人員與院所，或餐廳，或食品廣告，與各種產品做評論，也未企圖增加業務，或行銷任何醫療器材、其他相關產品與藥物，或策動各醫療院所病人之間流動的意圖。

獨具洞見　超越常規

陳慶餘 教授

- 台大醫學院家庭醫學科名譽教授
- 前台灣老年學暨老年醫學會理事長
- 前台灣家庭醫學會理事長

　　由於醫藥進步，糖尿病的治療，目前已進入以病人為中心、人工智慧的時代。從自然疾病史來看，早期診治皆可獲得良好的控制，避免後續併發症或死亡。不過，糖尿病被稱為生活習慣病，很明顯與個人的飲食、運動、生活作息及預防保健行為，息息相關。因此，洪醫師出版《糖尿病緩解心法：從減藥到停藥！肉菜冷飯定時定量飲食，讓你穩血糖、降三高、減體重！》一書，有助於糖尿病防治，值得推薦。

　　先從書名說起，「心法」一詞，是「心性法身」之意。「法」是糖尿病治療，有實證醫學的基礎。「法身」提供許多寶貴的臨床病例及病人的回饋。「心性」為「心理靈性」。心理方面有「相信、不相信」或「接受、不接受」之差別，須考慮病人因素和條件，治療才能順利。「靈性」則須加上「生命教育」和「終極關懷」。因此「心法」含有「依循個人智慧、提升生命意義」的內涵。亦即：可以為典

範、自然規律以及自覺覺人。

在內容方面包含：(1)實證醫學的基礎、(2)東方傳統以白飯為主要的熱量來源，以「掃地老僧的白飯祕笈」來襯托。(3)揭示「胰島素寶典」，胰島素受體抗性是成年糖尿病源，幼兒則在缺乏胰島素。(4)成千的緩解個案：所舉病例反應不同年齡的糖尿病人，有成功亦有失敗的個案，值得病友們借鏡。全書穿插介紹，作者個人臨床實戰經驗和糖尿病新知，充滿人性多面向的關懷，令人獲益匪淺。

洪醫師1982年公費留學德國，研究人工胰島，專攻胰島素動力學與食物血糖動力學，獲博士學位。從過去交往經驗，深知他具備人文美學素養，就其專長偏愛日式料理，且深入研究，學者風範為人稱道。本書著重在糖尿病控制，適醣均衡飲食營養的重要性。內容豐富，尤其正視各種加工食品，反式脂肪風險的存在，非一般醫學書籍所能及。且獨具洞見，超越常規，以補臨床指引之不足。

本書引人入勝之處，在於洪醫師創立「糖尿病人文門診」，電視媒體曾有報導。從預防醫學、臨床醫學、飲食營養、食藥調理、到自然醫學、魚類分類等無所不包，讓讀者能更寬廣了解大自然的道理。由連續監測血糖機的引進及使用經驗分享，到醫療營養治療，歸納成均衡肉菜飯飲食法。洪氏獨門處方料理之美名，其來有自。

總之，作者一輩子努力在有關糖尿病的醫療工作，專業上如此精進，令人敬佩。本書內容以糖尿病之治療為核心，佐以先進國家臨床指引，旁徵博引，內容豐富，提供正確的糖尿病處方，有其特色，是糖尿病患者自我健康管理的寶典。

全方位緩解糖尿病專書

許惠恒 教授　*許惠恒*

• 國家衛生研究院副院長

• 前台中榮民總醫院院長

• 前台北榮民總醫院院長

• 前中華民國糖尿病學會理事長

　　我與洪建德醫師認識甚早，40多年前我在台北榮民總醫院擔任實習醫師時，洪醫師是指導我的內科部住院醫師，當時他還沒有出國進修。洪醫師對住院病人的照顧，非常周到與體貼，我由他身上也學習到甚多有關急慢性病人照顧的臨床知識與醫病溝通技巧。

　　數年後，他由德國學成歸國。非常巧的，我們有志一同，投入國內內分泌與新陳代謝領域的醫療與研究等工作，尤其是選擇國人最常見的慢性疾病之一：糖尿病，來當作我們終身專業。由於他在國外所學歐洲最新的觀念，在後續的國內外相關醫學會議中，多次聆聽他對糖尿病人全方位照顧的新看法，特別是飲食營養與生活形態相關的卓見，而這些理念也充分落實在他長期照顧的糖尿病患者身上。

　　糖尿病的長期照顧方面，除了依照專業的藥物調整建議，以達到血糖監控理想目標，也與患者日常飲食控制、規則運動與生活形態都有密切關係。洪醫師對患者的這些方面的衛教與指導，不但苦口婆

心，更是鉅細靡遺，也深獲患者與家屬的好評。

　　本專書是洪醫師累積數十年科學研究證據與親身經驗，書中涵蓋範圍甚廣，由糖尿病診斷、糖尿病治療目標、糖尿病併發症解析、最近之高科技運用、穩定營養進食技巧等等都值得關心糖尿病、罹患糖尿病或家中有糖尿病家人的讀者細讀。更特別的是本書還列出洪醫師親自累積的數十個糖尿病第一手的案例經驗，所謂醫者仁心，洪醫師的積極與用心，值得深深佩服。

以人為本 52年醫學生涯 磨練出糖尿病緩解心法

人生無常，生命因緣動態變化，人們卻期待著生命能永遠停格在最美麗與健康的時刻，但是人生百歲，健康美麗剎那間，與其追求長生不老藥，不如開卷來唸書吧！

唐人劉得仁在《青龍寺僧院詩》有云：「此地堪終日，開門見數峰。」描述僧院不僅伽藍莊嚴深奧，周邊乾坤大地更美妙，開門見峰巒如聚，不僅僅是一幅美麗照片，而且動態萬象森羅，讓旅人流連終日而忘返。宋人戴復古也云：「瀟瀟灑灑屋三間，日日開門見好山。」比喻好文不僅開卷時令人耳目一新，高潮迭起，字字珠璣，更引人再三吟味，餘音裊繞，終身受益。

此處引用禪語，隱喻筆者撥雲見月，拙著開門見山，處處以人為本，驅魔避邪，令人樂以忘憂，食祿滿貫，糖尿病緩解，不知老之將至矣。

40年前 我緩解了第一位糖尿病患

「糖尿病是一個終身的烙印，終身美食禁錮，吃藥一輩子，最後侵犯全身臟器皮膚……」——這是一般人對糖尿病的刻板印象。

1985年，我結束人工胰島與胰島素自動輸注系統（AIDSPIT）的博士論文，做了短期美國訪問學者返國服務，在臺北榮總出道執業。當年降血糖藥只有三種，加上長短效胰島素，緩解糖尿病幾乎是不可能的任務，連權威糖尿病教科書也沒有緩解糖尿病一節；同年春季，我在臺北榮總成功緩解糖尿病，第一位病患是婦產部的孕媽咪。

　　之後我在德國、美國所學的基礎上，繼續研究本土主食食品升糖指數，因為食品資料多數來自日本，讓我再超越一語言高峰，接著進入日本語的人文與科學世界，浸淫在調理科學與食物辨識的植物學與海洋生物學，最後進入饗食領域，研究各國飲食文化與歷史文明，我在前無古人之境漂浮，縱橫於醫學與食品營養、廚房科學、海洋生物學、農藝、園藝，結合人文的大千世界，所以有助於糖尿病人緩解。現在診所執業，專業人力充裕，台灣經濟與知識冠全球，藉連續血糖監測（CGM）演算，以及病人上傳飲食照片，我有了工具說服病人，緩解變得更容易了。

為何緩解糖尿病近年才討論？

　　10多年前，腸泌素與其他高效藥物的發明，以及CGM的普及，讓任何過去不易遵循醫囑的病人想緩解，一下子唾手可得，在我手中緩解與部分緩解的病人數，也一下子超越2000人大關，過去AIDSPIT的專家成員不多，緩解病例很罕見，即使好幾年之後，測試口服葡萄糖耐量，也都是陰性，真是「保固終身」，直到21世紀，醫界也才開始正視越來越多的緩解個案，才討論緩解的定義，以及預後，甚至「要不要終極改變糖尿病的定義」。

　　回想我早期緩解的病人，有人因為有其他疾病而看其他科目時，

常遇到一個問題：醫師對我病人說：「你沒有糖尿病，一定是你原來那個醫生搞錯了，糖尿病是終身烙印，不會消失的，糖尿病人終身需要服藥，你現在的糖化血色素才5.3%而已，表示你過去從來沒有過糖尿病。」

天啊！說得好像是我誤診，或者是我過度診斷。但其實不是的，因為這些醫師沒有去翻看過去舊病歷，若醫生們多花一些時間檢視這些病人的過去病歷，定會發現他們過去的糖化血色素都常常是9%以上，甚至於12%以上的，所以他們確實患有嚴重的糖尿病多年，經過我悉心照顧之後，才緩解的。再再說明，這40年來被我緩解的糖尿病人，以及我所遇到的處境。

為什麼現在才出書？

上世紀以前也出過三本糖尿病專書，2009年，我開始寫臉書，初衷完全不是為了社交，而是為我的門診病人提供緩解糖尿病基本知識，同時提供醫師與病人一個溝通平台；但是多數病人在臉書不用真名追蹤，也不願意加臉友，不讓我看到隱私，我只好開粉絲專頁，讓我門診裡的所有病人都能夠輕鬆匿名追蹤，也得到完整的緩解自我照顧知識；雖然並非所有的門診病人都願意追蹤，定期瀏覽的也不算多數，但公開的心法粉專卻在無意之間，外溢開來。

我在我的個人臉書上，每天公開我家的三餐，十數年如一日，偶而也在粉專「糖尿病心法.洪建德博士」中披露，提供病人與讀者學習與討論。我家的三餐飲食樸實無華，一塊肉，一碟青菜，加上一碗冷飯。最近粉絲多了，我的飲食計畫有效緩解更多案例，被粉絲暱稱為「滴水穿石」。其實我早在40年前，光社區講座就無酬勞地奉獻

千餘次，把防治心法傳輸出去給民眾了，也常常榮獲衛生署獎章、農政機關獎牌與諸多媒體點名表揚。

追蹤粉絲專頁讀者，無論減肥到糖尿病都有，大家發現這麼簡單的吃肉菜配冷飯，居然如此安全又有效，以致今天追蹤粉絲已經超過3萬4千人，加上個人臉書不算臉友滿溢，光追蹤者逾2萬4千人，私密社團「德風食育人文學園」會員人數1萬3千餘人，外溢讀者數遠高於我門診病人閱讀人數，真是「有心栽花 花不開，無心插柳 柳成蔭」。

診所網頁彙集了常用的基礎文章45篇，方便新病人參閱，但是許多網友強力要求我整理出書，的確用手機在網上想完整閱讀十多年來的臉書貼文，真的不方便，網友的反應我聽進去了。我曾出版20幾本書，近年來出書萬難，終於獲原水出版社青睞，得以出版，方便更多人享受到緩解的心法，眾生普渡，內心倍感慰藉。

以人優先 醫病對等 透明公開
跨域跨國 文化敏感 多樣包容

臨床實證浩瀚有若夏夜蒼穹銀河上的繁星，我選擇全世界上最受糖尿病專科醫師所廣傳的《美國糖尿病協會臨床指引》最新版來探討，2023年版與2024年新登場的「以人優先」（person-first）、「文化敏感」（culture sensitive）和「包容性語言」（inclusive language）都是我入行以來行醫的日常，我會問病人的生活狀況，高文化敏感度跟病人衛教，要如何跟糖尿病一起生活，我一直只開立最少的藥物，甚至初診停藥，只剩飲食治療，最多一種藥物。

1985年，我首先在北榮門診中貫徹醫病平等，給予病人檢驗報告，公開我給藥與飲食的處方，開透明醫療之風；我說流利台語、日本語、英語、德語，甚至德語方言，了解一些法語、義大利語與西班牙語，我嘗試聆聽年長榮民、四縣或海陸客語的原音上訴，我不只使用包容性語言，更對全球各色人種語音，都非常有興趣聆聽，並熱情回應，所以我以進步價值行醫，常常昂首走在《美國糖尿病協會臨床指引》之前。

　　除了《美國糖尿病協會臨床指引》，還引用其他關鍵論文，加入很多國家的臨床與會議、交流經驗，尤其來自德國、日本的資訊，儘量給予更宏觀的科學知識，可能過去各位在坊間未曾見過，或耳聞，但卻是有實證科學的有效治療。

　　本書除了時間跨越十數年的臉書貼文外，架構與內容全新寫作，也不是醫院科內讀書報告，更非報章雜誌方塊文章集結出書，全文在2023年春至2024年中，一氣呵成寫成，經過主編5個月來來回回修正與編輯，付梓前趕上2025年美國新指引登場，所以本書堪稱世界最新，全球最廣泛內涵。

　　本書也討論我參與的世界衛生組織（WHO）國家糖尿病防治公衛計劃，加上我數十年來，緩解與緩解失敗的一部分案例，多元寫實，殷鑑不遠，對後進患者彌足珍貴。加諸留學德國人工胰島實驗室時，與美國博士後的實證經驗，目前臨床實務經驗，融會貫通，加上通俗話語，給諸位參考，只能說此書是我醫學生涯52年的緩解糖尿病心法，希望能夠有力說服讀者，可以安全、不費力、有效、再現緩解糖尿病。

不是「前朝太監遺留的葵花寶典」

我特別強調，天下沒有「緩解糖尿病祕笈」，著作本書時，我一本實證，內容不只限於內分泌新陳代謝科學，還涵蓋營養學、食品學、食品調理學、動植物學、饗食學、人類學、預防醫學、醫務管理學、海洋生物學、園藝學、農藝學、畜牧學、健康財務管理學。病家光精通本書飲食治療，持之以恆數月，就能打敗糖尿病，有若滴水穿石的功力，以及在我門診只使用很少量的胰島素或口服藥，不會低血糖之下，就能夠產出緩解糖尿病的美妙結果。

醫學與科技日新月異，實證醫學苟日新，近年全球IT和IC產業投入了大量的資源，深入到糖尿病的領域，所以新的儀器輩出，專業人員都還來不及教育訓練，新藥物更打破股票瘋狂紀錄，加上病家的人權與要求日日進步，所以醫療需要日日新。本書即使今天被病人、讀者奉為「緩解的葵花寶典」，可以幫助讀者練成真功夫，也不可能是「前朝太監留下來的」。我日日精進，「葵花寶典」隨時都需更新。本書絕對不想當小說中的「寶典」、「祕笈」，我期待是一本繼續更新的實證科學，對病人與專業醫護的臨床實用性更優於《美國糖尿病協會臨床指引》。

執壺解惑 先生傳道 從不業配

本書牽涉的跨域科學很廣，文章分章節很多，對長期背書考試的部分同胞，可能覺得複雜，其實各種科學實證從四面八方，各打各的妖魔鬼怪，所以重要的關鍵字，也可以在本書交叉參考；另一方面，我也期待大家閱讀本書時，往返前後不同的章節，反覆交叉瀏覽，才

能吸收我整體系統全貌。

　　我是您的飲食保健模範，健康美食的醫學先驅，我的飲食為病人量身定做，該吃多少飯、多少肉、多少菜，因人而異，須考量年紀、身高、體重、性別、過去疾病史、運動量、用藥情形，宗教禁忌以及特定過敏體質等，醫師才能下熱量與分配醫囑，甚至轉介。

　　同一病人也要與時推移：我無法在書中製作一雙鞋子大家穿，也沒有一頂帽子大家戴的事，畢竟著書僅能單方向衛教，醫療法規定看病，需要親自掛號，醫師親自診察、問診、檢驗閱讀，鑑別診斷後，才來量身定做處方與配方，並且與時俱進修改。我不業配任何食品、藥品、營養補充品，或任何自費產品，我希望自己保持採買中立，才能維持醫學的人文素質。

一本給門診病人及飲食、醫療專業的教材

　　大家在看本書時，可能會發現很多新名詞、新觀念，歡迎各位以關鍵字，交叉參閱不同章節段落，並追蹤與搜尋我個人「洪建德」臉書，「糖尿病心法.洪建德博士」粉絲專頁，與加入唯一社團「德風人文食育學園」，以求全面理解筆者所述實證的全貌，學海無涯有若「大象無形」，全部看完才可以避免瞎子摸象的誤會，也才能稍稍體會我對於糖尿病及飲食的主張。千萬不要單看了一篇，就遽下結論，因為飲食是四季變化的，只溜過我家一天兩天的餐桌，不可能讓你了解全貌，而會落入以管窺天、以蠡測海，斷章取義的陷阱，或郭公夏五，引喻失義，危矣！

　　我投身各個實證科學，努力融合跨領域實證科學，我主張知行合一，嘗試落實科學在日常生活中，這真是個大志業。所以本書除了適

合病家與大眾閱讀外，對於糖尿病專業同儕、衛教人員、公共衛生人員、廚師、食品業者、餐飲業者都有參考價值，不只實證充滿，其中也有諸多個人建議與發明，希冀對各相關專業的業務，可以有所啟發與趨勢發展參考！

實證醫學 人文醫療 幸福緩解

什麼是糖尿病緩解？明明治好了 卻不叫治癒？

幾種已批准或實驗性的第1型和第2型糖尿病的治療方法，例如胰臟或胰島移植、免疫調節、減肥／代謝手術等，都發表過治癒的方法。

然而，定義糖尿病的緩解（remission）或治癒（cure），我回顧討論文獻，並不是外表看起來那麼簡單。與許多惡性腫瘤等「二分法」疾病不同，糖尿病的定義是「高血糖」，由於血糖高低是連續且跳動的，且每天韻律，可能受到日常治療或事件（藥物、飲食、活動、併發疾病、環境與心靈）的影響。對於糖尿病來說，成功治療和治癒之間的差異是模糊的，如同當年光是定義糖尿病，全球專家就足足吵了80年，直到本世紀初才定案下來，也因為血糖是連續的，想要以二分法，分出正常與糖尿病的界線，這一刀很難切。

緩解必須是血糖改善至正常，或治癒的定義。持續服用藥物（如抗血糖藥物、移植後免疫抑制藥物）、大力改變生活方式、有減肥/代謝手術史，或正在進行的手術（例如重複更換腹腔內注射設備）可

能會導致血糖測量值低於糖尿病診斷切點；既然緩解手段無數，而且都有案例成功，我們是否對於無論如何實現的緩解，都可以對所有血糖測量「正常」的患者使用「緩解」或「治癒」一詞呢？

在醫學上，**治癒可以定義為：「恢復良好健康」，而緩解則可以定義為：「疾病徵兆和症狀的減輕或消失」**。緩解隱含著疾病復發的可能性。許多臨床醫師認為真正的治癒僅限於急性疾病，例如急性細菌性肺炎，用抗生素可以治癒；但目前愛滋病毒感染，最好的狀況也只能說是緩解；兒童急性淋巴性白血病，目前已經可以稱治癒；相反的，慢性骨髓性白血病，現在被認為只能長期緩解（prolonged remission），但無法治癒。

解決（resolution）、逆轉（reversal）、緩解（remission）、治癒（cure）

在討論第2型糖尿病治好了的術語選擇，在英語國家有：解決（resolution）、逆轉（reversal）、緩解（remission）和治癒（cure），都曾經被用來描述「導致無病狀態的有效治療結果」。

美國糖尿病協會（ADA）結論：「糖尿病等慢性疾病，使用『緩解』一詞可能比『治癒』更準確。」它取得了適當的平衡，指出糖尿病並不總是活躍和漸進的，暗示著顯著的改善可能不是永久性的。並且一個人可能需要持續支援來預防復發，並定期監測，以便在高血糖復發時進行干預。

緩解讓專家重新檢視糖尿病定義

　　緩解是腫瘤學領域廣泛使用的術語，定義為癌症體徵和症狀的減少或消失。鑑於潛在的病理生理異常，和/或遺傳傾向，可能讓患者面臨復發的風險。然而，有些糖尿病人長期緩解數十年，基本上等同於治癒，未來復發的風險非常低，但是許多病人不再發作，就不回診。

　　葡萄糖代謝異常的高血糖定義了糖尿病，但高血糖是連續存在的，當年糖尿病的診斷，則一刀切在具糖尿病特異性的視網膜病變發生的高血糖群組。

　　現在認真思考「糖尿病定義是否應該切在血糖值在正常範圍內，但不一定是正常血糖值」，就是亞糖尿病，還是切在完全不存在潛在的異常生理學，例如胰島素抗性，或β細胞功能障礙或喪失呢？暗示將來會改變定義的伏筆。

　　由兒科和成人內分泌學、糖尿病教育、移植、代謝、減肥/代謝手術以及血液腫瘤學專家（從另一個角度來看）組成的共識小組，於2009年6月召開會議討論這些問題。該小組考慮了各種各樣的問題，包括「慢性病被治癒」的說法是否準確；管理、緩解或治癒的定義是什麼；如果某人被「治癒」，管理共病的目標是否回歸到正常人；以及是否需要在「治癒」患者中，繼續進行糖尿病併發症篩檢呢？緩解牽涉其它分科、法律、醫政管理、保險權益，甚至重新定義糖尿病，當年未解。

經過跨科、法律、醫政管理、保險權益的討論 定義緩解

目前得到緩解定義是：

部分緩解是指在沒有積極藥物治療，或正在進行的程序，亞糖尿病高血糖（A1C<6.5%，空腹血糖100–125 mg/dl），至少持續1年。

完全緩解是指在沒有積極藥物治療，或正在進行的程序，葡萄糖代謝指標恢復到「正常」（A1C<5.7%，空腹血糖 <100 mg/dl）測量至少 1 年。

例如，在減重/代謝手術後，或透過減重和運動等生活方式的努力，可以實現第2 型糖尿病的緩解。持續用藥或重複手術（例如腹腔鏡胃束帶術後束帶調整的動態階段）引起的非糖尿病血糖，不符合緩解的定義，因為這些干預措施被視為治療。

只有當患者達到穩定狀態，並且不再需要重複調整，和/或更換裝置後（例如胃束帶、腔內裝置），才可被視為裝置的結果是緩解。

對於第1型糖尿病，在不需要持續免疫抑制的免疫調節或胰島替代療法後，可以稱緩解，但需要持續免疫抑制的移植，或未來的治療（例如植入人工胰臟），則不能稱緩解。

「長期緩解」是指持續超過5年的完全緩解，在操作上可能被視為治癒。5年期限是任意選擇的，因為沒有精算數據顯示：從正常血糖開始的不同時間內復發的可能性。人們認識到，與年齡、性別、體重指數和種族匹配的，從未患過糖尿病的人相比，處於緩解期的糖尿

病患者，復發的風險可能仍然較高。

緩解之後

除了高血糖之外，糖尿病的特徵還包括特異性（微細血管是糖尿病人獨有的病發症），或非特異性（心血管是其它三高也有的）併發症。糖尿病管理包括治療高血壓和血脂異常等心血管危險因子，通常達到比非糖尿病患者更嚴格的目標。糖尿病患者也需要定期篩檢微細血管併發症，例如視網膜病變和腎病變。

如果患者的糖尿病已得到緩解，他們是否仍需要針對糖尿病的治療目標和篩檢方案？如果需要，需要持續多久？共識小組認為這兩個問題都是隨著時間的推移風險的函數。對於心血管疾病來說，糖尿病帶來了極高風險，不太可能透過高血糖的改善而迅速改善，特別是在危險因子仍然存在的情況下。對於視網膜病變等糖尿病特異性併發症，隨著血糖長期正常，發生併發症的風險可能會顯著下降，而已確定的併發症，建議需要無限期持續監測。

在不到5年的部分或完全緩解期間，共病症（高血壓、血脂異常）的治療目標應與糖尿病患者相同（例如，血壓目標 <130/80 mmHg）。當完全緩解超過 5 年時，可以考慮適合非糖尿病患者的目標，只要患者沒有糖尿病復發，且沒有心血管事件。

在不到5年的部分或完全緩解期間，患者應以與糖尿病存在時，相同的頻率接受糖尿病併發症的篩檢。一旦完全緩解超過5年，併發症篩檢的頻率可能會降低（取決於每種併發症的狀態）。只有當沒有該併發症的病史時，才應考慮完全停止特定併發症的篩檢。

雖然我在1982年就已經接觸到連續血糖的多種先進儀器，例如

皮下注射幫浦CSII、人工胰島GCII等，至今已經43年了，但是每一位新病人對我而言都是一個新的挑戰。怎麼樣在最短的時間說服眼前的客戶？不能像臨濟義玄禪師一樣「舉起棒子，身旁的僧眾大喝合聲，師父一棒就往信眾打下去」，台灣病人好愛面子，連委婉真話都受不了了，更遑論像佛家「醍醐灌頂」似地「將牛奶精煉出來的乳酪澆到頭上」，這是不可能的任務。

我沒有辦法利用電腦插卡，將知識全部灌進到病人的大腦中，且來看診的每一個人，其教育、社經、素養都全然不同，來診目的也不一樣，有些人早在從「學校」畢業後就停止了學習，對此情況，任憑我有再高的法力，也起不了任何作用，哪來「醍醐灌頂」？更不用說「當頭棒喝」了，只會引起病人的反彈！例如我建議病人「吃飯」，對方反問：「為什麼就只有你說要吃飯？」從來不看我臉書衛教，但是生存在社會大染缸裡的人，教我如何在短時間內洗淨其灰黑色的雜物，重染呢？

一句「少吃飯」，醫師說給病人聽，在護理師幫忙打字之下，一早可以看200號病人，醫病雙方省時省事，豈不皆大歡喜？但這治不了糖尿病。升級到以緩解為目標，我的糖尿病治療，所有操作很難在一小時內完成，於是我在臉書糖尿病心法粉專累積了「基礎45篇」的貼文，但是願意看完的病人寥寥無幾，部分肇因於手機難以操作這麼龐大的頁數，然而實體書可以讓病人更容易閱讀，是我寫作到出版這本書的初衷。

第一篇　實證醫學治療指引

　　我受貝多芬在維也納寫作交響曲的故事激活，貝多芬在1號、3號、5號、7號、9號交響曲，充滿了前衛創作，即使在18世紀末，他師承海頓的古典樂學派，創作第1號交響曲，但是他在第3樂章插入了自己獨特的詼諧樂風，但是在2號、4號、6號、8號的作品風味優雅，而固守古典傳統；所以我把拙著分幾部，第一部先談全球共識與實證醫學，全球影響最大莫過於《美國糖尿病協會臨床指引》，先讓大家有一個基礎的、正確的糖尿病醫學新知識，例如診斷、分類以及治療，尤其目標需要考量不同生命期，不同性別。實證醫學比較典雅，有如貝多芬2號交響樂的微笑，4號的輕盈優美，6號自然主義的田園陶醉，8號的輕鬆愉快。

　　過去大家都背書考試習慣了，喜歡重點講義，一旦沒有畫到重點就焦慮起來，所以衛教也比較傾向於固定的格式，就是有什麼症狀，就有什麼疾病，或有什麼疾病，就要考慮什麼症狀，其實所有的症狀就那十來個，但是疾病卻有千千萬萬種，而且每一個疾病當中又分了亞型，所以幾乎每一個人的病都自成特色，診斷就是在這樣多元多變異當中，最少爭議下，切出幾條線，糖尿病的分類也是如此。

　　甚至於糖尿病治療的好壞，也不是一刀切，而是因為病人的各種情況，由醫師來判斷，這對習慣背講義的國人來說，是非常革命性的新知，所以我不得不在前面多加了《美國糖尿病協會臨床指引》，並分享我個人的經驗和討論，當作帶有創作的田園交響曲，之後，一步一步的把完整的五度空間的CGM血糖，有時間向量的創作治療寶典，跟大家慢慢地介紹。

第二篇　適醣定時定量飲食

第二部我分享自己倡議40年的適醣均衡營養，定時定量的飲食，被臉友暱稱為「滴水穿石功」，此語典出《尸子》。宋‧羅大經《鶴林玉露》卷10：「一日一錢，千日一千，繩鋸木斷，水滴石穿。」

白話文翻譯是：滴水久了，可以穿破堅石，比喻持之以恆，事必有成。這個與我主張的飲食非常契合，平凡像水一樣，看似無效用的菜飯，只要持續，卻有很強大的力量，跟著我吃，第一天身心靈就變好，一天比一天血糖震盪變好，一天比一天症狀變少，腸胃舒服，精神心靈更加穩定滿足，數月後，每一個病人都可以見證「滴水穿石」的奇蹟。過程中各位的執行力與耐性，扮演緩解成功最重要的角色，有些人第一次裝上連續驗血糖機（CGM），TIR就近100%，兩週就迅速緩解了，俗話說「只有狀元學生，沒有狀元老師」，大概也是這個道理。

無論逆轉糖尿病，或稱緩解糖尿病，都需要天時地利人和，假如糖尿病失控已經很久了，病患的胰島功能已經非常衰敗，併發症也都已經出來了，那麼還要做緩解治療嗎？當然要！朝緩解的方向走，身心靈、精氣神才能回到過去比較健康的狀態。如此說來，難道真有時間膠囊的存在？的確部分存在，至少胰島細胞、胰島素阻抗都是可逆的，做對多少，就逆轉多少。

因為我們往正確的方向，走在康莊大道上，一步一步，一滴一滴，滴水穿石就是自然界的道理了，能夠每分秒慢慢地，先把現在正在崩壞的器官止住，像阻止落石掉落與順向坡繼續往下滑脫，但是建

設擋土牆與架構密架鐵網，也需要時間建置，穩定幾年，才一點一點的營養變好，一天一天精神變好、體力變好，以及營養性的疾病會消失，才能減一些藥，少許多副作用，吃得下美味食物，身體往正確的路上走，假如沒有負債急單，就不會發生急性心肌梗塞，小小投資，讓時光倒流數年，有如脫胎換骨，十年健康時光值多少錢？這種投一元回百萬的投資報酬，您還在等什麼呢？

第三篇　生酮捷徑 危險胡同

對於糖尿病一直治不好的人，建議先打掉爛尾樓再重建，因為採用拼裝方式不穩易倒。

如果您來到我門診卻聽不進去我的衛教，那根本沒有機會步上正軌；或不裝上連續驗血糖機（CGM），怎麼知道誰對誰錯？拿著一疊的過往資料，沒有哪位醫師能在門診時間內，一個一個幫你勘誤想法和過程找錯。過去治療失敗的詳細史，就讓它過去吧！只要跟著我的門診指示與處方，配合閱讀本書，持續的做一年，一定有煥然一新的成果。

若您初接觸我的方法，至少要三個月血糖才能穩定降下來，再把過去高的糖化血紅素都洗掉，又要四個多月，所以要驗收成果，加總也要八個月，請不要來看診一兩次，光看糖化血紅素就說治療沒有效果，其實只要方法對，可以看出血糖震盪已經天天縮小，而且血糖管理指數（GMI）也變小，世界上沒有神蹟，若走在康莊大道，就會日日進步，那是自然界的道理，快不得，也慢不了。緩解的病人都是非常用功的，而且執行非常徹底且持久，不知不覺當中，火車已經過了隧道，來到有陽光與彩虹的目的地。

常常有失敗的病人說：「我都跟著你做」，但是實際上深入問診或探討CGM，會發現他的早餐吃麵包、吃麥片、吃饅頭、吃鍋貼、吃水餃、吃炒麵、吃米粉、吃蛋餅等各式各樣的粉類，餐與餐中間吃零食，甚至每天吃麵條的次數比吃米飯多，怎麼能說是「跟我一樣」呢？再說病人拍來的三餐照片，飯量才一口，那也不是我所處方的主食重量啊！

再說午餐和晚餐，假如是外食，當然血糖會比在家自煮吃，飯後高了100以上，這我在衛教時都已經再三的吩咐過。另一個拼裝的極端是，表面上看起來跟我一樣，但是偷偷地把米飯減了大半，這已經不是我的定時定量適醣飲食，這是低碳飲食，甚至是生酮飲食。若自己閉門造車，自己決策更改處方，自己就要承擔惡果。

這是您自己的病，硬要以拚裝為主體是行不通的。例如已經給您看我十年早餐的相簿了，但還是有病人用便利超商的飯糰替代我的早餐，便宜行事或敷衍馬虎了事，或自以為有「飯」的食物就能夠降血糖，加工的添加的飯，已經脫離米飯升糖範型，不遵循實證科學，也聽不進自己吃個雞蛋、自捲個海苔，當然的血糖降不下來。

我的教學期待不要持續用您自己的舊方法來做，而是注意聆聽我的方法，我更不要當食物警察，禁止病人吃什麼食物，這不是我想做的事情，因為講不完。我的糖尿病的治療最簡單，為了要說服你，所以這一本書才會列出那麼多的實證，讓醫師的頭腦，植入到病人的頭腦裡面去，病人忠誠地去做，才有辦法治好。

第四篇　吃素好不好？

　　全球素食分很多種，不能一概而論。我站在眾生平等，贊成同體大悲，但是人類在原始人的時候，以及智人之前的演化，能夠使腦容量增加，是因為工具發達，發現加熱，大量吃肉，是人類最近的演化歷史，草食動物的特色慢慢有在減少，人類比最近的親戚——黑猩猩來得更不具有素食的特色。

　　那麼吃素可能會有什麼樣的結果？假如你吃的是台灣的速食餐廳，你可能會吃到很多不好的油，假如這一家素食餐廳為了要達到健康的目的，且店老闆訓練有素，那可能他必須要賣很貴，才能維持一直使用新鮮的油，而不是用回鍋油。

　　在家裡吃的時候，最大的限制是因為動物已經吃了很多植物，把所有的營養素都濃縮在牠的生物體裡，例如必需胺基酸、維生素與礦物質，我們屠宰動物來烹煮的時候，等於是吃掉了他這幾十年來動物體所累積的精華，覺得是很殘忍。可是假如我們要從素食要來提供各式各樣、完整營養素，可能要考慮蛋白質互補，而且要準備很多已經做好的食物，放在冰箱，以方便隨時搭配，才能吃進所有必需營養素，因為一個人不可能一餐烹調幾十種不同素食，所以變成你要製備或採集很多，再冷凍、冷藏的素食品，比如說核果類、海苔類、醬菜類、起司、芝麻、泡菜類……儲藏起來備用，吃素要花更多時間研究營養。

　　吃素不要仿葷，因為營養素來源不同於葷食，把太多金錢與時間消耗在食物仿葷上作工，例如素肉不具有畜肉的營養，可直接使用大豆製品，具備7種必需胺基酸，獨缺一點甲基胺酸，與米飯搭配就可

以完成胺基酸互補，所以素食者更要花更多的精神在做菜上面，道數也需要較多，不似肉食便當，一塊豬肉、幾份蔬菜、一碗飯，營養輕易達標。

再說對於血糖的掌握，也常常因為澱粉製品過多，而失去控制，或致糖化血紅素過高，這是過去沒有考量的，尤其外食素食過油者眾，餐後高血糖常常持續6小時，以致影響諸方，唯一解方，就是用餐時先吃大豆與其製品。

第五篇　人文門診40年 逆轉時空3000人

此處穿插呈現緩解成功以及失敗個案案例，足以讓讀者引為殷鑑，我也希望利用新科技，把我44年來練成的食物升糖動力學，以及被網友暱稱「獨孤九劍祕笈」的胰島素打法與大家分享。

獨孤九劍典出金庸小說《笑傲江湖》，是小說世界傳說至高無敵的劍法，受《莊子》：「以無用之用，乃為大用」激發，所以莊子與我的胰島素治療，完全視病患的情況而定的整體治療不謀而合，尤其基礎－隨餐胰島素多次注射，以更低劑量，看來毫不出色的佗寂飲食，但是功效卓著，數月後身體健康止跌回升，不久血糖反敗為勝，我完整無私公開其中方法與實證跟大家分享，也可以讓衛教人員看到緩解實證，以驅邪避凶。

再次提醒，讀衛教書不能取代看診，有病要看醫師，獲得醫囑、指示與處方箋。想要練就緩解功夫，應先自刪除腦海內非實證或部分實證的舊觀念，乘在我的翅膀上，飛翔在科學實證蒼穹，千萬不要混搭上路，避免危險。

再次聲明，懸壺40多年來，病人再多、專業上人氣再高，我也不曾想當網紅；此外，我與家人沒有開雜貨店、百貨店，也沒賣米、賣魚、賣任何食品，更無投資食品公司的股票，40多年來，我從未參與業配，也從未藉著自己研究數據聲張牟利，更不想擋人財路，或針對任何個人、任何公司團體不利，請讀者勿亂加演繹，不要張冠李戴，或蓄意玩笑破壞。

　　我只衛教實證科學的事實，除了實證科學，我喜歡當人文醫師，同理病痛，文化敏感，不以謊言鼓勵病人，而是給予正面希望與飲食指導，不妄語，更不隱瞞病情真相，自1985年以來，致力滿足病患知的權益，而不是為了業績獲利，所以我的人文門診遠早於美國糖尿病協會（ADA）在上世紀末，所揭櫫的「以病人為中心」（patient centered）十數年，更早於當今ADA所倡議的「以人優先」（person first）近40年，我在相關醫學會有報告，前輩台大陳慶餘教授推崇至今。

　　或許有人看到我早年留學德國，為什麼不推廣德國的黑麥麵包呢？假如我沒有消化吸收所有的學問，我只是去看了看德國表層，抄回來，順便賣黑麥麵包，請問病人如何能夠隨時吃到到？如何能夠在台灣水田，栽種出大量且便宜的黑麥出來？如何能夠讓所有的大眾，都能夠很便宜的過著正常人的生活，而且還可以跟家人一起吃飯？我不忘我在台灣行醫，治療我的台灣病人，所以我研究白米飯，置室溫放冷，讓病人得以降糖緩解，且更加美味可口，維持國家糧食自給量，利國利民，更勝德國黑麥。

　　我不促銷任何產品，我非商人，包含從未促銷黑麥麵包、全穀粒麵包，包括不推薦或業配連續驗血糖機，我是全球使用CGM最省的

醫師，因為美國糖尿病協會建議持續使用百餘次，以防惡化；我的病人則在少少幾次安裝CGM，甚至少數只裝一兩次，就緩解了，我們推廣快樂飲食，幸福緩解。

我堅持了40多年，只當醫師，當人文醫師，當一個能夠解決病人煩惱的醫師，歡迎大家仔細閱讀，切實執行了，有信心、有緣，再來門診，問診、檢驗、裝上CGM，一起來打敗糖尿病，甚至包場暢談全球美食，那麼治療三高，肥胖消瘦，以及其他相關營養疾病，就成了殘枝與末節了。

糖尿病緩解心法

實證醫學：
像田園交響曲的快樂頌

我治療糖尿病40多年來，一本實證科學，終極目標緩解糖尿病。看病唯實證，不只醫學，更需要營養學、食品學、烹調科學、饗食學、飲食文明史、人類學、各國的飲食文化、餐飲管理、管理學、心理學……，更多跨域的實證，我幾乎用了一甲子的時間學習，至今緩解與部分緩解了3000餘病人，才出版這本書，完整公開我打敗糖尿病的心法。

　　魔在人間，活在人的心裡。天主教的《七宗罪》：「傲慢、嫉妒、憤怒、怠惰、貪婪、暴食、色慾」；東方佛教談「貪、嗔、痴」，貪是貪愛五欲，嗔是嗔恚無忍，痴是愚痴無明，都會毒害人們的生命和慧命，故稱「三毒」；這些邪魔造成全球糖尿病盛行，並且不易防治。

　　我應用實證醫學來「驅魔避邪」，我的工具是糖尿病治療指引，全球頂尖研究醫師所做出的研究實證，經過專家共同會議，把研究實證做成共識，供臨床執業當作指南，我同時引用全球專家數十年研究的實證，企圖趕走人心受蠱惑的邪魔。

　　就像貝多芬創作第9號交響曲，歌詞由德國詩人席勒的《歡樂頌》（An die Freude）詩句填寫而成，但是貝多芬思量十數年，到底用吹號，還是用人聲來驅魔？躊躇不前，最後決定用很大量人聲「合唱」來驅魔，時至今日，成為歐洲聯盟會歌，因為眾人用快樂頌合唱驅魔避邪，而廣為全球喜愛。

　　現在臉書粉專上，我常常說：「糖尿病只是個小孬孬」，您只要找對醫師陪您面對它，吸收更完整的科學知識，監測它，治療它，它就會不見！

① 實證醫學如何指引
臨床醫療？

　　原始人類社會，巫醫僧百工如何治療人們的病痛？巫醫僧神人之術，當然就是人文，但是現代醫師保留人文外，排除邪說異端，人類得以累積別人的經驗，複製科學的再現性，成為有實證、安全可靠的治療。

　　在日本京都名勝清水寺，寺院下方有一湧泉，稱「音羽之瀧」，終年遊客排隊洗手漱口，清水寺唸作kyomizu-dera，字源kiyomaru就是身心純潔淨之意，不是唸成音讀，那就變成清清的湧泉水的寺院而已；而是訓讀，意思為「清らかになる」——變得純潔之意。

　　《三國志魏書三十 東夷傳》曰：「倭人尚鬼」，有歷史典故：歷代天皇也常常深受怨靈之苦，即使佛教在六世紀時傳入日本，國家大和尚常常為天皇驅魔治病，清水寺就是從法相宗始祖玄奘至身毒（今印度）取經，在奈良時代經遣唐使傳到日本興福寺，清水寺是其一宗派山頭，法相宗雖然唯識，但是清水寺還是融合古老驅魔淨身的影子。

　　過去科學未發達時代，巫醫僧神人之術，就是治療人類中邪與驅逐心魔、惡靈、怨靈等工作，例如日本空海大師入大唐長安，獲密宗

大師印可，回國馬上就被桓武天皇詔見治怨靈宿疾，其實桓武天皇能得天子位，是因為弄臣藤原氏設計謀殺太子與皇后，即位之後，桓武日夜深受大媽與大哥怨靈之苦，不能成眠，頭痛如割，空海唸了密宗咒語驅魔，更熬煮了茶磚，透過大量咖啡因加上漢方藥，並輔以心理治療，身心症才慢慢好轉。

現代自從有了實證醫學的教學和學習，加上網路的蓬勃發展，年輕醫學生很快就能獲得全球累積了數百年的醫學基礎，所以現代醫師治病的功力，乃建立在實證科學的知識，尤其是跨領域的科學上，加上臨床善用，就能夠成功。

本書加上筆者跨領域的實證科學，所凝聚而成的知識結晶，能打敗糖尿病的心法，能夠提供病家及同儕緩解糖尿病知識，略盡棉薄，避免大家走冤枉路。

書中引用很多最新美國指引，原因在於一方面貫徹我40多年來主張，醫病知識對等/醫療透明的努力，另一方面，我也評論指引，間接證明我40年以來的主張與醫療，在今天美國糖尿病專家共識的指引看來，不謀而合，希望讓我門診病人相信我的服務與作為，都在實證科學上的前鋒。

我最近也在臉書上做過民意調查，發現超過一半留言回答的讀者，都希望能夠讀到實證科學的原始資料，而不是醫師「衛教簡單說說」而已，所以這本經過我消化與萃取的內容，對於渴望獲得第一手知識的讀者，是第一選擇。

茫茫實證荒海 醫療指引如天空星象 海岸燈塔

醫學生密集唸的那麼多年的書，醫院又訓練那麼多年，每年各專科醫學會又那麼多場會議，醫師還需要指引，來更新腦內知識嗎？

需要！

醫師醫術每天還要再精進嗎？

要！

全球的專科醫師那麼多，容易造成醫師間知識落差，醫師程度假若參差不齊，就很難溝通和來作比較，更遑論能夠改善治療病人的效力。

指引不是神所寫作，「唯神寫的才能完全完美無瑕」，但是光一個專科醫學，每一個月的全球研究成果就數百篇，資訊茫茫如蒼天大海，一色無邊，醫師面對求診病人，有如荒海行舟，醫療指引就是指北針的功能，讓醫師有一個大的方向，然後醫師運用從基礎醫學到臨床醫學所學，與最新資訊來思辨與討論，最後來替病患做最好的打算。

現實中也常常因為新證據出爐了，新指引推翻去年舊指引的某一段或某一篇用藥推薦；指引只是一個臨床「推薦」，以全球最有名的美國糖尿病協會（ADA）指引（clinical practice recommendation）為例，正確翻譯就是「臨床執業推薦」，推薦是很輕的發聲，立場很內斂，當然絕對不是法律，更不是周朝封建時代具「種姓律法」的《禮記》，「詳細規定每一個階級，每一個人都要跟著做，一旦偏離禮庶民階層所能做的，就馬上抓起來」；也不是

法界要求的「醫療常模」，因為醫療沒有常模，而是醫師任何作為，自己要思考有所本，首先要符合實證醫學，符合醫療專業的常規，醫師被教育要儘量去救，即使「死馬也要當活馬醫」，因此醫療偏離值一直被鼓勵，統計學上眾數也無用武之力，因為生物的多樣性，例外者更打臉常模。

指引絕對不是法律，醫師看診，如有超過或不足指引，或是不完全符合指引，絕非犯法。醫師要注意的是有實證醫學根據，符合台灣健保的規範與衛生局的法規與監理，還要尊重病人的意願，國際上醫師則要跟同儕、健康保險公司或衛生當局，甚至最後在法院說得過去。

指引只是美國的各專家所訂出來的，美國的保險公司給付的標準會跟著指引嗎？當然不完全會，所以它絕對不是法律，也不一定「最正確」，只是推薦，讓保險公司的給付有所本。

所以指引的作用就是立一個準則、一個指標，大夥兒做看看，衛生當局或健保公司會做醫師效能統計，大家跟這個指標差多少，然後再來討論，來年修正，假如有重大突破，就馬上發聲明勘誤。

所以指引絕不是聖經，更非法界的法條，也絕對不是科學的黃金定律，更非常模，每一本指引都會告知醫師，在臨床上根據病人的不同個別差異，必須參考最新文獻，自己做調整，不是墨守每年ADA出版的指引，不能當庇護傘。

我覺得指引就像荒海上的一道道曙光，讓孤獨的醫師在面對病人複雜又獨特的疾病時，在黑暗中看到光。

《美國糖尿病協會臨床指引》

「指引只是一個臨床推薦」，因為一樣米養百樣人，每一個人都有一副獨一無二的基因，加上生物生命週期歷程的表觀遺傳學，藥性就超多元；人生無常，人與萬事萬物，動態變化，遠超過教科書與每天數以萬計的醫學論文，不能以現在的成敗或一個外人意見就主觀認定當年醫師違反常模，醫師也時常被病家要求，或期待在突遭不幸的末期生命，「死馬當活馬醫」，既然被要求想盡辦法救，臨床千變萬化，所有270學分，加上實習數年，與執業數十年經驗，每天都是新挑戰，是為「醫療無常模」。

假如用搭乘計程車來說明，司機大哥一般為了減少主客糾紛，都願意以客人所說路徑要求來開，但是假如客人不說或回答沒有意見，司機就會依照導航，以減少可能紛爭。

2025年糖尿病照護指引

今天，美國糖尿病協會專業執業委員會發布了2025 年糖尿病照護指引（在耶誕節新年長假前發布是數十年來慣例），這是診斷和治療糖尿病與糖尿病前期黃金律的實證指南。基於最新的科學研究和臨床試驗實證，照護標準包括診斷和治療青少年與成人糖尿病的策略、預防，或延緩第2 型糖尿病，及其相關合併症（如肥胖）的方法，以及改善健康結果的照護建議。

ADA 負責療效增進的高級副總裁Nuha El Sayed 醫師表示：「最新的ADA指南將針對糖尿病照護的全面、實證的建議與可行的指導結合起來，使醫護等專業能夠為糖尿病患者提供最好的照護。

《2025 年糖尿病照護標準》的顯著更新包括：

1. 考慮對使用胰島素以外的降血糖藥物的第2型糖尿病成人患者，使用連續血糖監測儀（CGM）。（筆者已經在數年前開始行動，更容易得到緩解的效果，以小錢得到意外的稀罕。）

2. 關於在無法獲得藥物的情況下，應採取的行動的指南。（例如藥物短缺，台灣病患或許不能想像，美國是私人保險制，便宜的保單要自付很大金額，因為藥物常常是台灣十多倍價錢，許多中下階層，例如鐵鏽帶家庭或在大都會打零工的人，付不起錢買好藥，甚至看病都很難；加上全球其他開發中國家大多數沒有健保，所以一旦得病，病患買不起藥物是常態。對此，在我的飲食均衡原則下，定時定量，就有效果恢復血糖。）

3. 關於使用 GLP-1 受體激動劑（除了減肥之外）對心臟和腎臟健康有益的其他指引。（已經老生常談，只是診所這兩年，要不是買不到藥，就是開藥出後被健保剔退，基層醫師要賠健保。）

4. 超越減重的，持續體重管理藥物指南。（我門診都希望每人量體重，但是有人會抗拒。）

5. 使用甲狀腺激素受體-β激活劑，治療脂肪肝病（MASLD）伴隨中度或晚期肝纖維化，併有代謝功能障礙相關的指引。

6. 對有家族史，或已知遺傳風險的人，強調使用基於抗體的篩檢，來篩檢症狀前第1型糖尿病。（早期發現，需要增加很大一筆費用。）

7. 關於患有糖尿病酮酸中毒（DKA）風險的其他形式糖尿病的指南。

8. 重要更新強調了懷孕期間，潛在有害的藥物，以及適當修改照護計劃的指導。

9. 擴大營養指導，鼓勵以證據為基礎的飲食模式，包括納入植物性蛋白質和纖維的飲食模式，以牢記營養品質、總熱量和代謝目標。（前幾年的委員會幾乎忘記提總熱量、營養品質與代謝目標。）

10. ADA 每年透過其專業實踐委員會（PPC）的努力更新其照護標準。PPC 由來自不同專業背景的全球專家組成，包括醫師、護理師、糖尿病衛教師、營養師、藥劑師和方法學家。其成員擁有一系列相關領域的專業知識。2025 年照護標準已獲得美國心臟病學院（第10節）、美國老年醫學會（第13節）、美國骨骼和礦物質研究學會（骨骼健康，第4節）和肥胖學會（第4節）的認可）。

11. 強調水的攝取量，而不是營養性和非營養性甜味飲料；以及在短期內適量使用非營養性甜味劑，而不是含糖產品，以減少整體熱量和碳水化合物的攝取量。（我在行醫40年一直強調）

12. 對於接受體重管理藥物治療，或代謝手術的患者來說，遵守肌力訓練指南的重要性。

13. 門診和住院患者，治療酮酸中毒和高血糖高滲透壓狀態（HHS）指南。（我們40年來都在門診治療，全球文獻也都是英語資料，多數來自北美，除非有合併敗血症或合併其他要住院疾病，門診治療已是常態。）

14. 篩檢低血糖恐懼、糖尿病困擾和焦慮的最新情況。

15. 改進了為老年人提供糖尿病照護的方法。

16. 在手術前後，照護環境中使用 GLP-1 受體激活劑，以及 GIP 和 GLP-1 受體雙重激活劑的指南。

為什麼全球醫師都討論《美國糖尿病協會臨床指引》？

因為在生命科學研究上，美國發表的成果還是占了大半，美國、其他歐洲先進國家、中、日等國，所發表的生命科醫學論文，也都是英語，見下圖。加上近年來美國糖尿病協會持續與歐洲糖尿病協會（EASD）開共識會議，醫學研究極多數的論文是由這些專家所屬的國家所發表的英語指引，請看下圖。

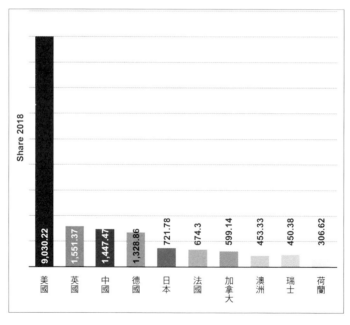

圖　2019年全球生命科學論文前10名國家。
（引用自nature index）

所以英語在世界研究的地位，已經在二戰後確定多年，英語也是現在全球糖尿病專家以及科學家們溝通與發表的唯一語言，所以美國糖尿病協會的指引，影響全球各國糖尿病協會，包括台灣的指引也以《美國糖尿病協會臨床指引》為藍本。

　　要注意的是實證生命科學上論文發表的量、發表的品質，以及醫療院所的醫療品質，糖尿病醫療品質最重要的是：要有實證醫學的臨床訓練外，以「人優先」的思考，和醫師的完整跨領域整合出醫療力有很大的關係，跟醫師是否有生命科學論文發表，反而沒有關係，例如大學外科系教授不會開刀（外科醫師醫療品質KPI首先是手術死亡率、併發症發生率……），或內科系教授論文等身（內科醫師醫療品質KPI首先是醫療達標率、併發症發生率……），但是治療結果不一定比開業學生好，所以在治療指引上，就有評估醫療品質的方法，不是看醫師的學位，不看教職，更無關官位，而是看他看所有病人的治療結果，例如糖化血色素眾數多少？平均數是多少？嚴重低血糖一年有幾個百分點？病人的每一年住院率是多少？截肢率多少？視網膜病變率多少？心肌梗塞率多少？嚴重低血糖占率多少？我的病人糖化血色素會很低，接近正常，但是沒有低血糖，眾數與平均數都會在接近6.0%，沒有心血管病或眼睛及截肢等併發症，甚至營養良好，身心靈愉悅，同時有預防癌症等伴隨益處。

　　但是由於台灣病人可以無障礙變換醫師，流動更大，自始至終在同一個醫師團隊的健保制度之下，才能比較同一疾病不同醫師的醫療品質，以目前我服務的診所來看，二分之一以上的病人糖化血色素都會達到部分緩解或完全緩解的結果，另外這三分之一強的病人，要不是不願被連續驗血糖機約束，或者是根本我行我素，有自己拼裝的主張，或者是本來已經好了，但因為飲食又恢復了油糖粉，因此血糖又

慢慢地往上飄。

　　本書參考《美國糖尿病協會臨床指引》的實證醫學部分，當作治療糖尿病的基礎知識，再把我的經驗與國際比較差異寫入，《美國糖尿病協會臨床指引》目標遠遠鬆於我的病人，我在長者也治療到緩解或部分緩解，因為我把病人帶到比《美國糖尿病協會臨床指引》的糖尿病治療更高的層次，才能開啟緩解的大道。

實證醫學是時代精神

　　實證醫學（Evidence-based medicine, EBM）是本書的精神，實證醫學一出，大師已死；醫學生看網路實證醫學，再回教室或醫院床邊跟成熟專家討論，年輕醫師馬上快速成長，獨當一面，這是我1985年學成回國的感覺，病人初診後，病況很快改善，造成門診轟動，歷歷眼前。

　　最初實證醫學只是用於描述一種改進治療決策的醫學教育。醫師盡職精確和明智地使用當前最佳醫學證據，整合臨床醫師的經驗、患者的價值觀和最佳醫學證據，來做出患者決策。

　　對於人類疾病的預防、診斷和治療，醫學有著悠久的科學探究歷史。公元11世紀，波斯醫師和哲學家阿維森納（Avicenna）開發了歷史上最早EBM方法，該方法與當前的想法和實踐基本相似。首先用對照臨床試驗的概念是範·赫爾蒙特（Jan Baptist van Helmont）於1662年根據放血實踐提出。他寫道：

　　「讓我們從醫院、難民營或其他地方帶走200或500名患有發燒或胸膜炎的窮人。讓我們把他們分成兩半，讓我們拈鬮，其中一半歸

我，另一半歸你。我將治癒他們，無需放血和明智的疏散；……我們將看看我們倆將舉行多少場葬禮……。」

這就是現代對照組實驗的前身，不再像傳統醫學，以單一病例宣稱有效無效。

第一次描述臨床對照試驗的實施和結果的報告，由蘇格蘭海軍外科醫師詹姆斯‧林特（James Lind）發表，他在英吉利海峽艦隊索爾茲伯里號（HMS Salisbury）上比斯開灣巡邏時，進行了壞血病研究。林特將參加實驗的水手分為6組，以便能夠公平地比較各種治療的效果。他發現，用檸檬或橙子治療的男性組，壞血病的症狀和體徵有所改善。他於1753年發表了一篇論文描述了該實驗的結果。

實證醫學一詞由加拿大麥克馬斯特（MacMaster）大學的戈登‧蓋亞特（Gordon Guyatt）於1990年提出，而定調下來。所以實證醫學今天能夠有如海嘯一般，席捲全球醫學教育與各種醫療方法，就是前人多世紀以來一步一步，從迷信名醫與個人崇拜，一個講座教授帶著一群高低階的醫師與見習醫學生、各科護理師，好像大神巡迴，到一切以客觀統計方法人群體，諸多大數據，得到高信度高效度為依歸。如此一來，一個醫學生上網一個晚上，瀏覽實證醫學的相關資料，就可能超越老教授的那本講義。

所以實證醫學是當今一種醫學診斷、衛教與治療的最大主流思維，強調應用完善統計學設計，與嚴格執行的研究為證據。雖然歷史上醫學都從「科學」角度出發，也都有一定程度的個人經驗支持，但是沒有嚴謹與完善的統計學設計，就不能提升證據效力的強度。

實證醫學將證據依知識論上的強度分類，並要求只有強度最高的證據（如統合分析、系統性和隨機對照試驗）才能歸納為有力的建議

證據；相對較無力的證據（如專家意見、動物實驗、細胞實驗、基本原理推論）只能歸入低強度的建議。

實證醫學與傳統醫學的不同處是，它並不依賴於經驗主義或過往案例的經驗，提倡使用明確的方法來分析證據，並提供給決策者。實證醫學才短短數十年，應用範圍快速擴大到包羅更廣的實證應用、目前治療指引及整體政策，還外溢到教育、管理、法律、公共政策，以及建築安全等領域，實證在各領域發展，儼然已經成為這個時代的精神（Zeitgeist）。

《金句》 現代醫學是最早以證據為基礎，來看病論病例的科學。最強證據來自統合分析、系統性和隨機對照試驗，不靠「大師」經驗。

實證有分強弱嗎？

《美國糖尿病協會臨床指引》把實證醫學分等級，研究的嚴謹程度不同，所能發揮的實證力就不同，ADA多年來，把實證分為A、B、C、E四個等級，在最近這30幾年當中，台灣絕大部分的同儕都是看著《美國糖尿病協會臨床指引》成長、茁壯，甚至立足國際。

ADA實證醫學分四級

證據等級	說明
A	來自實施良好、全面的隨機對照試驗的明確證據，這些試驗的證據充分： ・來自良好實施的多中心試驗的證據 ・來自在分析中納入品質評級的薈萃分析的證據 來自實施良好的隨機對照試驗的支持性證據，這些試驗具有足夠的說服力，包括： ・來自一個或多個機構實施良好試驗的證據 ・來自在分析中納入品質評級的薈萃分析的證據
B	來自實施良好的世代研究的支持性證據 ・來自實施良好的前瞻性世代研究或登錄的證據 ・來自實施良好的世代研究的薈萃分析的證據 來自實施良好的病例對照研究的支持性證據
C	來自不良對照或無對照研究的支持性證據 ・來自可能導致結果無效的隨機臨床試驗的證據，其中存在一項以上主要，或三項以上次要方法學缺陷 ・來自具有高潛在偏差的觀察性研究的證據（例如與歷史對照進行比較的病例系列） ・來自病例系列或病例報告的證據 支持建議的證據與證據互相矛盾
E	專家共識或醫師個人臨床經驗

指引宏觀地描述一人群；臨床醫師利害關係的卻是個別病人，已發表的證據只是臨床決策之一考量，指引的解釋與應用，強調必須考慮到個人。醫師必須考慮糖尿病患者個人情況，例如共病症和共存疾病、年齡、教育程度、失能，以及最重要的是糖尿病患者的價值觀、個性偏好和社經狀態，這些情況可能會導致現實治療與指引不同的目標和策略。

　　實證醫學就是在一個非常固定的模式中進行，所得到的實驗結果，類似沙盒，到了現實的社會是千變萬化的，所以糖尿病照護當中細微的差別，這不可能利用實證醫學實驗，耗費那麼多的經費，去得到成千上萬個不同情境組合的最高A級的證據，所以治療成敗的結果，還是維繫在醫師一個人的綜合決策能力，以及團隊的輔佐無間上。

　　所以「醫學實證就只是醫學實證」，很在意生命的人，看懂了，就會來診求緩解；既然不求診，那就誰也救不了；或求診是來了，病家不想投資自己健康，主觀上事業不能分心，不想花時間學習，不想耗資源（最重要是金錢與社會支持）選購器材，來治好糖尿病，那麼病人的價值觀與喜好，就要受到尊重。

　　注意，這是自由經濟的美國醫療指引，與西歐社會醫學為出發點的健保醫療有所不同，歐洲注重「每一個國民有一樣的醫療照顧」，台灣經濟較接近美國，但是健保師承西歐社會保險制，繳健保費，但是又帶有一點公醫的國家單一保險人兼保險監理人（健保署）。

　　長久以來，《美國糖尿病協會臨床指引》共識都訂出較容易達成的目標，放寬糖化血色素的標準，尤其對於生命末端的人，以不要出意外的醫療為上策，來順應個別病人；想要達到更好的治療標準，

甚至訂出緩解的最高目標，就需要醫師花更多更久的精氣神，鉅細彌遺的團隊衛教，與密集的諮詢，病家要持續裝上連續血糖監測儀（CGM），要上傳飲食照片，要忍痛戳指頭採血，要密集來門診，要秤重飲食，為了注意一系列生活事務，需要學習一大堆「瑣事」……。

美國糖尿病協會（American Diabetes Association，簡稱ADA）要求保險公司長期大量給付CGM血糖機，鼓勵各生命週期與孕媽咪裝上CGM，但是一旦裝上，隔年商業保險需要提高保費，或自費購買，一方面促進病人健康，另一方面也讓醫工產業繁榮。

其實在台灣醫學中心每一次診次掛號經常逾百，醫師能夠做到什麼品質呢？雖然有衛教師幫忙，但是各忙各的，飲食升糖動力學不能有效同步藥物動力學，真的能夠讓病人降血糖嗎？真的能避免嚴重低血糖嗎？實情就是大家抱怨等很久，造成大半只要拿藥就好了，久而久之，就不想來了。

更重要的是醫師對於醫學以外的科學，臨床營養學、配膳學、食品學、烹飪學、護理等跨領域科學的投入，才來領導一個大團隊。所以病人目標若在緩解，就不能光靠領藥吃藥，不去學習相對應的自我照顧知識，不接受醫師對於病人安裝CGM儀器的建議。只靠自己臉書所閱讀，自購血糖機，自己調藥，想要體重迅速達理想，進而緩解，實在是不可能的任務。

② 醫師憑什麼診斷我有糖尿病？憑國際標準！

糖尿病就有三多嗎？有三多就是糖尿病嗎？

尿多；口渴，喝水多；肚子餓，吃多，以此「三多」才來診斷糖尿病？太晚了！一旦出現「三多」的症狀，往往糖化血色素已經12%以上，病入膏肓了！但現在國內外還是有醫師喜歡用症狀來做診斷，這可能導致漏掉多數早期、中期的病人。從門診病人主訴症狀或流行病學的研究可知，早期的糖尿病患是完全沒有症狀的，到了有微症狀的時候，糖化血色素已經9%以上了。

古代若有所謂的「消渴症」症狀，可能一部分真的是因為糖尿病，但身後沒有病理解剖，到底是否為其他疾病還很難說。即使現代人，生前若沒有臨床病理檢驗證據，也只能停留在猜測與懷疑而已。

糖尿病不是醫者用手指沾尿液來嚐發現有甜味，或者看到螞蟻來爬尿液就可診斷的病，也不是檢驗尿液已經出現糖分，就確定是糖尿病，因為還有尿崩症、藥品、重金屬暴露、維生素 D 不足、腎臟移植與遺傳性疾病（如先天性的尿糖症）、Wilson氏症、Dent病、

Lowe 症、胱胺酸症Cystinosis等疾病需要鑑別。

　　我在1987年開始籌劃士林北投區的流行病學發現，在30歲到64歲的追蹤世代當中，篩檢出糖尿病的人，有三多症狀的不滿2成；現在門診新診斷的糖尿病病人，也有人會懷疑地說：「我什麼症狀都沒有。」台灣由於健保的普及，公司健檢頻繁，初期糖尿病病人藉由抽血而早期診斷者眾，遠多於中期末期，我們醫師不會再問診三多的症狀，一方面是末期病人才有症狀，另一方面，三多的嚴重度沒有辦法定量，甚至與它病不能鑑別診斷，更無助整體醫療。

　　因此一切以抽血檢驗來診斷，糖尿病是紀錄與驗證血糖高的疾病，而不是停留在望聞問切三多的病。

能夠量血糖才滿一世紀

　　印度古代的醫學發現，吃太多麵包會得到一個病，這個病會把肌肉溶解成為帶甜味的小便流失出去，臨床觀察更完整而貼切，但是人類直到1922年才能檢驗血糖，一切科學性論證才能開始。

　　當年辯論糖尿病定義，剛好發生在我醫學實習生至住院醫師期間，美國對於糖尿病診斷各吹各的號，不只空腹血糖，連葡萄糖耐量試驗都有「50克學派」山頭和「100克學派」山頭，雖然在同一城市例如波士頓市有開過聯合會議，但是基於山頭累積的資料傳統，葡萄糖耐量試驗診斷用糖到底要用50克還是100克仍涇渭分明，逾半世紀各行其道。

　　直到1978年底，最後以流行病學上糖尿病視網膜病變有無為切點，ADA糖尿病診斷小組，決議切在空腹血糖140 mg/dl，葡萄糖耐量試驗為了公平，另外創造一個折衷的75克，切點在喝糖水後2小

時，血糖超過200 mg/dl以上為糖尿病，140-200 mg/dl的稱為葡萄糖失耐。

公布後，引起全球專家一陣譁然，世界衛生組織馬上呼應，1980年初公佈一個類似又不太一樣定義灰色地帶的診斷標準，全球專家更沸騰，歐美各國學會與期刊上幾經十數年辯論，深入大量流行病學分析，到了1997年，ADA修正空腹切點，降為含126 mg/dl以上，其他中間型簡化為葡萄糖耐量異常（Impaired glucose tolerance, IGT），但是診斷的討論還是沒有終止，尤其對於本書主題「糖尿病緩解」，討論更是熱烈。

糖尿病是一群因醣類代謝障礙的病，血中葡萄糖升高的病起源：胰島素不足與阻抗，人體恆定不能自已，「葡萄糖新生」、「肝醣分解」持續高張；同時併有肌肉、脂肪等組織利用不足，而讓人們偵測到高血糖，以及帶來的三多症狀與長期併發症。

糖尿病診斷靠抽取靜脈血漿檢測葡萄糖，濃度升高過切點就診斷是糖尿病；若檢驗血中糖化血色素（A1C）升高過切點，排除血液疾病與貧血，間接推斷過去4個月血糖高，最近20年，ADA也承認A1C可以確立診斷。

葡萄糖是生物演化38億年的基本能量來源，其他的大營養素如脂肪和蛋白質，在必要的時候也可以轉化為葡萄糖，所以葡萄糖不是敵人，是生物界賴以維生的能源，是你今天還能夠活著，還能夠思考、走路、吃飯、工作……，所需要能量的最主要來源，以及大腦的唯一能源。

修復新陳代謝異常 不打壓血糖

醫師不是要去消滅葡萄糖，而是要恢復葡萄糖代謝，必須先清洗病人被業配的心，被調味料導引的「假美食」追求，消除飲食不良習慣（攝取油、糖、粉），把「血糖代謝恢復正常韻律運轉」，這是很纖細的科學，加上持續不斷的執行，所以是滴水穿石功夫，不是像殺死病毒或滅菌一樣，一撒消毒劑就想把血糖殺得寸草不留，這會造成病人嚴重低血糖，甚至誘發急性心肌梗塞隕落。治療糖尿病，絕非只管降血糖，用藥把血糖降得過低，病人不只會急性心肌梗塞，而且造成血糖起成伏成鋸齒狀，低血糖與血糖震盪都是心血管病最重要的風險，病人終日惶惶恐恐，不知何時又來一次昏迷，毫無生活品質，這就是我不贊同生酮飲食、低碳飲食以及低醣飲食最重要的原因之一。

再說最近幾年，我門診多數新病人衛教後，再複診時，常發現有拒食現象，依照美國《精神疾病診斷與統計手冊》第五版修訂版（DSM-5-TR）的飲食障礙診斷標準，已經進入次發性厭食症的人也不在少數，這些病人初診時，衰弱地走進診間，眼神徬徨無助，眼眶凹陷，皮下脂肪與虎口肌肉萎縮，全身皮包骨，令人心生憐憫。病人主訴心情不好，凡事提不起精神來，還有很多症狀，也造成到處看病，浪費了珍貴的健保資源，但是身體卻越來越差，甚至有厭世念頭出現。願意來診，代表對自己的困境與危險有自覺，但是卻長期著魔似地莫名害怕吃飯，以致偷偷減少我建議的飯量，再抱怨越來越瘦。

我避免對病人的傷害，如臨深淵，如履薄冰，深入病人生活細節，動用腦內64核心專業，全速運轉，短時間門診，試圖洗去半世紀的一傳眾咻，短時間要醍醐灌頂，解凍三尺之寒，以求效率，所以我看病可謂是真氣盡出！

糖尿病診斷唯四，無它！

ADA 建議

臨床上，會遇到許多糖尿病人已經被診斷為糖尿病，但是還滯留在否認的洞穴裡，不聽不聞外界自然的聲音，長期否認有糖尿病，以致荒廢了預防的黃金時間，一旦心血管病併發的時候，有如311日本東北大地震，巨大海嘯襲來，一瞬間摧毀了一切。2011年3月11日以前，誰會預料到有這一天呢？

當然專家也會忽略糖尿病診斷儀器的正確性，在1985年，有先輩用家用血糖機（Blood Glucose Monitoring, BGM）來做糖尿病流行病學研究，因為血糖機是誤差很大的檢驗方法，數據只能用來監測血糖，不能做糖尿病的診斷，國際上無論哪一個先進國家或糖尿病協會，都不會承認家用血糖機檢驗的數值。

當然我歡迎糖尿病的子代用血糖機來篩檢一下自己的血糖，雖然敏感度比院所抽血檢驗低很多，但萬一血糖高於200 mg/dl以上，加上有明顯三高症狀，那就要找醫師了！要注意，血糖機的數字看似正常，也不能排除糖尿病，可能是偽陰性，需要去門診找專家做診斷。

符合以下四個條件任何一條，就是糖尿病：

1. A1C ≥6.5%。此測試應在實驗室中，使用經過美國國家糖化血色素標準化計劃認證，並標準化為DCCT檢測的方法進行。*

2. 空腹血漿糖 ≥126 mg/dl。禁食定義為至少8小時不攝取熱量。*

3. 2小時血漿糖 ≥200 mg/dl。此葡萄糖耐受測試應按照 WHO 的描述進行，使用的葡萄糖負荷相當於溶解在水中的75克無水葡

萄糖。*

4. 高血糖，或高血糖危象典型症狀的個體（例如多尿、多飲和不明原因體重減輕），隨機血漿葡萄糖≥200 mg/dl。隨機是指一天中的任何時間，不考慮上一餐的時間。

＊在沒有明確高血糖的情況下，診斷需要同時（例如A1C和空腹血漿糖），或在2個不同時間點，得2次異常測試結果。

與空腹血漿糖和A1C切點相比，葡萄糖負荷的2小時血漿糖值，診斷出更多糖尿病前期和糖尿病。此外，第2型糖尿病一級預防，有效干預主要在葡萄糖耐量異常（IGT）（不管空腹血糖）得到證實；在單獨的空腹血糖受損（Impaired fasting glucose, IFG）個體，或A1C診斷的糖尿病前期個體，一級預防干預還沒有實證支持。

A1C 診斷糖尿病 注意事項

ADA 建議

1. A1C檢驗應經國家糖化血紅蛋白標準化計劃 (NGSP)方法進行認證。（B級證據）

2. 現場完成的A1C檢測。（B級證據）

3. A1C與多重血糖值之間明顯不一致時，應懷疑任一測試出現問題或干擾的可能性。（B級證據）

4. 某些血紅蛋白變異、懷孕（妊娠中期和晚期以及產後）、葡萄糖-6-磷酸去氫酶缺乏（俗稱蠶豆症）、HIV、血液透析、近期失血或輸血，或促紅血球生成素治療時，A1C和血糖之間關係會扭曲，應採用血糖標準，來診斷糖尿病。（B級證據）

除非有明確的臨床診斷（例如，個人具有高血糖或高血糖危象的典型症狀，且隨機血漿葡萄糖≧200 mg/dl），否則診斷需要兩次異常篩檢測試結果，可在同一時間，或兩個不同的時間點測量。

如果在兩個不同時間點使用樣品，建議立即進行第二次測試，該測試可以是初始測試的重複，或不同的測試。例如，如果A1C為7.0%，重複結果為6.9%，則可確診糖尿病。

同時或在兩個不同時間點，採集的兩個不同測試（例如A1C和空腹血漿糖）的結果，均高於診斷閾值，也可確診。

另一方面，如果一個人兩次不同測試的結果不一致，則應重複高於診斷切點的測試結果，並仔細考慮可能影響A1C或血糖值的因素。例如，如果某人符合 A1C 糖尿病標準≧6.5%兩次，但空腹血漿糖還未符合，仍應診斷此人患有糖尿病。如果測試結果接近診斷閾值，醫療人員應告知3至6個月內重複測試。

葡萄糖和糖化血紅蛋白測試結果迥異，且顯著不一致時，應進行額外的追蹤檢驗，以確定差異的根本原因，以及是否具有臨床意義。

此外，考慮其他生物標記，例如果糖胺（fructosamine）和醣化白蛋白，它們是慢性高血糖的替代指標，已被批准用於臨床監測糖尿病患者的血糖控制。

我關心否認期病人及其保險權益

假如病人多次超越診斷標準，多位醫師已經確定診斷，卻還覺得「自己沒有糖尿病」，那可能已經進入了否認期了，再說還有疑問，那就做葡萄糖耐受試驗，就是終極的診斷了；話又說回來，即使糖化血色素（A1C）已經6.4%，這時候是不是糖尿病已經不是重點，因為心血管病的風險從A1C 5.5%就開始累積上升了，治療應及時開始。

一旦被診斷得病，上上策是在第一時間趕快找高手緩解糖尿病。假如基於個人需求，而不想要讓別人知道有糖尿病，那麼可找可信賴的醫師自費看診緩解糖尿病，就不必擔心健保個資外洩了。

使用空腹血糖或2小時血糖 篩檢和診斷糖尿病

在不太常見的臨床情況下，一個人有典型的高血糖症狀（例如多尿、多渴和不明原因的體重減輕），隨機血糖測量足以診斷糖尿病（高血糖或高血糖危象症狀加上隨機血糖≥200 mg/dl）。但是多數醫師可能還會同時檢驗A1C，以雙重確定高血糖的慢性程度。

對於沒有症狀的個人，空腹血漿糖或飯後2小時血漿糖，可用於篩檢和診斷糖尿病。非妊娠個人，通常選用空腹血漿糖或 A1C來常規篩檢；然而，75公克葡萄糖耐受測試的2小時血漿糖，可以篩出遺漏糖尿病患者的終極診斷（例如，患有囊性纖維化相關糖尿病或移植後糖尿病的患者）。在沒有典型的高血糖症狀的情況下，無論使用何

種測試，為慎重起見，皆需要雙重測試來確認診斷（健保要相隔三個月以上，才能再驗一次A1C）。

檢測葡萄糖的一個優點是：這些檢測方法價格低廉，且使用廣泛。缺點包括血糖的晝夜變化較大，並且需要禁食。有人在整晚8小時內禁食有困難，或可能誤報其禁食狀態。最近的體力活動、疾病，或急性壓力，尤其醣類攝取不足，都會影響血糖濃度。抽血後，試管在室溫下久置抽血台上，血漿葡萄糖被紅血球細胞消耗掉了，當然血糖濃度會被低估，這也是葡萄糖檢測中很重要、卻未被普遍注意的問題。

口服葡萄糖耐量試驗

口服葡萄糖耐量試驗（oral glucose tolerance test，簡寫成OGTT）。

2024年美國ADA推薦，人們應在口服葡萄糖耐量試驗前3天，每天必須食用含有至少150公克醣類的飲食。一碗冷飯216公克，視其加水多寡，含有66至70公克的澱粉，再加上蔬菜與水果所含醣類，所以一天要吃兩滿碗以上的冷飯，以及充足的蔬菜，加上適量的水果佐配，才能達到葡萄糖耐受量正常的程度。

為何ADA要特別提醒？因為人體在低碳飲食之下，葡萄糖耐受性會降低，此時讓病人做口服葡萄糖耐量試驗，當胰島素阻抗異常時，糖尿病診斷會呈現偽陽性。

但是根據我40多年來以人工胰儀器治療患者，和讓患者使用連續血糖機的經驗，患者從不吃澱粉，或吃很少的澱粉到吃100公克的澱粉，胰島素阻抗在糖尿病人從第1天到第14天，每一天血糖都在變

好當中，所以我建議假如要做口服葡萄糖耐量試驗，不是3天，而是至少3個禮拜以上吃正常的飲食和正常的身體活動度才去做，才不會本來沒有糖尿病卻被診斷為糖尿病。假如還沒有糖尿病，卻因為低碳飲食被診斷為糖尿病，病人會損失很多保險上和工作上的權利，危矣！

至於飯前血糖已經126 mg/dl以上，再加上其他的診斷標準，例如糖化血色素已經6.5%以上，這個在全球的診斷標準都已經是糖尿病的病人，各國指引都不需再喝葡萄糖水做耐量診斷，也不需要為了測量胰島素阻抗，再去喝糖水來測量胰島素和C胜肽的濃度了。

口服葡萄糖耐量試驗 可以早期診斷

對於飯前血糖在空腹葡萄糖失耐的範圍，假如來做葡萄糖耐量試驗，部分會得到糖尿病診斷，四項檢驗中，本項檢驗的敏感度最高，所以我稱為終極的糖尿病診斷工具。

美國糖尿病協會在21世紀初，曾經一度考量放棄OGTT，而採用更簡單的篩檢空腹血糖，經過十年的論證，專家在《European Journal of Internal Medicine》[注]綜述文章回顧了OGTT，並將其在檢測早期糖尿病的能力，與單獨空腹血糖的能力進行了比較。

1. 空腹血糖正常的人群中，再用OGTT檢驗，居然診斷出糖尿病，這一類人群多於空腹血糖異常人群，結論是用OGTT作為診斷工具至關重要，可以更有效地檢測早期糖尿病以及IGT受試者，白話說：只驗空腹血糖來診斷時，會漏掉不少早期糖尿病患。

2. 能驗血糖一個世紀以來，空腹禁食血漿糖，或葡萄糖負荷後測量的血漿葡萄糖濃度，一直是診斷糖尿病的主要依據。然而，診斷

切點一直存在爭議，不同人種也似乎存在差異，例如印度研究者說他們的實證是空腹123 mg/dl以上。這些數字切點爭論已久，也經專家會議更改多次，但顯然將空腹高血糖定在126 mg/dl作為第2型糖尿病診斷的標準，出現時機太晚，以致漏掉很多假陰性。

3. 有三多而且隨機血糖超過200 mg/dl以上，就是糖尿病。

4. 假如低於200 mg/dl，不能定論，OGTT是終極診斷工具。在喝糖水2小時後，抽取靜脈血漿糖，大於或等於200 mg/dl就是糖尿病了，是患有未知的第2型糖尿病的終極臨床診斷方法。

5. OGTT也讓受試者確定耐糖正常唯一工具，光驗血糖，不能判讀病人耐糖高低。

6. 其次受試者診斷出患有葡萄糖失耐，特別是空腹血漿糖還在正常範圍時，這是一個重要診斷工具，因為這些受試者不僅處於第2型糖尿病的高風險中，而且還特別在心血管病的高風險中，等同一級預防。

7. 僅使用空腹血漿糖來排除葡萄糖耐受性異常，大約40%是偽陰性，空腹血漿糖處於正常範圍內，會欺騙性地讓很大一部分高風險者過於放心，更助長了未來第2型糖尿病的病人數。

《金句》 OGTT可以在正常空腹血糖中找到失耐者，也可以排除任何異常的唯一工具。

註：Volume 22, Issue 1, February 2011, Pages 8-12

我的糖尿病是什麼類型？

2024年，ADA仍然秉持過去40年的糖尿病分類，分為以下4型：

1. **第1型糖尿病**（由於自體免疫，胰島β細胞破壞，通常導致胰島素絕對缺乏，九成病人胰島相關自體抗體陽性，包括潛伏性成年自體免疫糖尿病），台灣占率較少，占所有糖尿病人中0.66%以下。全球發生率及盛行率在不同種族上有很大的差異。北歐發生率最高，亞洲很低，差距數十倍。2012年根據2000-2009年健保資料庫統計糖尿病數據，臺灣第1型糖尿病發生率每年每10萬人約3位新病人。2016 年分析第1型糖尿病年齡標準化發生率為每10萬人2.23人，2019年國際資料年齡標準化發生率為每10萬人排行是芬蘭 62.3人、瑞典43.2人、科威特41.7人、挪威33.6人，及沙烏地阿拉伯 31.4人。台灣年齡標準化第1型糖尿病盛行率，每10萬人為49.3 人，女略多於男。

2. **第2型糖尿病**（經常在胰島素阻抗和代謝症候群下，非自體免疫性，進行性喪失足夠的β細胞胰島素分泌），第2型糖尿病年齡標準化發生率每10萬人為650人，大約占整體糖尿病發生率的99.5%以上，從新陳代謝科醫師得到的數據，台灣成人全體病人近99.8%是第2型，治療這群人是本書的重點。依照我流行病學資料，以及我觀察台灣目前飲食的趨勢，第2型會繼續在各年齡層大幅增加；將來科學上會再細分各亞型，但是治療方法類似、目標一樣。

3. **特定類型的糖尿病**，例如單基因糖尿病綜合症（例如新生兒糖尿病和青少年成年發病糖尿病）、外分泌胰腺疾病（例如囊性纖維

化和胰腺炎），以及藥物或化學物質引起的糖尿病（例如使用糖
皮質激素、治療愛滋病毒/愛滋病，或器官移植後）很罕見，本
書不專論，飲食與藥物治療同理。

4. **妊娠糖尿病**（在妊娠中期或晚期才診斷出的糖尿病，在妊娠前並
無明顯的糖尿病）過去少見，我在民國79年研究台北市妊娠糖
尿病的流行病學，得盛行率0.6%，到了民國88年，我做的社區
糖尿病盛行率研究，已經接近10%。現在高齡產婦增加，日常飲
食更大為改變，胰島素阻抗增加很多，因此妊娠糖尿病急速增加
中，最近更是上升至15%。國際上妊娠糖尿病的盛行率介於2.6-
35.5%之間，本書對此十分重視，因而會在多處專論。

糖尿病前症/前期也是糖尿病嗎？

糖尿病前症/前期還不是糖尿病，但是已經在邁向糖尿病的路
上。非妊娠成人，診斷糖尿病前期的標準有三：

1. A1C 5.7-6.4%。

2. 空腹血漿糖100-125 mg/dl（又稱為空腹血糖異常，簡寫
IFG）。

3. 75克葡萄糖耐受測試，2小時血漿糖140-199 mg/dl（又稱為葡
萄糖失耐，簡寫IGT）。

糖尿病前期沒有症狀，可能是糖尿病病患的子代年紀較輕，假如
有人主訴有三多症狀，那可能已經是糖尿病了。萬一有一些症狀，也
不是糖尿病前期引來的，因為糖尿病前期與早期糖尿病沒有症狀。

糖尿病前期是一個相當新的診斷，因為1978年12月，美國糖尿病協會委員會爆出新診斷，引起全球專家一連串的熱烈討論，造成世界衛生組織委員會在1980年，提出不太一樣，但大致相同的新診斷，實證醫學論證如火如荼展開，新證據繼續出爐，全球各地的共識會議此起彼落，到了20世紀末，才把各種介於糖尿病和正常人之間的各群組，都列為糖尿病前期，所以跟糖尿病一樣又是一個大雜燴，可能有各種不同的遺傳和不同的後天因素交織而成的，不同預後的高血糖症候群。

　　為什麼會有糖尿病前期？這跟1970年代大量的糖尿病流行病學研究有關，其中從英美來的兩個主要研究顯示：

1. Keen & Jarette在英國Bedford發現：心血管病在「邊緣性糖尿病診斷者」就開始上升，而視網膜病變在140以上的糖尿病族群才發生。同樣的觀察也發表在美國的皮馬印地安人（Pima Indians）流行病學的結論，尤其葡萄糖耐量試驗2小時血糖數值在210 mg/dl以上，才開始有視網膜病變，所以從許多的流行病學可以得知，糖尿病才有的特殊視網膜病變，只在「比較高的血糖者」才會發生，而飯前血糖只有一點點高的人，只會增加心血管病而已，根據這些實證，才會有糖尿病前症（prediabetes）診斷。

2. Endocr Pract 2006 Jan-Feb:12 Suppl 1:16-9摘要指出：糖尿病患者餘命縮短的主要原因是心血管病，糖尿病前期，甚至空腹血糖在正常值上限的「正常人」，都會增加心血管病風險。早在診斷糖尿病前約15年，心臟血管病的風險就增加。患有慢性或急性心血管疾病，且先前未診斷出糖尿病的患者，再檢查經常出現

糖尿病前症或糖尿病。因此，此類患者應透過口服葡萄糖耐受試驗進行糖尿病篩檢。早期、嚴格的干預措施，改善代謝控制，能為血糖異常患者帶來更好的心血管結果。

醫界有人稱此為「新陳代謝—心血管病」，所以不是中風醫頭，心肌梗塞醫心，我們需要更積極治療糖尿病前期，在血糖高標時就出手，纖細而有效的干預手段，才能減少心血管病的發生率。

《Cardiovascular Diabetology volume 22, Article number: 163 (2023)》摘要：糖尿病前症有著較高的心血管病風險；而且將來5年內，發展為第2型糖尿病，與未患第2型糖尿病的人相比，其5年心血管病風險相似，但10年心血管病風險高2.5倍。

糖尿病前症是糖尿病候選人，也是心血管病候補。問題是心血管病常沒有前兆，一旦發生，已經非常嚴重，所以為什麼需要實證醫學，不是利用實證醫學來販售健康食品，而是要早期發現立即治療，甚至於一級預防。

3 我的糖尿病治療成效好不好？不能只靠主觀感覺

病人說：「我自覺好好的就好，自己的身體自己最清楚，不是嗎？」一半是，因為我也很注重病人的自覺與症狀，但是認知上有偏頗，或有意圖，就會扭曲症狀。一半不是，因為人不夠客觀，吃的時候很開心，顧不得血糖已飆高的症狀。醫師根據實證醫學，幫您解決三高、緩解糖尿病，才是最高的醫療。

糖尿病關鍵指標 KPI

門診病人常問：「我的糖尿病怎麼這樣？為什麼我的血糖會那麼高？我什麼都沒吃耶？」其實最知道實情的人就是醫師，醫師會使用不同的工具來評估，到底這個病人在這幾個月發生什麼事？

多數病人挺會修飾外表，然後假裝好像什麼事情都沒有發生一樣，自覺吃喝玩樂是很丟臉的事，所以只能說謊話騙醫師。對外說：「我什麼東西都沒吃，就是『遺傳』讓我的

血糖越來越高。」我40年醫師生涯，懂得旁敲側擊查看檢驗數據，且受過人工胰島的訓練，所以能一眼看穿病人內心在吶喊：「醫師你可不要揭穿我的祕密！」

但我必須要說真話，因為現在醫療管理上面鎖定的關鍵指標，全部都是經過流行病學的實證而來的，因為現代醫療不能只在意病人的滿意度，不能只停留在讓病家不口渴，但是血糖仍高；而是根據實證醫學來幫病患治療疾病。以下我先帶大家來了解幾個在緩解糖尿病時必須要知道的關鍵詞：

- **糖化血紅素/糖化血色素**（A1C, Glycohemoglobin）：血紅素是紅血球裡面的蛋白質，負責血液中氧氣和二氧化碳的運送，而紅血球在血液中運行時，血中的葡萄糖進入紅血球中，不需經過酵素作用，可直接和血紅素結合，形成糖化血色素。

  血紅素一旦被葡萄糖結合後，就會一直保持這種狀態，直到此紅血球死亡為止。血糖越高，葡萄糖和血紅素結合越多，血紅素醣化的百分比就越高，而紅血球的壽命是120天，所以醫師可用A1C來回推病人過去120天血糖的高低狀況。

- **醣化白蛋白**（GA, Glycated albumin）：使用的道理和糖化血色素類似，白蛋白是血清中最主要的蛋白質，當白蛋白的離胺酸被血液中的葡萄糖醣化，便會產生醣化白蛋白。醣化的程度取決於血液中葡萄糖的濃度，當葡萄糖濃度越高，白蛋白被醣化的比例就會越高。白蛋白的半衰期約 12至19天，因此檢驗醣化白蛋白的數值，可以反映

過去2至3週內的平均血糖數值。當糖尿病合併慢性腎病變，或因血液疾病（例如各種貧血）、懷孕的糖尿病媽咪，以及妊娠糖尿病媽咪，或血糖控制不良但A1C卻良好的人，就是醫師使用醣化白蛋白的適應症，健保一年可以驗4次。

- **血糖機**（BGM, Blood Glucose Monitor）：傳統的血糖監測是以血糖機搭配血糖試紙，採指尖微血管全血，藉由偵測血液中的葡萄糖濃度，來提供即時的血糖數據。BGM只提供了單點測量的血糖數據，若需要瞭解更全面的血糖狀態，則一天需要扎針多次，來進行採血測量，用BGM在家裡多次監測血糖，傳統上稱在家自我監測血糖SMBG（self-monitoring of blood glucose）。

- **血糖自我監測/自驗血糖**（SMBG, Self-Monitoring of Blood Glucose）：藉由家用血糖機BGM，單點檢驗微血管全血葡萄糖，在計劃下與臨時進行多次血糖自我監測。病人須按計劃進行，才能比較在同一時間點（例如午餐後，晚餐後等）不同餐飲之下飯後血糖的高低。

- **連續驗血糖機**（CGM, Continuous glucose monitor）：使用者在手臂上配戴一個感測器，藉由探測軟針來偵測皮下「組織液」的葡萄糖濃度，這些數據從感測裝置傳送到接收器或是智慧型手機，使用者即可利用這些數據來監看血糖整天輪廓。CGM提供連續的血糖數據，舊型每5分鐘一次，新型每1分鐘一次，透過電腦軟體做圖，醫病可以觀察到血糖機看不到的時間點，以及整天三度空間的血糖輪

廓，並能探知不能夠用針刺的睡覺時間、吃飯當中、運動當中的血糖起伏及低血糖的發生S型曲線，了解全天接近真實的血糖起伏變化，堪稱「可以走動的真實監測」，改變糖尿病治療的里程碑。令醫師調藥更快而準，也讓病人不再滋生低血糖恐懼。

- **血糖管理指數**（GMI, Glucose Management Indicator）：CGM監控每1到5分鐘偵測得一筆血糖值，依據廠商不同，通常1週、10天或2週後，儀器會取得大量的血糖數值，再計算出平均血糖值與變異係數，數據也是以百分比表示，看來很像A1C，所以稱為「估算的糖化血色素值」（eA1C），但是2019年以後，美國糖尿病協會改稱其為「血糖管理指數」（GMI）。

- **目標範圍內時間**（TIR, Time In Range）：TIR是CGM計算產生的血糖指標，它呈現血糖值在正常數值範圍（70-180 mg/dl）內時間點的百分比，目標範圍內時間越高，代表血糖控制越佳，同時看到整天動態輪廓，比任何血糖指標更具有動態意義。

- **高於目標範圍時間**（TAR, Time Above Range）：是CGM計算產生的血糖指標，它呈現血糖值在180 mg/dl以上的百分比，高於目標範圍內時間的占比越高，代表時間段內，高血糖越頻繁。

- **低於目標範圍時間**（TBR, Time Below Range）：是CGM計算產生的血糖指標，它呈現血糖值在70 mg/dl以下的百分比，低於目標範圍內時間越多，代表低血糖越頻繁，時

間段內低血糖或接近低血糖的程度，假如病人跟著我吃，通常只會在上緣平緩遊走，即使在低緣遊走，通常無低血糖症狀，且病人自驗BGM數值會正常。此現象主要肇因是有些間歇掃描型CGM廠牌，部分批號數值偏低，需要有經驗專科醫師判別是否真有低血糖。

糖化血色素（A1C）

A1C打破金玉其表

糖化血色素是目前全球最常用、使用最久（近半世紀）的糖尿病診斷工具，是臨床品質管理上最廣泛使用的KPI，很多強大的長期追蹤研究論文，實證了改善血糖控制的益處。

1976年，Cerami和Koenig等人提出用糖化血紅蛋白作為對糖尿病患者血糖控制的衡量標準，到了1980年代，才陸續有自動化高效液相層析法（HPLC）儀器上市。

100年前，人類才發明偵測血中還原物質的方法，但是其他非葡萄糖的還原物質，例如維生素C也會同時被驗出，以致測量值比真正血糖高。直到後來的酵素法登場，才能針對血中葡萄糖正確測量。

但檢測血糖不可能天天多次抽靜脈血，經血清離心、上機測量，因此二戰後的醫師常常只能看到門診時的血糖，就要來決定用藥，真的是有以管窺天之憾。

病患使用血糖機（BGM）來做血糖自我監測（SMBG），是1970年代末期登場，1980年代，迅速成為糖尿病自我管理的進步工具，我在德國留學時剛好躬逢其盛。對於使用胰島素的病人來說，光靠一次門診的血糖值，不容易了解動態全貌，居家一天多次的血糖監測（SMBG），對於飲食、體能活動和藥物的調整，非常重要；但是，病人可能做了假的紀錄，或者即使做得很真實，但是常常在飯後2小時檢驗後，再去大吃點心，以致於SMBG與A1C差異很大，真實的代謝好壞，醫師仍然看不見；美國的公司於是發明有微記憶的血糖機，他們剛開始不跟病人講要做研究測試，結果有一半病人在紀錄本上所寫的與血糖機所儲藏的紀錄不符。

　　因此1990年代，高效液相層析法普遍應用在檢驗糖化血色素，讓醫師可以依據病人過去120天血紅素的醣化百分比，來評估血糖的均值是否達標，而且各個大、小型研究，都以糖化血紅素當作血糖的評估工具，於是實證醫學大大小小都可以看到糖化血色素的根據，也漸漸形成台灣醫療院所與健保當局，每3個月檢驗一次糖化血色素的常規。

《金句》　只要在抽血的時候，順便抽一試管血，送入自動化檢驗機器，一小時就完成數千人次的糖化血色素檢體了，方便診斷和評估品質，所以美國糖尿病協會推薦醫院現場完成糖化血色素檢驗。

A1C不能當作唯一KPI

　　我在1985年開始，就想要打破醫病知識的不對等，我在北榮門診前，開闢了門診前衛教，這是台灣首次讓醫病有團體互動；在診間，我讓每一個病人都能夠拿到他自己的檢驗報告，過去沒有印表

機，於是我抄寫在小冊給他們。

目前台灣檢驗報告上面寫的參考範圍，常常引起病人的疑問，因為以糖化血色素而言，診斷的標準跟治療的目標就不一樣，每一個人群的治療目標，又會有所不同，甚至於同樣長者，個人間也會有不一樣的治療目標，所以同一個糖化血色素數，在診斷功能與評估治療時，本來切點就不一樣。

客戶偶而問道：「為什麼要看糖化血色素？為什麼要穿戴連續驗血糖機？」對於有知識的管理階層，我會問他說：「您管理500個屬下的部門，想要監測每一個人工作的績效，是不是需要使用KPI？以下就是自己管理自己血糖的關鍵績效指標，這些KPI達標了，就邁向緩解了。」管理者即使不具備醫學常識的，也能馬上頓悟。

難道使用血糖機就不能達到緩解嗎？只能說，99%不可能反應實情，因為在台灣居家使用驗血糖機常常是病人自發性的，他們往往也不遵醫師指示的時間點，頻度有些一個禮拜一次，有些一個月一次，有些買來只驗了一次，所以根本缺乏所謂的「監測」；更有甚者，拿了家裡自驗的幾次飯前血糖來跟醫師「魯」說：「為何我的糖化血色素這麼高？」天啊！貴賓冤枉，要在家裡用血糖機當作監測的工具，需要每天定時檢驗，遇有特殊的情況也要再驗，比如壓力的打擊、嚴重的生病、臨時的受傷等，而不是久久驗一次。

我也遇有過年輕頂大的孩子，拿過來的血糖記錄本全部都在100 mg/dl上下，我也以為他的糖化血色素會到緩解程度的5.6%，但是等到真正糖化血色素的檢驗結果出來，居然超過13%！不免讓人懷疑可能小朋友習慣考試作假了。

使用複數指標就不可能作假，或者自我感覺良好的人，不能再金

玉其表，敗絮其中，醫師提早發現問題，就能及時處理。尤其是連續驗血糖機一登場，使得許多陽奉陰違的病友，馬上就破了功。部分客戶因此就不來我門診了，通常跑到容易「混」的地方去，若不幸遇到不常檢驗、不提示病人、只默默開藥的醫生，後續病人發生併發症、截肢、心血管病，最後甚至面臨腎臟功能衰竭都不足為奇了。

A1C多少算「正常」？

一般檢驗室都會在病人檢體的報告後面附上一個參考值，給不熟悉的醫師或病人審視數據時候做參考。它代表的意義是正常人被檢測時的分布區間，可能是90%的信賴區間，或儀器公司自訂的區間，但是並不代表在參考區間內就是正常，或參考值以外就是異常。

因為許多品項檢驗正常值和不正常值的分布重疊在一起，有一些才是相當分離，但是大部分都不是鐘形分布（也稱常態分布，就是左右對稱，中間值很高，兩極端很少的分布形狀，如左下圖）。

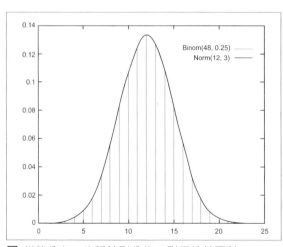

圖 常態分布，也稱鐘形分佈，引用維基百科。

因為每一種檢驗所代表的含義都不一樣，多數的檢驗不呈現鐘形分布，例如檢驗值的分佈眾數偏一邊，以致左右不對稱，而且正常和不正常雙峰有高度重疊，也很常見。只有對這個疾病非常專精，每天都在閱讀這些數據的專科醫師，先確認這個數據是不是搞錯

了，接下來才判讀這個數據是否正常，因為他還要同時參閱病人的臨床表徵和問診的資訊以及過去病史，一起來做鑑別診斷，不是多數人看到的參考範圍，一看就想當然爾。

以糖化血色素而言，理論上應該要符合美國國家檢驗標準認證，但是不一定每一個實驗室機器，都有去做認證，每一個實驗室都有自己的參考值，一般參考值常常落在6.0- 6.2%的，以此當切點都是不正確的，因為糖尿病診斷是由糖尿病專家看流行病學數據、實驗資料等討論出來的共識（請交叉參閱診斷的章節），但是大家知道，5.7%以上就是糖尿病前症，已經不正常了；再說對於正在治療的病人，醫師會或不會跟病人商量治療的目標在哪裡，每一個人的治療目標，都不同於6.1%或6.2%，所以醫師並不是用參考值來當作治療糖尿病的KPI目標，請交叉參閱「全生命週期血糖治療目標」章節，尤其長者的部分要善加深入體會。

A1C不等於血糖

診間常有病人拿著檢驗報告問我：「這個糖化血色素代表多少血糖？」我無法簡單回答這問題。這就像你問兒子：「這次月考數學考得怎樣？」兒子卻回說：「全班數學平均分數是90分。」

糖化血色素只能告訴醫師，這個人4個多月來平均的血糖而已，因為血糖是連續起伏的，從下表看出，糖化血色素代表血糖的一個範圍空間，而不是一個數字。

光靠糖化血色素就調藥，風險很高。因為大部分糖尿病人的胰島素功能還算不錯，假如這一次糖化血色素高，病人一看心生恐懼，回去不吃或少吃，這時候醫師若再加上更多種藥，病人就低血糖了，血

糖嚴重過低，可能會發生心肌梗塞而猝死，所以我在臨床實務上都用很低的劑量，以及用不太降糖的藥物，為的就是避免血糖過低。

如果病人願意聽我的建議，每天只吃三餐，定時定量，安全又有效；3個月後血糖不降，再加基礎胰島素就可以了。

《金句》 醫師光看A1C高，就當作血糖高，就加藥在飲食不定時定量的病人，每每發生嚴重低血糖。

表 A1C 和血糖信賴範圍

A1C (%)	mg/dl	mmol/L
5	97 (76–120)	5.4 (4.2–6.7)
6	126 (100–152)	7.0 (5.5–8.5)
7	154 (123–185)	8.6 (6.8–10.3)
8	183 (147–217)	10.2 (8.1–12.1)
9	212 (170–249)	11.8 (9.4–13.9)
10	240 (193–282)	13.4 (10.7–15.7)
11	269 (217–314)	14.9 (12.0–17.5)
12	298 (240–347)	16.5 (13.3–19.3)

引用自Nathan等人原著。
括號內的資料為95%信賴區間。

《金句》 糖化血色素只告訴我們95%信賴區間的範圍內分布而已，其他完全不知。

紅血球異常會低估A1C

A1C是經過血紅素的醣化百分比來推估平均血糖，因為不是直接監測血糖的平均值，所以存在局限性，包括紅血球壽命與有血紅素異常等因素。

要先確定有沒有糖尿病，糖化血色素在5.6%以下才是正常，而非檢驗報告上的參考值6.0%！

不過一定要先知道自己有沒有貧血，假如有尿路結石、痔瘡、大腸息肉、大腸癌正在流血、子宮肉瘤的人，或有影響紅血球周轉的疾病（如各類貧血）、葡萄糖-6-磷酸脫氫酶缺乏（俗稱蠶豆症）、近期輸血、使用刺激紅血球生成素藥物、末期腎病和妊娠等，都可能會導致A1C不能反映真實的平均血糖。而常常因減肥、偏食（例如老人家因為牙齒不好而偏食，或宗教禁忌）而造成營養不好的人，常會有貧血，其糖化血色素都會偏低。這群人占全球糖尿病人口4%以上，依據國民健康署106-109年「國民營養健康狀況變遷調查」結果顯示：我國15至49歲育齡婦女貧血的盛行率為19.1%，缺鐵性貧血盛行率為13.7%。所以儘管糖化血色素比血糖測量值的變異小，卻不能當作診斷糖尿病的唯一指標。

糖化血色素檢測的是個人的紅血球醣化了多少，假如有紅血球異常的疾病（通常是遺傳性的），即使病人平均血糖300 mg/dl以上，其糖化血色素可能也只是平平而已，這就是A1C值的極限，因為血紅素的不足或不良，就會影響到糖化血色素的讀數。

這時候我會請病人在家裡用血糖機自己驗血糖，在院所也抽血來驗血糖，更好用CGM，互相對照，來推測病人可能的糖化血色素。另一方面糖化血色素的偏差是固定的，病人上一次的糖化血色素和這

一次的糖化血色素作比較，雖然一樣都偏低，但是每次門診的糖化血色素一系列，每次門診仍然可以評估是否比上次變好或變壞的參考。

　　臨床醫師使用A1C作為評估血糖控制時段內的「唯一」依據時，特別在以A1C結果當作改變藥物治療的品項與劑量時，判斷應更謹慎。

《金句》　只看A1C，就以為病人正常，或相反地驟然加藥，很危險，也不易緩解。

貧血者或尿毒也低估A1C

　　美國使用的大多數檢測方法，對於最常見變異雜合子的個人來說，都是準確的。雜合子也稱異型合子，在遺傳學上，是擁有兩種不同等位基因的二倍體生物，或基因型，常見於地中海型貧血病人，所以除非是純合子乙型地中海貧血（homozygous beta thalassemia），這些病患有嚴重貧血，才會影響美國國家糖化血紅蛋白標準化計劃認證的A1C。

　　平均血糖也有其他測量方法，例如果糖胺（fructosamine）和1,5-脫水葡萄糖醇（1,5-anhydroglucitol），但它們轉化為平均血糖及其預後意義，並不像A1C和CGM那樣清楚，因此沒有用在大型長期追蹤上。

　　最近這兩年健保署有核可使用醣化白蛋白，它可以看到半衰期比較短的白蛋白在血中醣化的百分比，一般白蛋白在血液中的半衰期達20天，所以可以看到最近這20天病人血糖平均的情形，糖化血色素看的是120多天，所以彼此有時段的差異，對於紅血球有異常的病

人，無論是什麼原因的異常或者貧血，都會影響，這時候有了醣化白蛋白來輔助，就可以看得到估計糖化血色素是多少，但因為醣化白蛋白每一年健保僅可以使用4次，所以並不是每一次都能檢驗醣化白蛋白。糖胺和1,5-脫水葡萄糖醇不是台灣常規檢驗，國際上使用也很有限。

《金句》 地中海貧血者及尿毒病患，棄A1C，改用BGM、CGM、醣化白蛋白來評估血糖。

人與人之間 A1C有異

　　儘管不同個人之間的平均血糖和A1C之間的關係有差異，然而就算是同一個A1C 數值在不同病人身上，也代表些許的血糖差異，例如A1C同樣6.5%，但是在病人甲與病人乙的平均血糖稍稍會有不同。

　　A1C雖非金科玉律，但對沒有尿毒、貧血、輸血的個人來說，平均血糖和A1C之間有關聯，同一個人，隨著時間的推移，A1C有升高就是平均血糖升高，例如今天A1C為6.1%，3個月後6.5%，這個A1C升高表示平均血糖也平行地升高。

《金句》 A1C在不同人之間，雖有差異；同一個人，持續追蹤A1C，可以評估血糖趨勢。

A1C看不到起伏的血糖 也發現不了低血糖

　　A1C不能衡量血糖的起伏或偵測低血糖。對於容易出現血糖震盪

的患者，尤其是第1型糖尿病或患有嚴重胰島素缺乏的第2型糖尿病患者，最好對照血糖機BGM或CGM，和A1C比照來評估血糖趨勢。

CGM和A1C之間的結果不一致很是常見，可能代表不同時段，例如裝CGM的那2週相對於A1C的紅血球壽命的120天，或醣化白蛋白的2、3週；多數病人在CGM期間，謹慎小心，所以CGM評估的血糖較好，GMI當然也低。再說血糖變異性大的個案，也不是醫師可以掌控的。這些人飲食無度，應酬外食，大喝特喝，併發症一天天逼近。而單點血糖機通常隨機測量，或飯後1或2小時定時測量，缺少極端值，還缺乏工作、運動、睡眠點與面的數值。

《金句》　A1C看不到起伏，BGM不似CGM，看不到最高點與最低點，也無意外事件始末的實證。

要使用多重KPI 才能安全調藥

ADA 建議

治療已經達標的穩定患者，每年至少檢測2次A1C，或正常範圍內時間（TIR），或血糖管理指數（GMI）。而最近才改變治療和/或未達標患者，至少每季評估一次A1C，甚或根據需要再增檢驗次數。這是專家共識等級的E級證據。

A1C反映了病人過去大約4個月的平均血糖。美國國家糖化血色素標準化計劃認證過的檢驗，性能通常非常優秀，台灣的檢驗室已經大量進入這個認證。A1C仍然是評估血糖控制的主要工具，對糖尿病併發症有很強實證的預測價值。

因此，所有糖尿病患者應在初診時，常規進行A1C檢驗，並持續至少每3個月檢驗一次，以確定患者是否達標並維持血糖目標，已經是照護不可或缺的一部分。

所以我建議初診病患裝上CGM，14天評估TIR和GMI，可以作為A1C的替代指標，更可用於管理臨床病情。A1C檢驗的頻率應取決於臨床情況、治療計劃和臨床醫師的判斷。使用當場完成的A1C，或CGM衍生的TIR和GMI，會為患者和醫療人員門診提供更及時的治療，有即時改變飲食、調整藥物劑量，或更改藥物的機會。

美國血糖穩定在目標範圍內的第2型糖尿病患者，每年只需進行兩次A1C測試。美國醫療保險極多數屬私人投保，藥費、檢驗費、醫師診察費通常是台灣十倍甚至百倍，所以保險公司只會支付基本的檢驗頻度。對A1C檢驗頻率，各國臨床指引都不說絕對多久才驗一次，或多久內不能再驗，留下空間給臨床醫師裁決。台灣健保則是規定3個月才能驗一次。因此，若病人要求3個月內再驗，只能自費。

鑑於糖化血色素能了解的問題不多也不廣，所以我不主動推薦自費檢驗A1C，而是建議在家自驗SMBG，或自費CGM，更能給醫師更好資訊。

醣化白蛋白（GA）健保一年給付4次，GA可以評估近來20天內的平均血糖，對於近期變化有很大的參考作用，在健保規定外，每一個月自費檢驗1次，反而比A1C更有意義。

《金句》　醣化白蛋白與A1C交叉使用，並加上連續驗血糖機的GMI與TIR，或頻繁的SMBG，為調整藥物的醫病安全萬全準備，病人可早日緩解。

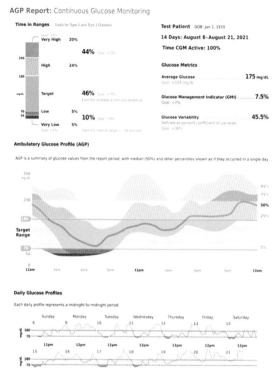

ADA即時CGM示範

　　上圖引用ADA2024年版《美國糖尿病協會臨床指引》，有關即時型CGM的示範圖，從上圖的下緣可以看得到病人的山谷和高峰差異很大；而且幾乎每一天在清晨都會有低血糖，這時醫師就要修改治療計劃了。首先要說服病人，攝食比較平穩的飲食，以及改變用藥的劑量和劑型。雖然使用不同廠牌的連續驗血糖機，但是從上圖可以看得到這位病人血糖的TIR非常的低，才46%而已，這是美國的常態，因為美國40％以上就算及格了，但是我的病人跟著我吃飯，這樣的TIR屬於結果不好的，好的病患在初診裝上CGM，TIR就達到百分之百，血糖起伏溫和，幾乎成為一直線，我就預告緩解了。

先看即時型CGM，每5分鐘偵測一次葡萄糖，比較正確的廠牌，不會低估：

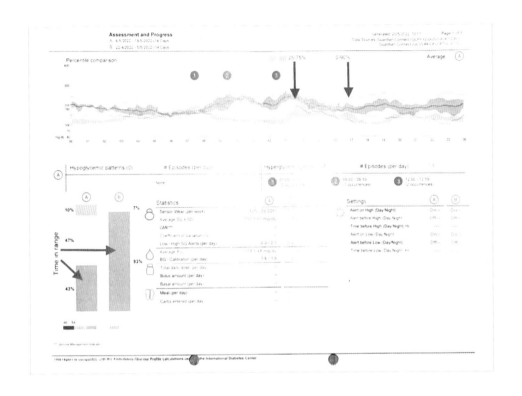

血色標示中間有藍色斜線區域就是25~75百分位的時間分佈，血色標示藍色虛線就是5~95百分位的時間分佈，上下5%的極端值，就不標示出來了。至於TIR就在圖左下角，血色箭頭所指，綠色部位就是TIR占比，黃色與橙色就是TAR占比，這初診病人，即沒有低血糖，但是他未能遵守肉菜飯定時定量，三餐外食油糖粉，又有應酬喝酒，TIR就只有43%，且形成S曲線，鋸齒狀起起伏伏，但是與美國示範案例相比，沒有出現紅色的TBR占比。

下面一位是有看臉書來才初診，避免油糖粉，定時定量遵循性比較高，生活作息正常的病人。

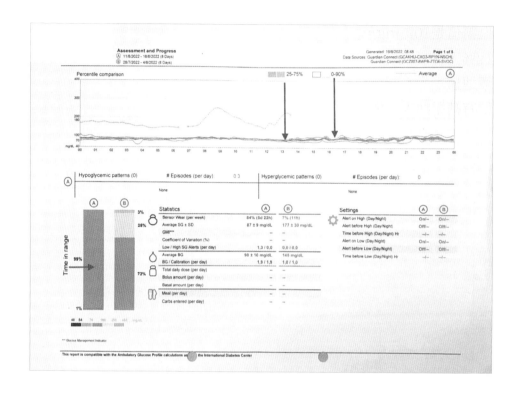

　　以上兩圖的5~95百分位，寫錯成0~90%，經過我指正公司，最近一年已經改了，因為只有監測一星期，所以台灣販售的沒有演算GMI，當然也沒變異係數，我也已經反映了，賣就要賣整套的兩週，就看公司會不會正確回應。

　　以下是另一品牌，屬於儲存數據的間歇掃描型（intermittently scanned CGM），比較便宜，所以非常普遍，也可以在院所外買得

到。此病人是一位很認真的糖尿病男性中年人，他自己把目標血糖值設在70-140 mg/dl之間，而不是一般的70-180 mg/dl之間，結果他在完全沒有低血糖下，達到了百分之百的TIR；再注意看他的平均血糖值是100 mg/dl，標準差是12.1，所以有非常低的變異係數，才12%，他已經看了我的臉書3個月之後，才到我的門診，初診裝上連續連血糖機，複診當天開獎，我就宣布他將緩解，3個月再追蹤，是所有糖尿病人的模範。

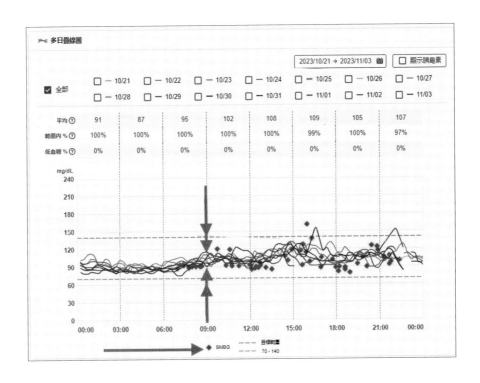

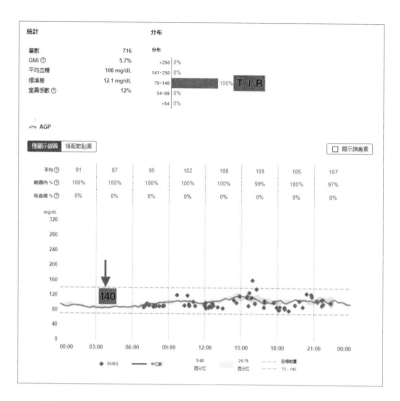

圖 該病人自調整TIR至血糖70~140 mg/dl，結果TIR還在100%，這已經是治療的聖母峰，病人可以懷孕了，恭喜她。

《金句》　21世紀血糖治療，我看範圍內血糖與低血糖次數TIR與TBR；念完臉書基礎45篇，初診裝上CGM，TIR就達100%，都預測了3個月後的緩解。

需要CGM嗎？絕對需要！

　　CGM新興竄起，在治療糖尿病的有效性和安全性上，扮演越來越重要的角色，為什麼需要CGM？因為糖化血色素只看到了4個月的平均值，而血糖機只驗到了當下一個點的血糖值，那這當中血糖是怎麼跑的，與生活關係如何？低血糖發生過嗎？幾點幾分發生？沒有人知道！唯有裝上連續驗血糖機，經專業醫師問診，才能找出真相。

　　近年來，CGM已成為我用來緩解糖尿病的必備工具，首先初診的病人可能是隨機進到任何一個醫師的診間，他可能已經看過很多的醫師了，但是每一個醫師的訓練、體會與執行都有些許的差異，病人總會疑惑，到底誰能夠幫他有效治療血糖？

　　連續驗血糖機為我的病人，尤其是新病人提供一個機會，讓他看到我講的糖尿病衛教是否正確，而且驗證有效，也可以解決過去的低血糖與高血糖所造成的困擾和症狀。

　　舉個例子，有個病人過去是低碳飲食，造成病人臉色、體力、脾氣都有很大的改變，而且常常半夜有嚴重低血糖的現象，假如我教她每一餐先吃120公克的飯，不明就理的她可能會馬上變臉說：「我血糖都這麼高了，你還叫我吃飯？」所以我需要連續驗血糖機來證實，她吃飯之後，血糖反而會慢慢地平穩地降下來，體重、皺紋、體力、心情、排便都會變好。

　　CGM可以讓病人即時看得到自己的飲食問題，這些都是糖化血色素所看不到的隱藏點。讓病患即時看得到地雷食物，更可以發現我40年衛教的正確性，以及看得到吃水餃、麵條，隨後高血糖，到了半夜低血糖，或者是因為吃了我正確的飲食計劃，而消失了黎明現

象，這本來是不應該有的病理現象，但是吃麵包的人，或是以任何粉類當主食的人，就會遇到凌晨時血糖升高，醫界也都習以為常認為這是正常的生理現象，甚至很多外國網頁教學都強調早餐要吃他主張的低碳飲食，但是這些人都只是網紅，我真想請他們裝上連續驗血糖機幾個月看看，因為依照他們的低碳飲食來吃肚子很餓，我不知道他們的讀者會怎麼做？

　　我用心在任何看不到的地方，先對病患講解清楚，要如何避免低血糖的飲食，但是許多病人心不在焉，好像危險不會降臨；我一定要看到全盤血糖，看到病人飲食內容，才安心調藥，使血糖曲線平穩，病人自然能安全緩解。

《金句》　不只緩解需要CGM，還可以發現地雷食物，改善血糖起伏、減少低血糖，減少誤導，並增強自我照顧效能的行為，一點投資，挽救千萬倍身體損失。

為什麼我的CGM不準了？

以下歸納幾個常見的因藥物導致CGM感測器讀數高於實際血糖的情況：

藥物	受影響系統
乙醯胺酚 acetaminophen > 4公克/天	德康Dexcom G6、Dexcom G7
任何劑量乙醯胺酚 acetaminophen	美敦力Medtronic Guardian
維生素 C >500 毫克/天	亞培Free Style Libre、Free Style Libre 2、Free Style Libre 3
羥基脲	德康Dexcom G6、Dexcom G7、Medtronic Guardian
甘露醇（靜脈注射或作為腹膜透析溶液）	Senseonics Eversense
山梨醇（靜脈注射或腹膜透析液）	Senseonics Eversense

什麼是TIR？GMI？CV？

TIR（time in range），通常翻譯為「正常範圍內時間」，意思就是每5分鐘有一個測量點，然後在沒有特別調整之下，有多少比例的時間點血糖值在70-179 mg/dl之間這個目標範圍內。

GMI，是血糖管理指數（glycemic management index）之意，本來名稱是糖化血色素估計值，一看就知道想要利用CGM來和糖化血色素做比較。

美國糖尿病協會希望血糖目標範圍內時間（TIR）作為一種新的

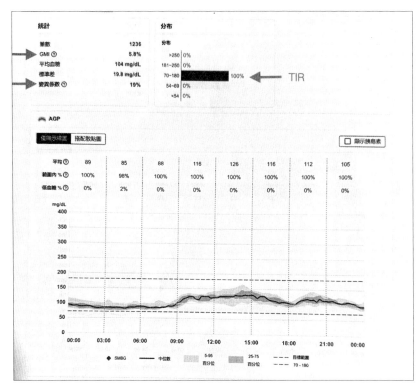

圖 什麼是TIR？GMI？CV？

血糖管理指數，會內宣揚在適當患者中實施。對於許多使用胰島素的糖尿病患者來說，血糖自我監測是有效治療的重要部分，也是實現血糖目標的關鍵手段。

近年來，連續葡萄糖糖監測已成為評估血糖的最好方法。CGM的準確性和可負擔性迅速改善，患者一旦有這些數據，可協助自我管理與提供醫療團隊的評估。醫師可以從CGM生成報告確知TIR，低血糖、高血糖和血糖變異係數。醫師調整治療藥物和修飾生活方式（飲食、運動）處方，從而改善治療結果，例如減少低血糖發生。

根據最新美國糖尿病學會的建議，病人TIR有70 %以上，就是70%的時間點血糖值落在目標範圍內（70~180 mg/dl），就算理想的狀況，但是我的門診病人能夠自炊跟著我吃的都在97%以上，全員都在拚100%，因為一旦達標，就可以開始減藥，邁向緩解了。至於外食者的血糖起伏較大，TIR都在90%以下，不易達標，應酬者就免談緩解了。

而GMI就是CGM演算出來的平均血糖，再轉化為外表類似A1C的數據，但不是實驗室檢驗糖化血色素。血糖值源自至少14天的CGM數據，可能等於、高於或低於實驗室A1C，可能反映了各個人之間血紅細胞壽命的差異，或者反映了葡萄糖與紅血球中，血紅蛋白結合方式的差異，或者可能反映了近期血糖控制的短期波動，我建議CGM圖型判讀，先看曲線多少TIR，再看平均血糖，再來看標準差，再來看變異係數，能看到血糖的起伏到底多大，假如標準差很大，意義就是血糖的起伏很大，即使GMI再怎麼好，對於心血管病防治也是不好。

變異係數（CV），少數稱為變差係數、離差係數、離散係數、標準離差率或單位風險。在統計學上，描述分布離散程度的機率。

定義為標準差與平均值之比，就是σ/μ，一般適用於平均值大於零的情況。

變異係數比起標準差的優點是不需要參照數據的平均值，不同儀器或不同研究可以互相比較。

對於每1分鐘，或者每5分鐘驗一次皮下組織葡萄糖的CGM，24

小時作圖構成一條起伏震盪的曲線，可以看出這位病人在這一段時間（例如2週內）血糖震盪的程度，所以用平均值當作分母，就可以看出每一個時間點離平均值乖張的程度了，有利不同病人之間互相比較。

醫師必須熟悉基礎醫學與臨床醫學，再加以詳實問診，各種血糖偵測，再從家屬側面了解病患生活作息，多管齊下，方能正確判讀，給予最有效、最安全的治療。

抽血驗血糖 CGM BGM 各有何不同？

傳統血糖機一天只能測少數幾次，比較即時型的連續驗血糖機，每天可以自動記錄血糖高達288次以上，看到全天每一個時間點，兩者顯然不同。其實CGM應該稱為連續葡萄糖監測（儀），因為每5分鐘，甚至新型的每1分鐘就測量一次，資料同步傳送到手機，病人可以「即時」看到自己一整天血糖的變化。

而且還能呈現血糖趨勢的各種表現，例如監測時間內有多少百分點的血糖是在目標範圍內（70-180 mg/dl），稱為TIR，還有14天的24小時曲線重疊一起，可以看到病人生活的規則性，以及95百分位-5百分位線，75百分位-25百分位線，前者代表1成極端值以外，血糖點的分布幅度，後者代表該病人血糖的常見數值範圍。

連續驗血糖機驗的是皮下組織液，比循環的微血管血液晚了20分鐘以上反應餐後高峰；傳統血糖機驗的是手指的微血管全血，因為血球含有的葡萄糖比血漿少了大半，而且血球又占全血液容量的45%，雖然血球不大，葡萄糖在血液裡滲透很容易，理論上，血漿裡面的水和血球裡面的水，在穩定一段時間後，滲透壓就達平衡，兩方

葡萄糖濃度是一致的，所以加加減減的結果，血漿糖還是比全血血糖多了13％上下的葡萄糖濃度。

醫院抽血驗的是靜脈血，使用抗凝劑成血漿，再送入自動機器，檢驗血漿糖；微血管血糖值與動脈血糖值相當，而靜脈血漿葡萄糖濃度，則受到組織利用葡萄糖後的剩餘血糖，回流到靜脈側，因此比較低，到底濃度的變化低多少？取決於組織的葡萄糖萃取。

不同體液 不同數值 意義迥異

體液（Body fluid）包括血液、組織液、腦脊液、淚液、胃液、消化液、精液、唾液、汗液、尿液、陰道分泌液等，都由水、電解質、有機化合物包括血糖和血脂等物質組成。

體液廣泛分布於組織細胞內外，故分細胞外液與細胞內液；血液、組織液都是細胞外液。診治糖尿病需要測量體液葡萄糖量，1922年最先登場的是靜脈抽出來的血液，目前大多數經過抗凝劑分離成為上層的血漿，再上自動機器檢驗。

最近這50年，人類嘗試用各種微感測器細針插入血管，以連續監測，但是全數失敗告終，獨存組織液（也稱細胞間液）成功存活，把微感測器插入皮下組織偵測葡萄糖，皮下一細針不會產生任何不良反應，全部成功的案例，就是市場流通的CGM。

2002年，美國國家臨床生物化學研究院（NACB）發布了《糖尿病診斷與管理實驗室分析指引和建議》。血糖測量是糖尿病的唯一診斷標準。2011年，包括臨床、實驗室和各種專家的指引團隊更新了這些建議，並經美國糖尿病協會執行委員會認同批准：2012年起，除了測量靜脈血漿葡萄糖外，血液中的A1C也可用於糖尿病的診斷。

《美國糖尿病協會臨床指引》建議正確診斷如下：在認可的實驗室中，測量靜脈血漿葡萄糖。抽完樣本靜脈血液，應立即將樣本管放入冰泥中，以盡量減少糖解，並在30分鐘內，將血漿與細胞分離，否則應使用含有快速有效的糖解抑制劑（如檸檬酸鹽緩衝液）的試管。用於空腹血漿葡萄糖分析的樣本，應在早上儘早抽取，因為血糖有晝夜韻律變化，越晚越高，早上高於下午。

　　由於紅血球、白血球和血小板的糖解作用持續，以每小時5-7%的速度，消耗葡萄糖濃度。大醫院有時中央實驗室離病房很遠，需要從取樣地點，上下樓層，甚至跑到別棟，運送到遠端生化實驗室，才進行血糖測量，耗時費事，因此血糖值可能低於實際值，特別是對於那些接近切點值的樣本，因葡萄糖被耗損，數值偏低，以致導致假性正常。

　　血液處理方法也會影響血糖值。當血球容積比正常時，血漿葡萄糖值比全血高約 11%。餐後微血管血糖高值，比靜脈血糖高20%，是由於組織代謝葡萄糖所致。血漿和血清血糖也有差異，一些研究報告：血漿葡萄糖高於血清葡萄糖，而另一些研究則沒有發現差異。儘管如此，不建議測量血清葡萄糖來診斷糖尿病，因為血漿可以迅速離心樣本，無需等待血液凝固，阻絕血球細胞耗損葡萄糖之虞慮。

《金句》　CGM讓我看到病人14天全天候血糖，又可以演算出TIR與GMI等有用數據，是緩解的儀表板；避免病人BGM以管窺天，以嘴緩解，終於真相大白。

4 全生命週期的治療
一本書庇護家族五世代

全人口健康被定義為「各群組人的健康結果，包括健康結果在群體內的分佈」；人群的健康結果可以藉由死亡率、發病率和功能狀態，以及行為、體力活動、營養、A1C 等客觀地來衡量。過去公職時代，我自1985年舉辦1000多次社區身心靈活動來防治三高，就是為了終極改善人群健康；然而，為了獲得最佳結果，臨床指引醫療人員，必須針對各個糖尿病患者，涵蓋整個生命週期，進行個人化量身治療。

2023年起，ADA強調了「以人優先」（person first），其定義是考慮個人的合併症，和預後的治療；尊重並回應個人偏好、需求和價值；並確保個人的價值觀指導所有臨床決策。醫療是科學和藝術的一體決策，臨床醫師可能不符合指引，做出治療決定，血糖治療的目標並不是全人口都一樣，而是有種族、文化、醫療水準、醫療資源、醫療可就性，以及性別、年齡、個人喜惡等因素差異，所以我一向一個一個問診，一個一個開藥，沒有不看病就開藥，或者千年多重用藥等情事。

人口統計 糖尿病治療現況

多年來，達到建議 A1C、血壓和低密度脂蛋白 LDL-C膽固醇的糖尿病患者比例，隨著時間的推移而改善。2015年至2018年，美國社區居住的糖尿病成人中只有50.5% 的A1C達到 <7%，75.4%的A1C達到 <8%。

只有47.7% 的成人糖尿病患者達到了 <130/80 mmHg 的目標血壓，而70.4%的患者達到了 <140/90 mmHg 的血壓。55.7% 的成人糖尿病患者實現了血脂控制（當時定義為非HDL 膽固醇<130 mg/dl），而所有三個危險因子僅得到 22.2% 的控制。

假如這個數據有代表性，以及缺席的病人非常少，而且缺席的這一群人的血糖、血壓、血脂也不會明顯偏高，那麼他們所得到的結果是比台灣好；台灣曾有數據，但是有許多缺席的人沒有算進去，糖尿病共同照護醫療網，只針對已經收進去的個案統計而已，不看病的、處於否認期的、到處逛醫院的、或極端值，都不會被收案，所以不能充分反映社區整體糖尿病照護真實情況。

在美國沒有「全民健保」，自由經濟體制下，醫療是自己選擇的權利，不是國家義務，許多人沒有錢接受足夠的甚至任何的藥物來治療血糖、高血壓和血脂異常，這凸顯了某些人群，例如年輕人、少數民族人和患有複雜合併症、經濟或其他社會困難和/或英語有限的個人，受教育程度較低的人以及保險不足的人，正面臨著糖尿病與三高沒有治療或不足治療。

台灣雖然跟OECD全球先進國家比，看病的障礙最小，政府當局將全民都加入健保，讓沒有錢的弱勢也有和有錢人一樣的醫療可就

性，但是社會經濟諸多問題平行出現，無論是食品的誇張廣告、置入性行銷媒體、密醫，都屬無效醫療，甚至醫療體系的老化與無效，讓人們誤以為只要拿到藥就好，這些都充分的影響到本來可以更好的治療結果。

糖尿病成為社會與個人經濟重擔

糖尿病及其相關的健康併發症，給個人和社會帶來了巨大的經濟負擔。據估計，到2022年，美國診斷出糖尿病的年度費用為4,130億美元，其中包括3,070億美元直接醫療保健費用，和1,060億美元的生產力下降費用。在扣除通貨膨脹因素後，美國糖尿病的經濟成本，在2017年至2022年期間增加了7%，而從2012年至 2022 年增加了35%。

衛福部健保署2019年醫療費用統計，前九大醫療支出的疾病出爐，健保署支出最高的是「慢性腎臟病」，39.7萬患者共花費了533.18億元；第二位是「糖尿病」，309.60億元。

根據衛生福利部統計處公布之「全民健康保險醫療統計年報」，以糖尿病主診斷的醫療申報費用，從2010年的160.8億點（健保給付點數），逐年增加，統計至2019年時為253.9億點，平均年成長率為6.1%。糖尿病醫療費用占健保總費用的比率，在10年間的統計中，穩定維持在2.9-3.9%左右，而全球糖尿病醫療費用占醫療總支出的比率為12%，證實本來診察費已經是美國1%以下，台灣健保一直保障急重症費用，而基層的三高用藥與檢驗剔退率驚人。

進一步細論，就醫病患門診以及住院的醫療成本，統計至2019年可見平均糖尿病患住院比例為15.1%，平均住院天數為9至10天，

住院費用平均為61,809點；而門診費用108年平均為1,972點。

在間接成本方面，國內研究曾採用人力資本法（human capital approach），以糖尿病死亡年齡、平均餘命、勞動參與力，以及失業率等因素評估，推算因糖尿病早逝造成的生產力損失，結果指出在2011年，因糖尿病早逝造成的總生產力損失，高達新台幣86億元，其中男性約為72億元（84%），女性約為13億元。依據全球疾病負擔估計，在2019年，臺灣因糖尿病產生的失能調整生命人年為38.5萬，其中生命損失人年為20.3萬。

另一個值得關注的議題是，糖尿病同時也是台灣造成死亡，與失能最主要的原因，除了患者本身失能以外，連帶造成工作天數的損失，以及陪伴家屬的工作天損失，都是間接的醫療成本，由此可見，糖尿病對社會經濟造成甚大衝擊。對於耽溺於吃喝玩樂，對於有病不治療，後來造成很大的醫療支出，無論是中風的復健，或是洗腎的支出，這都是全民買單的。加上台灣目前的健保能夠支撐，靠很多在第一線的醫護，還願意在低薪之下，用「功德」來支撐，所以大家自覺的支出，和實際的支出差異很大。

有效緩解 糖尿病醫療支出也緩解

糖尿病盛行率增加的趨勢，全球幾乎都沒有一個國家可以防禦得了，以及糖尿病患者人均費用也增加，糖尿病患者面臨經濟困難，這又與較高的A1C增加困擾和憂鬱症狀有關。因此，美國需要持續實施有效健康策略，增進醫療保健系統效率，以降低糖尿病患者的成本，並提供最佳化的照護。

美國《平價醫療法案》和醫療補助計劃的擴展，增加了許多糖尿

病患者獲得治療的機會，帶病納保、健康促進和疾病預防，來彌平人群內部和人群之間的健康公平性，就針對社會背景量身訂做治療與社區照護，這些政策也會增進全民的健康，因為社區人的觀念改變，超市賣的含糖飲料和不健康食物也會減少，這點我最為有感。

健康素養被定義為：個人有能力獲取、處理和理解，並做出適當決策，所需的基本健康資訊和服務的程度，健康素養與參與複雜疾病管理，和自我照護的患者密切相關。我在30多年前，陸續推出《同熱量的米元80大卡》，以及《不識字的衛教體系》，為糖尿病患者持續創作易於理解的資訊，並減少複雜性，可以有效改善糖尿病結果。

近年來，美國對於有英語或計算能力等障礙，也會阻礙最佳治療決策。台灣雖然不容易見到不會算術的人，但是有隱藏性的問題，如台灣老人聽國語了解不很正確，不喜歡秤重，更常常會遇到低醫療素養，以致我雖然提供了資料，也花時間解釋良久，仍不能達標。

成人

成人指非懷孕（懷孕時另外一章有專論）、非長者的成人（年長的成人另外一章專論），美國18歲，台灣20歲，歐美各國多數為18歲，而亞洲國家中，中國大陸、日本、馬來西亞、越南等均為18歲，韓國為19歲，泰國則為20歲，至於新加坡仍規定為21歲。但是美國各州又有自己訂的法律，以及各國又有不同年紀對於不同事務的額外規定。現今成人定義18歲，是內科和小兒科的糖尿病細專科的切點。

成人血糖目標

ADA 建議

- 對於多數非懷孕成人，A1C目標 <7%，且沒有低血糖，是適當的目標，注意不能有低血糖。（A級證據）

- 血糖建議

  1. 餐前微血管血糖80–130 mg/dl。

  2. 餐後微血管血糖高峰 <180 mg/dl，通常在飯後1至2小時之間扎血驗BGM。

- 使用CGM動態血糖曲線/血糖管理指數來評估血糖，非懷孕成年人的TIR目標是>70%，TBR<4%，<54 mg/dl時間要 <1%。對於身體虛弱，或低血糖風險較高的患者，建議TIR目標>50%，TBR <1%。（B級證據）

- 較不嚴格的A1C目標（例如 <8%），可能適合預期餘命有限，或治療弊大於利的患者，降低治療強度，以減少低血糖的風險。（B級證據）

- 對於低血糖風險高的個人，避免引起低血糖的藥物（胰島素、磺酰脲類或美格列奈類），善用低血糖風險較低的藥物類。（E級證據）

量身定做血糖目標是重點，風險大的就放鬆目標：有預算、一意要血糖最好、醫師評估安全度高者，那就要完整投資自己，裝上CGM，來跟我做個人諮詢，學習自己在家做菜。

量身定做

個人化病人的治療目標，醫師需考量以下因素（B級證據）：

1. 病人認知無障礙

2. 身心靈都健康

3. 低血糖和其他藥物不良反應的潛在相關風險

4. 病程長短

5. 預期餘命長短

6. 重要的共病症多寡

7. 已確定的血管併發症有無

8. 患者偏好

9. 資源與支援體系強弱

量身定做血糖目標是重點。我最在意的是病人低血糖，所以要評估，誰有較高的低血糖風險，而且儘量用CGM評估，不是一律以「A1C達到7了沒」為依據。

在個人化血糖目標範圍內，對治療的危害和/或負擔可能大於益處的個人，應該減少糖尿病藥物治療，所以若糖尿病很久，已經影響了認知，身體非常衰弱，家庭的支持也不夠，又沒有辦法投資資源，也沒辦法學習，沒有能力包場讓團隊一對一衛教，那就不要把糖化血紅素訂得太低了。

另一方面，許多已經臥床，併發症嚴重的病人，我利用胰島素動

力學與管灌血糖動力學同步法，沒有低血糖的症狀與疑慮下，就時常緩解。

　　所以治療的成功與否，不是只有病人的諸多因素，醫師的知識和技能等諸多因素，也非常重要，所以一般性的指引一直強調，不能取代醫師個別的診斷與技能，不能用冷冰冰的指引文字，來阻卻醫師與病患求好的善良本意。

早期血糖優治 能保護微細血管 免除併發症

　　微細血管併發症即糖尿病視網膜病變、腎病變和神經病變。慢性高血糖值是微細血管併發症最確定的風險因子。

　　神經、視網膜和腎細胞本來不需要胰島素，當人體存在胰島素缺乏（絕對或相對），這些細胞暴露於升高的血糖環境時，會導致細胞內代謝功能障礙，並增加微細血管併發症的風險。

　　「糖尿病控制與併發症試驗」（DCCT），這是一項對照強化治療組（平均A1C達到 7%）與標準治療組（平均A1C 9%），第1型糖尿病患者，兩組血糖治療的前瞻性隨機試驗，明確顯示：更好的血糖狀態，與微細血管併發症（視網膜病變、神經病變和糖尿病腎病變）的發生和進展率降低了50-76%。

　　在DCCT世代研究結束後持續追蹤，稱為「糖尿病干預和併發症流行病學研究」(EDIC)，表明：儘管治療組之間的血糖差異，在後續追蹤期間減少，並消失差異，但這些保護微細血管併發症的益處，在20年間持續存在。雖然台灣病人流動大，但是曾經因為我的治療而使血糖正常化的病人，即使將來血糖變差了，對微細血管的益處會持續存在，見證「遺產效應」。

「熊本研究」和「英國前瞻性糖尿病研究」（UKPDS）探討「強化血糖控制」對短期第2型糖尿病患者的影響，儘管按照當前標準（有了腸泌素與排糖藥），這些研究中的血糖降低還不夠完美（熊本研究的平均A1C，在治療組與控制組分別為7.1%和9.4%，UKPDS中的平均A1C分別為7.0%和7.9%）。

　　結論：這些試驗發現干預組的微細血管併發症（也就是糖尿病視網膜與腎臟病變）發生率較低，而UKPDS世代長期追蹤顯示：對大多數微細血管併發症有持久的保護影響。這些研究強調了早期降低血糖對第2型糖尿病的長期益處。

　　因此，在病程早期改善血糖，已被證明可減少第1型（DCCT）和第2型糖尿病（UKPDS）的微細血管併發症。

　　兩研究都證明：A1C與微細血管併發症之間，存在曲線關係。在國家社會層面上，將糖尿病患者的血糖從非常高調整到中等高，就可以避免最大數量的嚴重併發症。A1C從7%進一步降低至6%，微細血管併發症風險進一步降低。這些發現意味著，在低血糖風險低、預期壽命長的情況下，對於A1C在6%至7%之間的個體，無需阻擋有經驗醫師的強化治療。

　　有一些較新的藥物不會引起低血糖，從而可以維持血糖狀態，例如腸泌素，但是現在健保給付腸泌素有一定的條件，多數仍得病人自費。此外，在進行以上兩試驗時，CGM的使用並不常見，而且也沒有使用自動胰島素輸送系統，而自動胰島素輸送系統已被證明：可以在不增加低血糖的情況下，改善血糖。

　　在第2型糖尿病患者中，進行了三項具有里程碑意義的試驗：「控制糖尿病心血管風險的行動」（ACCORD）、「糖尿病和血

管疾病行動」（ADVANCE）以及「退伍軍人事務部糖尿病試驗」（VADT），測試血糖接近正常化對心血管結果的影響。

「糖尿病和血管疾病行動」（ADVANCE）和「退伍軍人事務部糖尿病試驗」（VADT）試驗發現：強化血糖治療後，可適度減少腎臟病。由於介入組死亡率較高，「控制糖尿病心血管風險的行動」（ACCORD）在中位數 3.5 年後停止。

重要的是具有里程碑意義的研究，在腸泌素（GLP-1 RA）受體激動劑和鈉-葡萄糖協同轉運蛋白2 （SGLT2）抑制劑，獲得批准之前進行的，並且主要透過使用更多胰島素，來實現強化血糖控制。這些研究的結果，包括 ACCORD 強化治療組死亡率的增加顯示：對於長期患有第2 型糖尿病的患者，使用低血糖風險高的藥物或/和多重用藥，加上低碳飲食治療糖尿病，雖然病人單看一次飯後BGM有降低，會很高興接受低碳飲食，但是容易低血糖，尤其嚴重低血糖會增加急性心血管病風險。

新病人初診糖化血紅素在12%以上是常態，病患已經多重用藥，加上千篇一律的低碳飲食，導致每天低血糖起伏的諸多症狀，新病人的「負遺產效應」，我只能悉心一一克服。

對於我們治療積極的人工胰島與胰島素自動輸注系統（AIDSPIT）專家成員，我們在50年前就看到緩解的曙光，不多重用藥，聚焦在不引起低血糖的前提下，往正常化的血糖邁進，這在我留學德國的幾年和後來再去歐洲開會交流當中所體驗與學到的，所以我對於病人血糖的治療都是非常積極的。過去沒有這些好藥之前，我們都已經沒有微細血管病變，甚至多人緩解了，現在有了CGM和更安全的藥，加上我的飲食計劃，確實可達到免除微細血管病變。

優化血糖 防治心血管疾病

心血管疾病比微細血管併發症，是糖尿病族群更早、更常見的死亡原因。現代糖尿病的三高綜合管理，同時聚焦高血壓治療，與史塔汀類的高膽固醇血症的藥物使用，已將動脈粥樣硬化性心血管疾病的盛行率，降低至沒有糖尿病的2倍以下了，真如台灣俗話說「打斷手骨顛倒勇」。

針對第1型糖尿病患者的DCCT研究，以及針對2型糖尿病患者的UKPDS、ACCORD、ADVANCE和VADT等研究，都試圖解答強化血糖控制，是否能減少心血管疾病事件。ACCORD、ADVANCE和VADT等研究，是在糖尿病病程較長（平均病程8至11年），且患有心血管疾病或多種心血管危險因子的年齡較大的參與者中進行的。

ＡＤＡ對這些研究的細節進行了廣泛回顧，發表在期刊《Diabetes Care》（2009;32:187-192）。ADA聯合立場聲明：「強化血糖控制和預防心血管事件：ACCORD、ADVANCE和VADT糖尿病試驗的意義」。

在這些研究中發現，當干預結束時，均未證明複合心血管疾病事件顯著減少，並且由於總死亡率，特別是突發心血管疾病死亡的增加，ACCORD 在3.5年提前停止，對ACCORD中使用的強化血糖治療計劃，令人嚴重擔憂的包括：治療的快速升級、胰島素增加劑量過快過猛、體重大幅增加，和頻繁的低血糖。

在台灣治療三高的醫療現場，總是人滿為患，在時間壓力下，每位病人能分配到的問診時間有限，醫病雙方往往無法即時將病況及治療方針溝通清楚，經常只求快速開藥以解決症狀，藥物一多，副作用就多，導致病人整體病情每下愈況。

因為與高血壓或高膽固醇血症等其他心血管疾病危險因子相比，血糖隨後被證明是一個相對較弱的心血管疾病危險因子。因此，實驗組安全地實現A1C好轉，心血管疾病結果要顯著與血糖壞的控制組分離，需要持續治療血糖很長時間，才能看到實驗組的優勢結果，追蹤不夠長，就會分不出結果。

然而，對來自UKPDS、ACCORD、ADVANCE 和VADT 的個別參與者數據的薈萃分析表明，強化治療的實驗組和較低強度血糖治療組之間，心肌梗塞和主要心血管病事件顯著減少。但中風、心臟衰竭或死亡率沒有差異。受試者都是多年糖尿病（8至11年），併發症已出現，需要更久時間才能扳回中風、心臟衰竭或死亡率的負債。

結論：突發心血管疾病死亡的增加，就是嚴重高低血糖的受害者，所以我致力於無低血糖的飲食治療。假如大家願意裝上連續驗血糖機，不只增加自己緩解的機會，更重要的是每一個人血糖都會降低，而且可以避免發生嚴重低血糖，隔絕殞落。

這些研究進行了更長期的流行病學隨訪，並且出現了心血管疾病獲益的清晰模式。在EDIC的DCCT 後世代追蹤中，與先前隨機分配到標準組的參與者相比，先前隨機分配到強化組的參與者的非致命性心肌梗塞、中風或心血管死亡風險顯著降低了57%。

研究表明：強化血糖控制對第1型糖尿病患者的益處，可持續數十年，並且與全因死亡率的適度降低有關。

UKPDS試驗後監測總共追蹤20年顯示：使用二甲雙胍治療的超重個體組，和先前使用磺脲類，或胰島素的強化治療組，兩組的心肌梗塞和總死亡率，均有所下降。

VADT的整體追蹤時間較短，才10年顯示：心血管疾病事件的主要結果顯著減少，其中心肌梗塞和心臟衰竭是最常見的結果。

相較之下，追蹤研究的較短，糖尿病和血管疾病Preterax和Diamicron MR對照評估試驗後觀察研究（ADVANCE-ON）顯示：對心血管疾病事件沒有顯著影響。

「糖尿病控制心血管風險行動後續研究」（ACCORDION）：ACCORD流行病學追蹤中，3.5年強化治療期間，總死亡率過度增加，因為恢復常規治療，總共9年的後續追蹤後，總死亡率沒有差異，心血管疾病死亡人數的增加也緩和了，說明追求血糖正常而造成低血糖會增死亡，隨著時間稀釋，一切歸於平常。

如上所述里程碑大型長期追蹤研究，這些針對第2型糖尿病患者的實證回顧時，需要注意的是：GLP-1受體激動劑和SGLT2抑制劑，臨床尚未使用。這些具有明確的心血管和腎臟益處的藥物，對於心腎併發症高危險群，是安全且有益的。

隨機臨床試驗檢查這些藥物的心血管安全性，並不是為了測試較高與較低的A1C；因此，除了這些試驗的事後分析之外，沒有證據表明這些藥物降低血糖本身，會帶來心血管疾病和腎臟益處。這些藥物的其他有益的多效性作用，可能包括減肥、血流動力學功能、降低血壓和抗發炎變化。

嚴重低血糖是糖尿病心血管事件和死亡率絕對風險高的強烈指標。因此，醫療人員應警惕預防低血糖，並且不應該在無法安全實現目標的人群中，勉強達到接近正常的A1C。

末期多重器官衰竭時的用藥選擇

對於患有心血管疾病、慢性腎病和心臟衰竭的個體，建議添加已證明對心血管疾病有益的SGLT2抑制劑或GLP-1受體激動劑。SGLT2抑制劑或GLP-1受體激動劑的心血管益處，並不取決於A1C的降低；因此，無論目前的A1C或A1C目標，或二甲雙胍治療如何，都可以考慮在患有心血管病的第2型糖尿病患者中開始治療。

基於這些考慮，ADA提出以下兩種策略：

1. 如果已經接受雙重療法或多重降血糖療法，而不是使用SGLT2抑制劑或GLP-1受體激動劑，請考慮改用其中一種，已被證明對心血管有益的藥物。

2. 已在A1C目標（獨立於二甲雙胍）的心血管疾病患者中，引入SGLT2抑制劑或GLP-1受體激動劑，以獲得心血管益處，獨立於基線A1C或個別化A1C目標。

兒童和青少年

兩世紀以來，小兒科教科書第一句話就是：「小兒不是大人的縮小版」；小兒的糖尿病流行病學、病理生理學、發育因素和治療反應與成人糖尿病不同；小兒科是獨立於內科以外的一門專業；小兒的社會、疾病的環境因素、預後、治療顧慮和成人截然不同；美國糖尿病協會說：兒童和青少年糖尿病的治療，不能從成人糖尿病患者常規，單純地修飾就運用。

培養自我管理能力的衛教與支持病人的醫療體系

ADA 推薦

- 第1型糖尿病的青少年以及其父母/照顧者（對於年齡小於18歲的患者）應在診斷時和診斷後，定期接受文化敏感，且適合發育的個人化糖尿病自我管理教育和支持。（B級證據）

　　兒童糖尿病的自我管理涉及青少年及其父母/成年照顧者。無論醫療計劃多麼完善，只有家庭和/或受影響的個人能夠執行，它才能有效。家庭參與是整個兒童期和青春期最佳糖尿病管理的重要組成部分。由於父母/照顧者對於青少年糖尿病自我管理至關重要，因此糖尿病照護需要將青少年及其父母/照顧者置於照護模式的中心。

　　兒科糖尿病照護團隊，必須能夠評估影響治療計畫實施的教育、行為、情緒和心理社會因素，並且必須與青少年和家庭合作克服障礙，或酌情重新定義目標。糖尿病自我管理教育和支持，需要定期重新評估，特別是當青少年成長、發展並獲得對更大的獨立自我照顧技能的需求和渴望時。

　　兒科糖尿病團隊應與青少年及其父母/照顧者合作，確保在此期間不會過早地將自我管理任務轉移給青少年。此外，有必要評估負責照顧和監督糖尿病兒童的日托工作者、學校護理師和學校工作人員的教育需求和技能，並向他們提供培訓。

《金句》 小兒照護的各種專業，耗費人力資源，而且家庭與個人的參與，也耗時間與金錢，要用心。

文化敏感性

文化敏感性，也稱為跨文化敏感性（cross-cultural sensitivity）或文化意識（cultural awareness），是對其他文化和他人文化認同的知識、意識和接受。

它與文化能力（與其他文化的人進行有效溝通所需的技能，其中包括跨文化能力）相關，有時文化敏感性被視為實現文化能力的先導。在個人層面上，文化敏感度是一種與不同於自己的人與人互動時的心態。文化敏感度使旅行者、工作者和自己文化以外的其他人，能夠成功地與互動。

文化多樣性包括人口因素（如種族、性別和年齡）以及價值觀和文化規範。文化敏感度對抗種族中心主義，並涉及跨文化交流和相關技能。大多數國家的人口都包括少數群體，原住民、次文化和移民，他們以與主流文化不同的視角和心態對待生活。工作場所、教育機構、媒體和各種類型的組織，越來越注重對所有利害關係人和廣大民眾的文化敏感。工作場所和各級學生的課程中，越來越多地納入文化敏感度培訓。培訓通常針對主流文化人口，讓他們了解其他少數族群；但在多元文化社會中，也可能反向移民進行培訓。這個概念也被教導給在駐外的政經人士，以使他們學會欣賞異國習俗和傳統。

文化敏感性是指瞭解母文化和異文化的差異，以及這些文化特點對自己和他人言行舉止的影響。認知文化差異是客觀的，無法憑個人喜好來拒絕或消除。欣賞這種差異，從被

動地感官上接收，帶著不良情緒看待這種差異，轉化為主動
和積極的態度，來看待這種差異。

相對應是排外的關鍵字：外國人恐懼症
（Xenophobia），種族中心主義（ethnocentrism）。

第1型糖尿病 東亞罕見

第1型糖尿病是歐美青少年中最常見的糖尿病形式，儘管大部分
第1型病例是在成年後才發病被診斷出來，但是直到今天，歐美青少
年第2型糖尿病才剛剛開始流行，所以還未飽食的社會，兒童占率還
不高。具獨特性，例如與身體生長和性成熟相關的胰島素敏感性變
化、自我照顧能力、托兒所和學校環境中的監督、幼兒神經系統對低
血糖和高血糖的脆弱性，以及糖尿病酮酸中毒可能對神經認知產生不
良影響。專注於家庭動態、青春期發育，以及與兩性成熟相關的生
理，對於制定和執行最佳糖尿病治療至關重要，但部分業務，尤其針
對幼小者的，不是內科醫師所熟捻的。

在學校使用儀器

學生的糖尿病醫療管理計劃 (DMMP) 中應概述設備使用方法，
且應包含針對潛在設備故障（例如 BGM、CGM 和/或胰島素輸送設
備）的備用計劃。校護人員應完成培訓，以了解學校環境中使用的最
新糖尿病技術。支持學校糖尿病護理的更新資源，包括培訓材料和
DMMP，可在diabetes.org/safeatschool線上找到。

這是第一型糖尿病比較多的歐美國家，校護必須要會做的，台灣第一型糖尿病比較少，但是同樣要會做，所以學校的護理師相對的教育/訓練任務就會增加，例如必須領有中華民國糖尿病衛教學會的執照，加上熟悉連續驗血糖機，泵/胰島素自動注射器。

《金句》　隨著第1型糖尿病進入校園，校護要接受訓練與認證。

小兒內分泌新陳代謝次專科

1980年代初期，即使我在德國的醫學中心內科糖尿病門診，都還會看到12歲的兒童來治療第1型糖尿病，但是隨著醫學進步，人的價值越來越被重視，世界各國尤其是發達國家，都已經有了兒童內分泌新陳代謝科，就在小兒科裡面的細分科，與大人的內科內的內分泌新陳代謝科屬於不同的專科與次專科別的診斷與治療專業。我更深的期待是受苦受難的家長，還是要深入了解糖尿病，陪同小孩子一起度過，這時候才會去深入糖尿病治療的品質，品質決定這個孩子將來能夠活多久、活得多好。

從兒科轉大人的治療

ADA 推薦

- 兒科糖尿病團隊應從青春期早期開始，最遲在預期從兒科醫療轉向成人醫療之前，實施過渡準備計劃至少1年。（E級證據）
- 兒科轉內科過渡之前和期間，跨成人和兒科團隊，為青少年、年輕

人及其家人提供支持和資源。（E級證據）

- 兒科糖尿病專家應與糖尿病青少年及其照護者合作，決定轉診至成人糖尿病專家的時間。（E級證據）

　　小孩子很快就長大，無論早晚，終究要進入內科治療，至於年齡多少以下看小兒科，幾歲以上要看內科，多數國家並沒有明文的規定，但是台灣小兒科醫學會以及兒科界大醫師認為18歲是一個切點，甚至於部分主張照顧到成人，還要繼續看小兒科醫師；但是在另一方面，內科有人主張滿15歲以上，可以掛內科與成人的新陳代謝科。

《金句》　其實治療原則與成人同，但是年少的心理、社會、環境問題，需要多專業介入。

營養治療

ADA 建議

- 第1型糖尿病青少年醫療營養治療，個人化很重要。（A級證據）
- 計算醣量，無論是藉由醣類計數，或以經驗為基礎的估計，都優化血糖結果。（B級證據）
- 飲食成分影響餐後血糖波動，必須衛教胰島素劑量調整。（A級證據）

　　營養治療應個別化：考慮家庭習慣、食物偏好、宗教或文化需

求、財務、日程安排、身體活動以及青少年和家庭的算術、識字和自我管理能力。

醣類含量是計算膳食胰島素劑量的主要變數，但脂肪和蛋白質含量較高的飲食，也會導致餐後早期低血糖和餐後延遲高血糖。胰島素劑量的微調，包括基礎劑量以及隨餐劑量，將改善餐後血糖與起伏。

運動與體育

ADA 建議

- 所有第1型糖尿病的青少年要進行體育，目標是每天進行60分鐘的中等至高強度有氧運動，每周至少3天進行劇烈的肌肉強化和骨骼強化活動。（C級證據）

- 藉由CGM在運動前、運動中和運動後，進行頻繁的血糖監測，可預防、發現和治療與運動引起的低血糖和高血糖。（C級證據）

- 青少年及其父母/照顧者，應接受有關血糖目標和管理的教育，並根據計劃的體力活動的類型和強度進行個人化。（B級證據）

- 應教育青少年及其父母/照顧者，了解在體力活動和運動期間、之後和過夜預防低血糖的策略，應包括：減少運動前劑量，血糖監測，視需要在運動中及運動後追加零食；下一餐時，減少胰島素劑量，並減少基礎胰島素劑量、增加醣類攝取量、睡前吃點心和/或使用CGM。低血糖治療應在活動前、活動中和活動後進行。（C級證據）

體能活動和結構性運動，對第1型糖尿病兒童的代謝和心理健康有正面影響，它會影響胰島素敏感性、身體健康、增進力量、體重管

理、社交互動、情緒、自尊形成，以及成年健康習慣的養成，但它也有可能導致低血糖和高血糖。

台灣多數人不知道低碳飲食會產生酮酸，若同時中度以上運動，尤其從事高強度的重訓，可能讓酮酸更加升高，同時也帶動血糖的飆升。

了解減輕低血糖風險，並衛教減少運動相關高血糖的策略如下：

1. 整體而言，建議青少年每天參加60分鐘的中等強度（例如快走或跳舞），到劇烈強度（例如跑步或跳繩）的有氧活動，包括阻力訓練和靈活度訓練。儘管在兒科族群中並不常見，但青少年應該接受醫學評估，以了解可能限制參與運動計畫的共存疾病，或糖尿病併發症。

2. 由於高血糖可能發生在體能活動之前、期間和之後，因此重要的是，要確保血糖升高與胰島素缺乏無關，胰島素缺乏會導致高血糖，隨著運動惡什酮症風險。

3. 若出現明顯高血糖（血糖≧350 mg/dl）、中度至大量尿酮及/或β-羥基丁酸（B-OHB）> 1.5 mmol/L，應延遲劇烈運動。當B-OHB ≧0.6 mmol/L時，可能需要謹慎小心。

與體力活動相關的低血糖的預防和治療：

1. 減少運動前隨餐胰島素劑量，和/或增加整體食物攝取量。

2. 使用沒有自動胰島素輸注（AID）的胰島素幫浦的青少年，可將

基礎率減半，甚至在運動期間暫停基礎率1至2小時。

3. 高強度以及長時間的運動後，人體葡萄糖耐量變好，可能會持續2天，將基礎胰島素劑量或長效胰島素劑量降低約20%，會減少運動引起的「遲發性低血糖」。

4. 運動前、運動中和運動後，頻繁的血糖自我監測（SMBG），或有CGM，以及速效醣類，都可以提高運動安全性。使用自動胰島素輸注系統，可以改善運動過程中的CGM正常範圍內時間。

5. 體能活動和運動前的血糖目標應為126–180 mg/dl，但應根據活動的類型、強度和持續時間，醫師要進行個別化。根據體力活動的持續時間和強度，考慮在運動期間和/或運動後，攝取額外的醣類，以防止低血糖。

6. 對於低至中等強度的有氧活動（30至60分鐘），如果青少年禁食，帶10至15克醣類，例如1顆橘子，可以預防低血糖。

7. 如胰島素已經注射後，每小時運動，考慮攝取30至60克醣類（0.5至1.0克/公斤，大約追加半碗至1碗白飯）。在一般非糖尿病運動員營養調配上，這種醣量與為了讓運動員表現極佳化的醣類需求量相似。

此外，肥胖在患有第1型糖尿病的青少年中，與沒有糖尿病的平常青少年中一樣常見，也稱為雙重「糖尿病」，它增加較高頻率的心血管危險因子，並且美國的少數種族/族裔產生更大的影響。因此，糖尿病醫療人員應監測病人體重狀況，並鼓勵健康的飲食模式、體力活動和健康體重，作為兒科第1型糖尿病治療的關鍵組成。

以上是第1型糖尿病自我照顧的基礎，1982年我公費到德國留學

時，德國的第1型糖尿病病人來住院1週，學會了以上的所有技能與知識。

《金句》　東亞人種比歐洲人種更容易得第2型糖尿病，心血管危險因子也增加較高頻率。亞洲人第1型糖尿病人很少，多出現在成人之後，臨床上多不典型。

第2型糖尿病──兒童得中老年病

青少年的第2型糖尿病，不僅迥異於第1型糖尿病，而且也與成人第2型糖尿病不同，常見其β細胞功能衰退更加迅速，並且糖尿病併發症的發展加速。

在我剛到社區醫院的研究當中，發現1990年代初期，士林北投社區兒童的肥胖就非常嚴重，尤其某一些學校的高年級小學生，肥胖比例已經超過25%，他們將來都是糖尿病的頭號候選人，而且減肥門診裡面就有多名兒童與少年，已經有第2型糖尿病的個案，因為我是大人科，所以表示冰山下的多數人，比我們診所看到的病人還要多很多。當年《民生報》的記者採訪我，刊登出我流行病學和門診的資料，結果民生報醫藥版主任把它放在首頁稱「兒童得中老年病」，轟動一時。

「中老年疾病」是什麼？

在我學生時代，台灣導入了公共衛生中非傳染性疾病的防治工作，所以防治糖尿病、高血壓就成了中老年人疾病防治的重點，因為經濟還沒有起飛之前，庶民收入有限，只有長者才能多吃，累積了大肚子，當時得到糖尿病，都是年紀比較長的人，兒童得到糖尿病是不可能看到的事情。

但是「飽食時代」來得特別快，1987年我在日本旅遊時買回來許多日本的營養保健醫學文獻，包括有一些期刊特論「飽食時代」的疾病，台灣在邁入飽食時代的1980年代，已經造就了一堆的小胖子，10年之後就成為糖尿病了。我首先著手研究，倡議呼籲，但是孤掌難鳴，效果有限。這幾年，比較不會使用「中老年疾病」這種說法，因為絕大部分的醫師看到年輕人得到糖尿病，已經司空見慣了。

兒童與青少年篩檢和診斷

ADA 建議

- 超重（BMI ≥85百分位）或肥胖（BMI ≥95百分位）的青少年，應在青春期開始後，或10歲後（兩者較早者為準），有一種或多種額外的糖尿病危險因子，進行篩檢糖尿病前期和/或第2型糖尿病。

- 如果篩檢正常，則至少每隔3年再次篩檢，如果BMI增加，則更頻繁追蹤。（C級證據）

- 空腹血糖、75克口服葡萄糖耐受試驗2小時血糖，以及A1C也可用於檢測兒童和青少年的糖尿病前期或糖尿病。（B級證據）

- 考慮診斷第2型糖尿病的超重或肥胖兒童和青少年，應檢測套組胰臟自身抗體，以排除自體免疫第1型糖尿病的可能性。（B級證據）

美國在過去10年中，青少年第2型糖尿病的發生率和盛行率急劇增加，特別是在少數種族和族裔人群中，這也是為什麼我在30年前，就說「兒童得中老年病」，因為在我的流行病學和門診當中，年輕人比西方的美國更容易得到糖尿病。最近這幾年其他國家，也陸續做出類似的結果，結論是東亞的人容易得第2型糖尿病，不管是在西伯利亞、大陸、朝鮮半島或在日本，甚至於在東南亞各民族，都同樣有較高的風險。

一些研究解明了：口服葡萄糖耐受試驗或空腹血糖值，比A1C更適合兒科人口群的診斷試驗，特別是在某些種族中，儘管單獨空腹血糖可能會過度診斷兒童糖尿病。此外，成人糖尿病診斷標準是基於長期健康結果，目前無法在兒科族群中進行驗證。

對國家健康和營養檢查調查（NHANES）數據的分析解明了：ADA認知支持A1C診斷兒童和青少年第2型糖尿病的數據有限，不建議使用A1C來診斷患有囊性纖維化或有急性發作症狀的第1型糖尿病，並且只有排除患有血紅蛋白病，不再干擾的A1C檢測，才適合兒童。

雙重糖尿病

最近流行一個非專業的名詞稱為「雙重糖尿病」（double diabetes），指兒童得到兩種糖尿病。本來胰島素阻抗是第2型糖尿病病徵，而第1型糖尿病是由於胰島素缺乏所導致的，一得病就迅速殞落，但是百年前發明胰島素，挽救所有第1型糖尿病人性命，使得第1型糖尿病人存活下來，由於現代化的飲食也同時參入第1型糖尿病人生活，使得到胰島素阻抗，和類似第2型糖尿病的肥胖、中廣腰圍、高三酸甘油酯血症與脂肪肝等結果，俗稱「雙重糖尿病」。是要提醒治療第1型糖尿病人的團隊，要注意病人飲食內容和三餐的營養分配、成分、熱量、是否添加油糖粉、體能活動等生活型態問題，以免第1型糖尿病人增添更多糖胖症的併發症。

血糖目標

ADA 建議

- 血糖監測應個別化，同時考慮到患有第2型糖尿病的青少年的藥物治療。（E級證據）

- 應為患有第2型糖尿病的青少年提供即時型CGM或間歇掃描型CGM，以進行每日多次注射，或胰島素幫浦的糖尿病管理，這些

青少年能夠安全地使用該設備（自己或與護理人員一起使用）。應根據個人和家庭的情況、願望和需求來選擇設備。（E級證據）

- 應至少每3個月評估血糖狀況。（E級證據）

- 對於大多數第2型糖尿病兒童和青少年來說，合理的A1C目標是< 7%。如果能夠實現更嚴格的A1C目標（例如 < 6.5%），且不會出現明顯的低血糖，或其他治療不良反應，則可能適合選定的個人。合適的個人可能包括糖尿病病程較短，且β細胞功能障礙程度較輕的個人，以及僅透過生活方式，或二甲雙胍治療而體重顯著改善的個人。（E級證據）

- 如果低血糖風險增加，則可選擇不太嚴格的A1C目標（例如7.5%）。（E級證據）

　　再三強調，美國糖尿病協會所推薦的是一個地板，想要緩解糖尿病，就需要更精確、更密集、更多參與、更互動式的高級血糖治療，更密集的血糖監控，以及醫師更悉心提供生活處方、更密集的門診，如果只管每3個月固定領藥，只會使血糖越來越高而已。

治療

ADA 建議

- 所有第2型糖尿病青少年及其家人，都應接受針對第2型糖尿病青少年適文化背景的完整自我管理教育和支持。（B級證據）

- 應向患有超重/肥胖和第2型糖尿病的青少年及其家人，提供適合發展和文化的綜合生活方式計劃，並與糖尿病治療相結合，以實現體重至少減少 7-10%。（C級證據）

- 鑑於第2型糖尿病青少年長期體重管理的必要性，生活方式介入應基於長期照護模式下提供。（E級證據）

- 與所有兒童和青少年一樣，應鼓勵患有糖尿病前期和第2型糖尿病的青少年，每天參加至少60分鐘的中度至劇烈體力活動（每周至少3天進行肌肉和骨骼力量訓練）（B級證據），並減少久坐行為。（C級證據）

- 與所有兒童和青少年一樣，患有糖尿病前期和第2型糖尿病的青少年的營養，應側重於健康的飲食模式，強調食用營養豐富的優質食品，並減少攝入高熱量密度、營養不良的食品，特別是加糖飲料。（B級證據）

- 在診斷第2型糖尿病時，除了營養和體育的諮詢之外，應開始藥物治療。（A級證據）

- 對於偶然診斷，或代謝穩定的糖尿病患者（A1C <8.5%，且無症狀），如果腎功能正常，二甲雙胍是首選治療藥物。（A級證據）

- 診斷時患有明顯高血糖（血糖≥250 mg/dl，A1C ≥8.5%），雖無酸中毒，且有多尿、多飲、夜尿和/或體重減輕，初診就應使用長效胰島素治療，同時開始調整二甲雙胍。（B級證據）

- 對於患有酮症/酮症酸中毒的個人，應住院靜脈注射胰島素治療，以快速修正高血糖和代謝紊亂。一旦酸中毒解決，應開始使用二甲雙胍，同時繼續皮下胰島素治療。（A級證據）

- 對於出現嚴重高血糖（血糖≥600 mg/dl）的個人，考慮高血糖高滲透壓性非酮症候群，非常致命，死亡率很多的急症。（A級證據）

- 如果二甲雙胍（合併或不合併長效胰島素）不再達到血糖目標，10歲或以上兒童，應考慮GLP-1受體激動劑治療，和/或排糖降糖藥。（A級證據）

- 在為超重或肥胖和第2型糖尿病青少年，選擇降血糖藥物或其他藥物時，請考慮服藥行為以及藥物對體重的影響。（E級證據）

- 對於未達到血糖目標的青少年，在開始和/或強化胰島素治療計劃之前，應最大限度地採用非胰島素治療，例如二甲雙胍、GLP-1受體激動劑和排糖藥。（E級證據）

- 對於最初使用胰島素和二甲雙胍，和/或其他降血糖藥物治療的個人，如果根據血糖監測或CGM達到血糖目標，則可以透過每隔幾天減少胰島素劑量10-30%，在2-6週內，逐漸減少胰島素劑量。（B級證據）

2023年的《美國糖尿病協會臨床指引》特別提倡：在研究試驗之外，不建議對第2型糖尿病青少年使用未經FDA批准的藥物。對於胰島素的注射，在台灣一直有很大的推廣障礙，尤其是我剛回國的1985年到2015年間，真的是連團隊內都生阻力，聽說「病人時常低血糖」，阻卻了病人和醫師使用胰島素的利基，最近在健保加點數的鼓勵下，漸漸增加使用，期待能有好的結果。

較老的成人

不是用生理年齡定義老年人

假如因為社經、醫學素養、種族、特殊社會文化因素，使得某一族群或某一個人在還未65歲，就有老年的社會、經濟、生活機能、健康的問題，這時社會福祉與治療如同老人。

例如年滿55歲之原住民，在國內設有戶籍，得請領「原住民給付」，或是日本2000年起實施的介護保險，除老人外，40至64歲中，患有腦中風、初期老年失智等 15 項特定疾病者，也列入服務對象。以上都屬於較老的成人，不是用生理年齡定義老年人。

成人幾歲才稱長？

首先定義什麼是長者？ 1946年至1964年之間出生的嬰兒潮世代，撐起台灣經濟的一片天，現在這些人已經是看病中的長者了。

《美國糖尿病協會臨床指引》上，他們稱為比較老的成人（older adult），也就是說，他們並不定義什麼是長者，美國人的定義跟台灣、跟世界一樣，都是65歲以上稱為老人，但是有少數的國家會有自己的定法。我贊成用比較老的成人。老人的定義是來自於德國的1870年代，當時德國剛剛脫離哈布斯堡家族的奧匈帝國獨立出來建國，百廢待舉，尤其是要團結不同族群、不同社會階層、不同歷史記憶的人，就需要有一個團結的政策和方法，社會連帶就是打破過去藩國，讓有錢的人出多一點錢，幫助比較貧窮的人，讓老闆多出一點錢來幫助員工，無論看病或退休或工殤保險；但是退休與年

金就經過很久的討論，直到1889年登場時，德國人平均餘命才不足40歲，訂65歲為長者可以退休領年金，大部分的工人已經過世了，所以全民十數個人就可以來養活長者來領年金了。現在長者數倍於職場上的年輕人，坐轎的多於抬轎的，整個情境顛倒，所以用傳統「敬老」的社會保險，年輕人並不認同。

表 德國19世紀平均餘命

年代	平均餘命（歲）
1880	38.69
1885	39.23
1890	40.32
1895	41.79

就像老人醫學專家在糖尿病學會所主張的，對於長者的定義與一般人有一點點不同，不是用生理年齡，而是看功能，所以有一些人可能還不到65歲，但是其功能已經進入長者，所以也當作長者一般處理，同理，長照也不以年紀判別，有些中年人已經中風臥床，從生活功能上判斷，就需要長照了。

長者糖尿病罹病率

糖尿病是老齡化人口中，非常普遍的健康問題。

美國2023年《美國糖尿病協會臨床指引》說：超過四分之一的65歲以上人群患有糖尿病，一半的長者患有糖尿病前症，預計患有

這些疾病的長者盛行率，在未來幾十年會繼續增加。根據2014年台灣的流行病研究，39.2%的65歲以上男性、40.6%的65歲以上女性患有糖尿病，依照過去到現在流行病進生率的速度，現在2024年底，估計已經過半。

多數台灣長者已經過半數患有糖尿病，即將患有糖尿病者又占剩下的大半，說是「糖尿病大國」是當之無愧。不過許多人還躲起來，不接受醫療，長期否認，或是暫時屈服，治療才好一點，又生否認心理而漏吃藥，不來複診與檢驗，讓醫師白忙一場，也使健保在將來數年需要花更大一筆費用，照顧併發症的善後，將更增一堆臥床植物人長照，是為台灣社會保障大負擔與國力大問題。

糖尿病長者失智症

ADA 建議

● 糖尿病長者，應在初診時與一年一度複診時，篩檢認知功能，以早期發現認知障礙或失智症。（B級證據）。

英國65歲以上族群的失智症盛行率為7.1%（基於2013年人口資料）。這相當於總人口中每79人就有1人（1.3%），以及65歲及以上人口中，每14人就有1人。

2011年至2012年底的台灣失智症盛行率調查，隨機抽樣全台65歲以上人口資料，共訪查28,600戶，完訪率29.15%，平均年齡為76.25歲，女性占52%，男性占48%。長者罹患失智症盛行率4.97%，與年齡有密切相關。2018年底，台灣65歲以上老人失智症盛行率為7.86%。

盛行率&發生率

盛行率（prevalence rate），又稱**流行率**或**罹病率**，指某特定時間，人口患有某一疾病的比例。計算方式是特定病症的人數除以被研究的總人數，通常會以百分比表記，或是以每一萬人，或是每十萬人罹病的人數來表示。例如，對於一個1000住民的村莊人群，進行橫斷式的糖尿病篩檢研究，發現有119人罹患糖尿病，則「該村莊糖尿病罹病率」為11.9%。

至於**發生率**（incidence rate），則是指某段時期內新發生某一疾病的人口比例，可以用來測定發病風險。例如，對於一個包含100,000人的未患病的風險人群，進行為期兩年的觀察之後，發現有378人患病，則「年發生率」為189/10萬人。

盛行率是指一定時期內，人群包含新舊所有患病比例，而發生率則只算新患病的比例。

最近一項薈萃分析發現，第2型糖尿病增加60%全因失智症盛行率風險，而全人群的縱向研究發現，第2型糖尿病也會增加16%的失智症發生率風險。

患有認知能力下降的糖尿病長者，住院的風險較高，症狀表現範圍，從微妙的執行功能障礙到記憶喪失和明顯的癡呆，與正常的人相

比，低血糖、高血糖和高胰島素血症狀況更差。血糖控制不佳，認知功能下降，而糖尿病病程越長，則認知功能越惡化。

皮下或鼻內胰島素治療有利於認知障礙之治療。儘管預防或補救認知能力下降的療法很少，但早期診斷認知障礙，對糖尿病照護具有重要意義。等到認知障礙已存在，臨床醫師難以幫助患者達到量身定做的血糖、血壓和血脂目標，也使病人難以執行複雜的自我照護任務，例如監測血糖和調整胰島素劑量，也阻礙了用餐時間和飲食內容的能力。

臨床醫師治療認知功能障礙的糖尿病患者時，簡化治療並促進親友對病人的支持。例如老人家還在初期的認知障礙，與家人住在一起，如何在飲食上和原來的家庭融合在一起，並且讓家裡面的每一個成員，都能夠很簡單的注意重大低血糖事件的預防，而不是在一些沒有必要的太多禁忌及在補充品採購浪費，至關重要，家人形成一個病人社會支持手段，是延長病人健康壽命與維護大家生活品質的方法。

當個人自我保健活動顯著下降時，也應考慮篩檢認知障礙，例如計算胰島素劑量錯誤、計算醣類困難、不進正餐、漏藥、漏胰島素劑量和困難識別藥物，預防與處理低血糖等平時自我照顧的日常。有認知障礙長者應酌情接受專業的認知/心理學評估，與神經內科診治。

患有糖尿病的長者認知能力下降，和住院的風險較高。認知障礙的表現範圍從微妙的執行功能障礙，到記憶喪失和明顯的痴呆。與糖耐量正常的人相比，糖尿病患者全因失智症、阿茲海默症和血管性失智症的發生率較高。血糖治療不良與認知功能下降有關，而糖尿病病程越長則與認知功能越惡化。

心血管危險因子也與認知能力下降和失智症的風險增加有關。治

療高血壓，與使用史塔丁類藥物降低膽固醇，與降低失智症風險有關，因此對於患有糖尿病的長者尤其重要。

《金句》　年輕時、病程比較早期時，就緩解掉糖尿病，所有的問題都解決了，包括失智。

長者糖尿病藥物治療

ADA 建議

- 第2型糖尿病長者低血糖風險增加，首選低血糖風險低的藥物。（B級證據）

- 糖尿病過度治療在長者中很常見，應避免。（B級證據）

- 假若量身定做降低的A1C目標，以實現減少低血糖風險，建議減弱治療強度。（B級證據）

- 簡化複雜的治療計劃（尤其是胰島素），以降低低血糖和多藥物治療的風險，並減輕疾病負擔；量身定做，同時降低A1C目標。（B級證據）

- 在制定治療計劃時，美國醫師要考慮醫療照護總費用和保險範圍規則，以減少與費用相關的依從性障礙的風險。（B級證據）

其實資源有限，在健保制度下，大家都要一起厲行節約，才是德國健保精神所在。我一貫用更少的藥，操更多的心，長者治療要非常細心，有時候一不小心，就掉入下一個階段的功能深淵裡，再怎麼爬，也爬不上來。歡迎全家一起來陪老人家走過來，假如老人家有很多很複雜的併發疾病了，那可能適合在醫學中心門診，因為隨時需要

入院，但是假如能走跳，我們希望他能夠緩解糖尿病，許給他一個光明，不用臥床的將來。

糖尿病人增壽對生活品質的影響

長者的糖尿病是一種高度異質性的疾病。雖然第2型糖尿病侵犯全人口，但是過去幾十年胰島素輸注、技術和照護的進步，導致越來越多兒童和成人的第1型糖尿病患者得以存活，並健康生活到晚年；加上老年人因為胰島衰竭或胰島素阻抗，慢慢隨著年紀增長，血糖漸高，所以每一年又有新的老年人加入糖尿病行列，這不同來源、不同治療，結果也不同。

長者的糖尿病管理需要定期評估醫學、心理、功能和社會領域功能等領域。評估患有糖尿病的長者時，準確對糖尿病類型，以及糖尿病持續時間、併發症的存在，以及與治療相關的問題，例如高劑量多重用藥，發生多重副作用以及對低血糖的恐懼。

長者糖尿病併發症的篩檢應個別化，因為篩查測試的結果可能會影響目標和治療方法。與沒有糖尿病的長者相比，患有糖尿病的長者更早死亡、出現功能障礙、加速肌肉損失以及高血壓、冠心病和中風等共病的發生率更高。

與此同時，患有糖尿病的長者也比其他長者面臨更高的幾種常見老年綜合症候群的風險，例如多重用藥、認知障礙、抑鬱、尿失禁、傷害性跌倒、持續性疼痛和虛弱、低血糖。如果不加以解決，這些情況可能會影響長者的糖尿病自我管理能力和生活品質。

《金句》　以致老人的健康程度差異很大，所以會動用心理、社會環境的專業人員，要特別注意多重用藥及低血糖問題。

長者成功治療的關鍵

當出現複雜因素，或發生照護轉變時，或當前計劃高於長者自我管理能力，或對護理人員過於複雜，用綜合評估來確定治療目標，轉診、糖尿病自我管理教育是否合適。應特別注意長者可能在短時間內，發生會嚴重損害功能狀態的併發症，例如視覺喪失、嚴重心血管或下肢發炎併發症。

我也是第一屆考試合格的老年醫學科專科醫師，面對長者照護的高牆是財務、社會支持、重聽、孤獨、憂鬱，以及台灣特別有的多重看病與用藥，造成藥效重複與藥物間相互作用，簡單說就是「太多藥了」。

30年前，曾有一位從醫學中心來的新病人，主訴是一位復健科醫師整合各科處方，開立27種藥物，令人咋舌。多重用藥除了會產生更多副作用之外，也使得病人的依從性轉差，一旦病人不想吃藥，就會造成治療的失敗。假如醫師要我一天吃下近百顆的藥物，光重量就幾百公克，我不可能會接受的。

飲食衛教也是一樣，叫病人這個不能吃、那個不能吃，會讓人陷入悲哀，開始懷疑人生，不過台灣居然還有病人會遵從，結果我門診中的新客人，經常發現有營養疾病、體重流失的問題，輕微者，內臟、肌肉、骨骼萎縮，嚴重者發生蛋白質熱量缺乏症的惡病質，都是次發性神經性厭食症的受害者。

但我的方法不是這樣子，我允許我的病人可以吃蛋，因為我早早就發現雞蛋不是膽固醇高的原因；我允許我的病人可以吃適量肥肉，肥肉也不是膽固醇高的原因；我允許病人可以定量使用豆豉，也允許我的病人可以吃豆腐，我衛教給公克數和份量。作為一個醫學營養的

研究者凡43年，臨床第一線醫師凡45年，我鼓勵病人吃，尤其是長者，長者能夠吃就是後生的福氣，因為台灣長者飲食問題很多，最大問題之二竟是被當賊失去人的尊嚴，其次不必要的限制，造成新的醫源性疾病，例如腸胃道正常菌叢缺乏，鋅與維生素缺乏，熱量與蛋白質缺乏，與低鈉血症，這些可憐病人血糖也沒有比較好。

　　長者比較需要社工更頻繁的關心，多數醫學會專家共識是「長者A1C治療目標不再似年輕人那般嚴格與重要」，但是我從門診新病人發現，太過無為的治療，太早放任血糖飆高，而不做更有智慧的安全介入，反而造成醫療無用、病人餘命的生活品質受創與家人的負擔。

　　我常常面對可以治療的病人給予胰島素，假如家裡支持不夠，至少可以再支撐一段健康不臥床時間，曾經有幾位年紀很長、社會基層的老人家，與她的女兒過來，老人家不太想活下去，所以常常不想吃藥，我跟她說我給你最簡單的方法，不會、也不必麻煩別人，只要你每一天自己打一針，然後正常跟著我吃三餐，血糖不去管它，也不會降太低，有力氣，更不會生病，你就可以不用麻煩別人。老人家接受了，A1C都在7%上下，比以前更有力氣，家裡面的人也都能夠出去賺錢過活，所以女兒很高興，負擔全無，至今10多年了，老人家身心靈健康更佳，我覺得我的積極治療糖尿病很有意義。

　　或是乾脆積極一點，讓長者緩解，許多人只是在年紀大了才得糖尿病，身體的胰島功能還相當活躍，這類病人只需要暫時給一點胰島素，不久就緩解了，頭腦變更靈活，認知障礙症停止惡化，長者從此自由自在，根本不需要服藥，這就是糖尿病治療的天花板。

《金句》 我們人口老化最速，少子化世界第一嚴重，年輕族群負擔有限，不可能再增老人福利，所以要繼續為老後的尖端醫療存錢外，還要早點積極治療三高，回歸正常均衡飲食，減少多重用藥，以利緩解。

多重用藥 長者易低血糖

醫師門診或家訪時，應詢問糖尿病患者與其照護者，有否低血糖，衛教關注低血糖意識受損的問題，並考慮低血糖風險因素（表）。

減少長者低血糖風險的一個重要步驟是，確定糖尿病患者是被衛教到不能吃飯、不敢吃飯、吃不下飯、沒有錢吃飯、行動障礙吃不到飯，甚至計算用藥剩餘天數，排除長者無意中重複服藥，或脫班用藥。

針對病況，主治醫師可能需要調整血糖目標和藥物治療，以盡量減少低血糖事件的發生。

這項建議得到了多項隨機對照試驗結果的支持，例如控制糖尿病心血管風險行動研究（ACCORD）和退伍軍人事務部糖尿病試驗（VADT），這些試驗表明：強化治療方案旨在實現 A1C <6.0% 與標準治療相比，多重用藥，顯著增加了嚴重低血糖的風險。

《金句》 減少長者猝死最重要的第一步是減少低血糖風險。

表 評估接受胰島素、磺醯脲類或美格列奈類藥物治療的個人的
低血糖風險

臨床/生物風險因素	社會、文化和經濟風險因素
・曾經嚴重低血糖 ・藥歷胰島素治療與飲食不同步 ・低血糖自覺意識喪失 ・末期腎病 ・末期肝硬化 ・認知障礙或失智症 ・多重藥物交互作用	・三餐不繼 ・低收入戶 ・無家可歸 ・出於宗教或文化原因的禁食 ・宗教上的特殊素食 ・次發性厭食症 ・禁醣衛教過度
其他風險因素	其他風險因素
・最近多次發生1級低血糖（血糖 　介於54–70 mg/dl） ・基礎胰島素治療 ・極高齡 ・女性 ・重複用藥 ・心血管疾病 ・慢性腎臟疾病（eGFR <60 mL/ 　min/1.73 m2 或蛋白尿） ・神經病變 ・視網膜病變 ・重度憂鬱症	・健康素養低 ・酒精中毒 ・藥物濫用成癮 ・特殊外食癖好 ・喜歡輕食以致血糖高低吃很大 ・168間歇性斷食中 ・低碳飲食與生酮飲食又加藥 ・突然去爬山或一日雙塔腳踏車 ・初診新病人，或換醫師

長者治療目標

　　身為老年醫學與內分泌新陳代謝科雙重專科醫師，我的看法與
ADA共識略有不同。

　　根據我緩解長者40年的經驗，我還是要呼籲早點積極治療三

高，我的做法是回歸我建議的定時定量三餐適醣飲食，裝上連續驗血糖機，減少用藥種類，甚至緩解，才是最有效率的方法。因為年齡不是劃分長者能否緩解的方法，65歲人的健康差異很大，少了積極度，併發症來得早，等於增加了臥床年限，也減少長者之後生活品質，現在長者餘命還有30至40年，仍然大有可為。

ADA 建議

- 糖尿病長者比年輕人更容易低血糖，尤其使用例如磺脲類、美格列奈類和胰島素，因此應在門診時，常規衛教長者避免與解決低血糖的發生。（B級證據）

- 第1型糖尿病長者，建議CGM，以減少低血糖。（A級證據）

- 對於每日多次胰島素注射的第2型糖尿病長者，也應考慮CGM，不只可以改善血糖，並且降低血糖風險。（B級證據）

- 對於第1型糖尿病長者，根據個人能力和支援系統，考慮使用自動胰島素輸送系統（B級證據），和其他先進的胰島素輸注器材，例如連接手機的胰島素筆，來降低低血糖風險。（E級證據）

- 健康狀況良好、很少共存其他慢性病，且認知功能和功能狀態完整的長者，應具有較鬆的血糖目標（例如 A1C <7.0–7.5%），而患有多種共存慢性病、認知障礙或功能依賴的長者，血糖目標要放更鬆（例如 A1C <8.0%）。一些長者的血糖目標可合理放寬，但應避免導致症狀，或急性高血糖併發症風險的高血糖症。（C級證據）

治療長者三高要更個別化

- 篩檢長者糖尿病併發症應個別化，特別注意可能導致功能障礙的併發症。（C級證據）

- 大多數長者治療高血壓都需個別化。（C級證據）

- 考慮到獲益的時間範圍，長者的其他心血管危險因素的治療應個別化。降脂療法和阿斯匹靈療法，可能使那些預期壽命至少等於一級預防或二級干預試驗時間範圍的人受益。

　長者發生低血糖的風險較高，原因包括脾氣一來就不吃，或習慣偏食，飲食攝取不規律、需要且缺乏胰島素（美國多數是沒有錢買藥，台灣則是不願看病，或怕胰島素針頭）、進行性腎衰竭。加上長者患有不明認知障礙和失智症的比例較高，導致難以堅持複雜的自我照護活動（例如血糖監測和胰島素劑量調整）。

　一般人飲食有很大與多重問題，一旦得病，飲食治療更不容易稱良好，美國病人TIR才40%就稱及格，所以美國病人需要花很多錢，長時間買許多器材。

　但是我的長者病患若需要打胰島素，在我指導下，可以省下買器材的第一筆錢，即使多次胰島素注射的第2型糖尿病長者，也可以安全無虞，在無低血糖的情況下，A1C就可以達標，甚至緩解。唯一要求就是既然CGM好用，就當作我衛教病人的最有效與效率工具，讓他們與家屬早日發現過去的錯誤，藉由CGM證實緊跟著我飲食的優越性，減藥，甚至緩解，再省下第二筆錢。

　用心在看不見的地方悉心全人照顧的身心靈，是我行醫40多年

一本初衷至今，在公職醫院任職，多數病人是中低收入戶，我沒有吩咐病人要驗買血糖機自驗血糖，當然自驗血糖是最好的事情，加上醫院檢驗糖化血紅素，可以讓醫師可以略知病人情況，但對於一般的民眾而言，又要花一筆小錢，於心不忍，我利用自己在德國所學的胰島素動力學和長期研究食物的升糖來治療病人，醫師的專業知識治病，緩和血糖曲線，使用不易低血糖藥物，我的病人也沒有低血糖，而緩和或緩解。

這是30多年前醫療的天花板，但是一年也得到了良好身心靈的照顧，但是美中不足的是門診的時間短，病人多，病人有生老病死的憂慮，並不是門診區區10分鐘可以緩解的，於是我在天花板上，更想到用繪畫來治療他們的疾病，我從1998年開始到2008年為止，超過10年，每週三下午，陪他們畫畫，跟他們談話；因為多數的病人罹患了糖尿病之外，還有憂鬱症或焦慮，老人最大的問題還有孤寂，於是我教他們用繪畫來緩解孤寂，消除憂鬱。

現在有了CGM，大家更可以了解為什麼能夠用繪畫治療糖尿病的原因了，因為他們的身心靈變好了之後，減少了憂鬱和焦慮，壓力激素下降，就可以下降血糖。

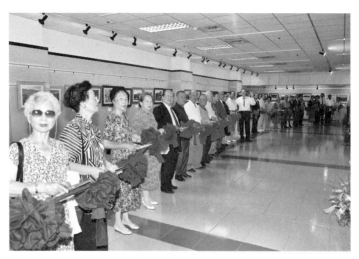

在1998年舉辦了第一次的畫展「尋覓內心的故鄉」在社教館，病患畫家盛裝出場剪綵，這不是南宋禪僧所揭櫫的「枯樹開花」嗎？

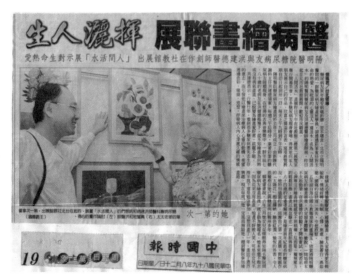

2000年舉辦「人間活水」聯展，病患訴說自己作品，我讓枯樹開花都是善用自然的力量，科學，更多跨領域科學緩解病人，加上我以繪畫讓老年人的精神再回到清純的活力與生機，全部都是自然科學。

妊娠

妊娠早期胰島素敏感性增強、血糖較低的時期，許多第1型糖尿病患者的胰島素需求量會降低，醫病雙方都要注意低血糖風險增加。

第16週左右，胰島素阻抗開始增加，到第36週，每日總胰島素劑量每週線性增加約5%。這通常會導致每日胰島素劑量，比懷孕前需求增加一倍。

雖然基礎胰島素需求量和隨餐胰島素需求量均有所增加，但隨著妊娠的進展，隨餐胰島素需求量占比更大。胰島素需求在妊娠晚期趨於穩定，假如胰島素需求快速減少，產科醫師就要警覺，以排除胎盤功能不全。

胰島功能正常的孕媽咪，胰島素的生成足以應付這種生理性胰島素抗性的挑戰，並維持正常的血糖；然而，對於糖尿病患者來說，如果胰島素不足，就會出現高血糖。

妊娠期糖尿病 風險多

全球，包括台灣，妊娠時期糖尿病的罹病率，一直在上升。不僅育齡個人中第1型糖尿病和第2型糖尿病的罹病率升，造成婦女帶糖尿病懷孕不斷增加，而且妊娠糖尿病發生率，也急劇增加。

糖尿病顯著增加孕產婦和胎兒的風險，很大程度上與高血糖的程度有關，但也與糖尿病的慢性併發症和合併症有關。一般來說，妊娠時期糖尿病的具體風險，包括自然流產、胎兒畸形、子癇前症、胎兒死亡、巨嬰、新生兒低血糖、高膽紅素血症和新生兒呼吸窘迫綜合徵

等。此外，媽咪妊娠時期糖尿病可能會增加子代患肥胖、高血壓和第2型糖尿病的風險。

子癇前症

　　子癇前症就是妊娠毒血症。妊娠20週以後，突然出現的高血壓，同時合併蛋白尿。有別於懷孕之前就有的高血壓，懷孕所引起的高血壓，一般在產後12週內便會自行緩解。全球子癇前症發生率約為5-14%，是造成孕媽咪及新生兒殞落的原因。子癇前症若進一步癲癇發作，就稱為子癇症(eclampsia)。

　　子癇前症可能出現以下病徵：

- 頭痛

- 視力障礙

- 上腹痛

- 噁心嘔吐

- 呼吸急促或喘

- 意識改變

- 全身水腫

　　風險因子有：高齡、多胞胎、初產、高血壓、腎臟疾病、糖尿病、肥胖、心血管疾病的孕媽咪。目前針對有風險的女性，我都建議在懷孕前，先健康下降體重，而不是用任

何生酮（包括低碳）減肥；近一步緩解糖尿病，或部分緩解到健康狀態，治療高血壓，使用安全無風險的降壓藥，再選擇對高風險分娩有經驗的產科醫師，細心做好產前檢查，未雨綢繆，才能萬無一失。

血糖失控引起新生兒黃疸、低血糖、先天性畸形

懷孕期間，失控的血糖異常，會導致各種不良懷孕結果。研究解明了：妊娠糖尿病血糖失控與巨嬰、新生兒低血糖、新生兒黃疸、多器官先天性畸形、分娩併發症的發生率，以及需要剖腹產率密切相關。但目前糖尿病引起的妊娠期酮血症，與不良妊娠結果關係的研究並不多。

孕前諮詢

ADA 建議

- 計劃懷孕的已知糖尿病患者，請接受跨專業孕前諮詢，其中包括內分泌科、熟悉母親胎兒醫學的內科醫師、糖尿病團隊以及營養師。（B級證據）

- 除了專注於實現血糖目標外，還應加強標準的孕前照護，特別關注營養、身體活動、糖尿病自我照顧教育，以及糖尿病合併症和併發症的篩檢。（B級證據）

- 已患有第1型或第2型糖尿病、計劃懷孕，或已懷孕的孕媽咪，應

在懷孕之前，或懷孕前期進行散瞳檢查，眼科根據視網膜病變的程度，建議每3個月和產後1年內繼續追蹤。（B級證據）

孕前諮詢的時候，做如此的衛教警示，會有幾個可能性的戲劇性反應，第一個是本來很遲鈍無感，忽然間頓悟，反應過度而哭天搶地，雖然事情還沒有發生，但是她覺得太可怕了，有時候反而讓衛教者會收到黑函或客訴；但是相反地，有一些病人再怎麼衛教，還是無動於衷，因為很多人會覺得：「我才不會那麼倒楣」，繼續我行我素，後來有事件發生，通常都會說：「從來沒有有人跟我衛教過，這是有危險的」。所以如何拿捏異質性的每一個人，完成適當衛教，是個很大的挑戰，所以不能省略任何步驟。

受孕前優化血糖的建議需要計劃生育才能落實，因為嬰兒器官發育主要在妊娠5至8週，A1C小於6.5%的病人群，已經證實先天性異常、子癇前症和早產可以降到最低風險。

現在台灣多數病人常因為「很忙」，為了省事省時，忽略治療細節的重要性，有新病人要求醫師3個月看1次門診，拿3次連續處方箋，看來似乎是醫師需求方便病人要求，減少就醫的時間與不方便，但是3個月來1次門診，自我照顧技能絲毫不成熟，再來診時，主訴已經懷孕近12週，因為上一次門診的時候，可能月經4週前以前才來，病人主觀認知「沒有懷孕」。

我非常支持拿連續處方箋，當血糖穩定了，我會主動開立；因為現在的職業婦女工作上常挑重樑，真的影響到懷孕的機會，有時候夫妻可能好幾年沒有避孕才意外懷孕，所以非常珍惜，這種情況也會讓醫師繼續支持下去，胚胎的可能問題就靠天祐了。

誠摯建議已結婚還未懷孕的糖尿病上班族，找一位高明好醫師先緩解或部分緩解（剩下很低劑量的二甲雙胍Metformin），如此不必用懷孕禁藥，就預告了好孕，以及寶貝快來了。

針對糖尿病的孕媽咪，孕前照護觀察性研究進行的系統回顧和薈萃分析明示了：假如A1C較正常，出生缺陷、早產、周產期胎兒新生兒死亡率、胎兒小於妊娠年齡，和新生兒入住重症加護病房的風險降低。

ADA 建議

- 應討論計劃生育，包括長效、可逆避孕的好處，並應制定和使用有效的避孕措施，直到個人做好懷孕準備。（超強A級證據力，完全杜絕意外懷孕，才能根本防治母子健康。）

- 為了盡量減少併發症的發生，從青春期開始，或診斷時開始，所有育齡期糖尿病的成人和青少年，都應接受以下各方面的教育。（更強A級證據力）

  - 意外懷孕只有輕度高血糖的相關畸形風險；

  - 始終使用有效的避孕措施。

  使用適合發育中青少年的教育工具進行孕前諮詢，使青春期女孩能夠做出明智的決定。

- 孕前諮詢應強調血糖接近正常的重要性，理想情況下A1C<6.5%，以降低先天性異常、子癇前症、巨嬰、早產和其他併發症的風險。（A級證據力超強）

所有育齡的女性糖尿病人，都應了解在受孕前和懷孕整個期間正常血糖的重要性。觀察性研究顯示：糖尿病會造成胚胎的風險增加，尤其是無腦畸形、小頭畸形、先天性心臟病、腎臟異常和尾區退化症，並與妊娠前10週期間，A1C的升高成正比。

　　美國糖尿病協會免費提供為青少年量身定做的孕前諮詢資源；台灣的各個婦產科院所，都有相關的產前諮詢，尤其是備有新陳代謝科的產前諮詢更加重要，民眾可以多詢問利用。

妊娠期血糖目標

ADA 建議

- 無論妊娠糖尿病和已有糖尿病才懷孕患者，進行CGM監測，以達到最佳血糖。空腹血糖目標是 <95 mg/dl，餐後1小時血糖 <140 mg/dl，或餐後2小時血糖 <120 mg/dl。（B級證據，通常我建議用CGM，看整體曲線與演算值，而不是針對一個切點，治療光要調一個切點？不是！即使餐後2小時，調到切點以下，還是有可能3小時過低，或反彈回去。要達到整體樣樣好，包括演算值TIR、變異係數都正常起伏、營養，才是王道。）

- 由於紅血球代謝率增加，無論有無罹患糖尿病，在懷孕期間，A1C都會略有降低。在沒有明顯低血糖時，理想的妊娠期A1C目標是 < 6%；如果病人治療計畫下時有低血糖，為了預防低血糖，目標可以放寬至 < 7%。（B級證據）

- 除了餐前和餐後血糖監測BGM外，CGM有助於實現糖尿病妊娠期的A1C目標。（B級證據）

- 除了針對傳統的餐前和餐後血糖監測之外，即時連續血糖監測，可以減少妊娠期第1型糖尿病，併發胎重大於同齡，與新生兒低血糖。（A級證據）

- CGM指標可以作為BGM的補充，但不應替代BGM，以實現最佳的餐前和餐後血糖目標（我認為還有萬全正確與信賴，因為CGM還在較低信度階段）。（E級證據）

- CGM常用的血糖管理指數GMI，妊娠期間不能用來估計A1C。（C級證據）

- 營養諮詢應支持三大營養素的均衡，包括營養豐富的水果、蔬菜、豆類、全穀物和含有n-3 脂肪酸的健康脂肪，飲食包括堅果、種子和魚。（E級證據）

　　葡萄糖代謝正常的人懷孕時，空腹血糖會低於非懷孕時，這是由於胎兒和胎盤對母體葡萄糖攝取，與母體胰島素無關；另一方面，母體有輕度餐後高血糖和葡萄糖不耐現象，這是因胎盤激素分泌導致。

　　妊娠期的血糖目標，比非妊娠期的個人更嚴格，因此妊娠期的糖尿病患者，建議定時攝入定量的醣類，匹配基礎—隨餐胰島素劑量，並避免高血糖或低血糖。

　　第1型糖尿病孕媽咪連續血糖監測試驗研究（CONCEPTT）的亞組分析顯示：在隨機化之前的磨合階段，評估的計劃懷孕，和當前懷孕的飲食是：高脂肪、低纖維和劣質醣類（已磨成麵粉等，非整粒穀物）攝取量過多，水果和蔬菜攝食不足，以致四分之一的參與者面臨微營養素（就是維生素與礦物質）缺乏的風險。

　　這個現象目前在台灣也越來越嚴重，尤其最近這幾年，國民人均

所得大幅提升，三餐外送增加，飲食放縱的程度飆升，凸顯了備孕時，醫療營養治療與管理新陳代謝異常的重要性。

妊娠期血糖監測

ADA建議進行空腹和餐後血糖監測，以實現糖尿病孕媽咪的代謝控制。餐後較好和較低的子癇前症風險相關。目前對糖尿病後懷孕還沒有足夠有力的隨機證據，比較妊娠期不同空腹和餐後血糖目標。

ADA與美國產科與婦科醫師學會（ACOG, American College of Obstetricians and Gynecologists）針對第1型或第2型糖尿病孕媽咪建議的目標雷同，如下：

- 空腹血糖70–95 mg/dl，以及

- 餐後1小時血糖110–140 mg/dl，或

- 餐後2小時血糖100–120 mg/dl。

下限是根據妊娠期正常血糖的平均值，下限不適用於僅接受飲食治療的第2型糖尿病患者，會誤以為過低。

妊娠期最適當的低血糖閾值尚未驗證，但過去的範圍為小於60-70 mg/dl。目前低血糖閾值的建議包括血糖 70 mg/dl，和CGM葡萄糖 63 mg/dl。如果可以安全地達到這些空腹/餐前和餐後血糖值，則代表最佳的治療。因為對於第1型糖尿病患者來說，在沒有低血糖的情況下，實現這些目標具挑戰性，特別是那些有反覆低血糖病史或有低血糖但不知情的患者。

如果一個人在沒有嚴重低血糖的情況下，無法實現這些目標，ADA建議醫師根據臨床經驗，使用較輕鬆的個人化客戶血糖目標。

過去我在婦幼醫院服務了20幾年，一個禮拜2次門診，處理了許多懷孕和糖尿病之間的關係。美國孕媽咪血糖會高低震盪，最主要的原因是沒有良好的飲食計劃，美國人所吃的食物油糖粉含量太高，血糖曲折很大，所以用CGM來檢測時，變異係數很高，改成我的飲食計畫，這些現象就消失了。

　　甚至這些油糖粉含量很高的食物，也會造成有多囊性卵巢體質的某些不孕狀況，以及懷孕也不一定能夠留著住胚胎，或者是懷孕之後，增加妊娠毒血症和妊娠糖尿病的風險。

　　一位住在美國的華人，有一天寫了留言給我，說她是多囊性卵巢的體質，花了不少錢，看了美國許多醫師，在美國7年來都沒有懷孕，後來有緣看到我的臉書，試著做，不久沒有月經，去驗孕，醫師說她居然懷孕了，問她做了什麼事？她說只是跟著我吃肉菜飯，定時定量而已。美國醫師覺得很神奇，其實一點都不神奇，只是跟著我吃均衡飲食，把引起高胰島素血症的美國食物去掉，就會懷孕了。

妊娠期 A1C

　　對沒有糖尿病史個體的研究中，稍高的A1C，即使還在正常範圍內，但與不良後果相關，必須警惕。在「高血糖和不良妊娠結果」（HAPO）研究中，血糖值升高，妊娠結果不良。

注：《Peri- conceptional A1C and risk of serious adverse pregnancy outcome in 933 women with type 1 diabetes》《Glycaemic control during early pregnancy and fetal mal- formations in women with type I diabetes mellitus》《HbA1c in early diabetic pregnancy and pregnancy out- comes: a Danish population-based cohort study of 573 pregnancies in women with type 1 diabetes》《Diabetes and Pre-eclampsia Intervention Trial Study Group》）

對已有糖尿病妊娠的觀察性研究，發表在多個期刊中(注)，結果表明：妊娠早期 A1C < 6–6.5%，不良胎兒結果發生率最低。臨床試驗尚未評估：實現這些目標的風險和益處，治療目標應考慮孕產婦低血糖的風險，設定A1C小於6-7%的個人化目標。

由於紅血球的生理性更新增加，紅血球壽命縮短，A1C值在正常懷孕期間下降。此外，由於A1C代表葡萄糖的4個月期間的測量值，因此它可能無法完全反應餐後高血糖，而餐後高血糖會導致胎兒巨大症。因此，懷孕時候的血糖偵測，還是以扎針BGM為依據，A1C只能作為血糖監測的輔助指標。

在懷孕中期和晚期，A1C < 6% 發生大於胎齡胎兒（俗稱巨嬰症）、早產和子癇前症的風險最小。因此，在不發生明顯低血糖的前提下，懷孕期間的最佳目標是 <6%。特定個人的A1C目標，應該在沒有低血糖的情況下實現，除了常見的不良後遺症之外，低血糖還可能增加低出生體重的風險。鑑於懷孕期間紅血球動力學的變化，以及血糖參數的生理變化，ADA建議需要比平常更頻繁地監測A1C（例如每月1次，但是健保可能不給付，病家可以自費檢驗）。

妊娠期CGM

CONCEPTT 是一項針對第1型糖尿病孕媽咪的即時連續血糖監測（real time CGM），和標準照護的隨機對照試驗，包括優化餐前和餐後血糖目標與標準照護，結果顯示A1C 輕度改善，母體血糖正常範圍內時間（TIR）顯著改善，低血糖發生率不增加，也不升高胎齡出生巨嬰、嬰兒住院時間，及嚴重新生兒低血糖。研究結果認證了：第1型糖尿病妊娠期，即時型CGM的價值。

一項觀察性世代研究評估了使用CGM的結果發現：較低的平均血糖（醣代謝變正常）、較低的標準差（震盪變小），和較高的正常範圍內時間（血糖起伏落在正常範圍），與較低的大於胎齡分娩（巨嬰症變少），和其他不良新生兒結果（畸形兒與分娩併發症變少）的風險。

　　考慮到懷孕期間發生的A1C變化，使用CGM的平均血糖，優於使用eA1C、GMI，和其他演算方法來估計的A1C。使用CGM的 TIR可用於評估第1型糖尿病患者的血糖結果，但它不能提供可操作的數據，來解決空腹和餐後低血糖，或高血糖問題。

　　妊娠併發第1型糖尿病時，CGM的費用與改善孕產婦和新生兒結果，利益與支出互相平衡。

　　沒有足夠的數據支持對所有第2型糖尿病或GDM患者使用CGM。對於患有第2型糖尿病或GDM 的孕媽咪，ADA建議根據治療方案（美國商業保險細分成非常多個保費級別，保險金額會決定醫療的支出範圍與額度）、情況、偏好和需求，個別化決定是否使用CGM。

　　但是我覺得應該裝卸CGM，因為台灣女性一生，懷孕可能只有一次，資源要投資在對的地方，以我門診多數病人而言，有看我的臉書，領悟力正常，有執行力，只需少數幾次，就把血糖搞定了。

　　TIR 國際共識：第1型糖尿病患者懷孕使用CGM，設定目標範圍和TIR目標；然而，它沒有指定設備的類型，或準確度，或警報和警示的需要。

　　一項前瞻性觀察性研究對20名患有第1型糖尿病的孕媽咪，在妊

娠早期進行了為期7天，使用間歇掃描型CGM和即時型CGM同步監測，結果顯示間歇掃描型CGM低於範圍的時間比例較高。

因此，間歇掃描型CGM測量到無症狀低血糖，不必把睡前胰島素劑量減少，和/或醣類攝取量增加。想要增減，必須得到扎針血糖機BGM的證實，因為間歇掃描型CGM比較便宜但陽春，設備的選擇應根據個人的情況、偏好和需求。

目前臺灣最常用、到處可以買到的是libre 2，就屬於間歇掃描型CGM，我的經驗是它在正常的範圍內有些批號會偏低，所以許多libre 2偏低的血糖，必須經過病人自己的BGM，再加上醫師的多方臨床或經驗判斷。並不是病人把機器買來，自己看數據就能解讀。畢竟看似些微的數字差距，都可能產生極度不同的治療決策，不可等閒視之。

妊娠CGM血糖目標 63–140 mg/dl

- 目標範圍內時間 TIR目標 >70%

- 低於範圍的時間 TBR 1 <63 mg/dl：1 級 TBR目標 <4%

- 低於範圍的時間 TBR 2 <54 mg/dl：2 級 TBR目標 <1%

- 高於範圍的時間 TAR >140 mg/dl：TAR目標 <25%

TIR國際共識：認可對妊娠的第2型糖尿病和GDM患者，使用相同的感測器葡萄糖目標範圍，但由於數據不足，無法量化每個類別中所花費的時間目標。

美國病人數年間持續使用百次以上CGM，血糖還在震盪起伏，TIR只要70%以上，ADA就稱達標了，但是看完我臉書來診，初診裝

上CGM，TIR就達標100%了，其餘病人都在拼TIR也要100%。

奉勸讀者在懷孕前、懷孕中、懷孕後，都好好的密集治療糖尿病，對於懷孕，人生可能只有一次機會，投資健康就有回報，不理不睬，疾病不會自動消失或改善，萬一親子有事，可能悔不當初。

妊娠糖尿病的治療 自然無為而無不為

ADA 建議

- 行為改變是治療妊娠糖尿病的必需作法，許多人光飲食治療就足夠了。如果血糖還未達標，應添加胰島素。（A級證據）

- 胰島素是治療高血糖的首選藥物。二甲雙胍和格列本脲單獨或組合，不應用作第一線藥物，因為兩者都會穿過胎盤到達胎兒。（A級證據）

- 其他口服及非胰島素注射降血糖藥物，缺乏長期安全性數據。（E級證據）

- 二甲雙胍用於治療多囊性卵巢症候群和誘導排卵時，應在懷孕早期停用。（A級證據）

- 與單純親自門診相比，妊娠糖尿病孕媽咪進行遠距醫療就診，結合親自就診，可以改善結果。（A級證據）

我的看法

既然美國糖尿病學會跨領域的專家，在2024年《美國糖尿病協會臨床指引》上，就非常明白的說：懷孕的時候不應該使用口服降血

糖藥，所以請我病人以及同儕讀者要注意這個訊息。

　　我覺得最根本的方法就是，在結婚之前把糖尿病根本逆轉，也就是緩解或是部分緩解，那麼將來懷孕時，無論低血糖或胎兒不良風險，就可以降到很低了。

　　二甲雙胍（metformin）是目前台灣使用非常多的學名藥物，妊娠糖尿病人的第一線用藥，雖然70多年來，在非洲開始使用，沒有造成「重大」的危害，至少會穿過胎盤，引起胎兒較小，以及其他未知的變化，終究不是最好的選擇，我在市立婦幼醫院兼診20多年，從來沒有使用過口服降血糖藥來治療任何懷孕時期的糖尿病人，我唯一的選擇就是胰島素，現在被美國糖尿病協會最新的指引認證是對的。

　　妊娠糖尿病（GDM）的特徵是大於胎齡出生體重（過去稱為巨嬰）、新生兒和妊娠併發症的風險增加，以及母親長期罹患第2型糖尿病，和子代兒童期糖代謝異常的風險增加，以上風險與母親口服葡萄糖耐受試驗結果是連續的，越高就越增加。

　　暴露於未經治療的GDM的後代，會降低胰島素敏感性和β細胞的生理性代償，白話就是增加了胰島素阻抗和胰島衰竭，並且更有可能在兒童時期出現葡萄糖失耐，短期和長期風險隨著孕產婦高血糖的進展而增加。

　　因此，所有孕媽咪都應進行篩檢。儘管存在一些異質性，但許多隨機對照試驗和 Cochrane 綜論表明：飲食、運動和生活方式諮詢，可能會降低GDM的風險，特別是在妊娠早期，鼓勵孕媽咪早期治療。

對11項隨機對照試驗的統合分析表明：妊娠二甲雙胍治療，不會降低患有肥胖、多囊性卵巢症候群，或已有胰島素抗性的個人患GDM的風險。

對32項隨機對照試驗的統合分析，評估了遠距醫療干預措施的有效性，遠距輔助門診表明了：剖腹產、胎膜早破、懷孕誘發高血壓或子癇前症、早產、新生兒窒息和羊水過多的發生率，全部都降低。

孕媽咪醫療營養治療

ADA建議團隊與孕媽咪協商，根據2009年美國國家醫學科學院的建議，GDM的個人化醫療營養治療。飲食計劃應提供足夠的熱量攝入，以促進胎兒/新生兒和孕產婦健康、實現血糖目標，並促進孕期體重適當的增加。目前還沒有明確的研究，能夠確定GDM的孕媽咪最佳熱量攝取量，或有GDM與沒有GDM的孕媽咪，熱量需求有何不同。

食物計劃應基於營養評估，參考美國國家醫學科學院的膳食攝取量指導。ADA建議所有孕媽咪的飲食攝取量，每天至少175克醣類（約 2,000 卡路里飲食的 35%，一碗飯68.4克醣類，兩碗飯416克含醣類136.8克，再加適量蔬菜與2至3次40至80大卡水果，至少含38.2克醣類，加總就有175克以上醣類）。

現在經濟富裕了，大家變得喜歡吃副食，不喜歡吃主食，但是三大營養素是依照孕媽咪個人喜好量身定做，假如要健康，可以再多增一點飯，同時少一點蛋白質類食物；假如體重過重，需要減重，那麼只要減少蛋白質類食物就好了，每一個病人都有其飲食喜好和病情方面的特殊體質，以及疾病上面需要特殊的飲食配合，所以還是建議看

對營養學有專業、對治療懷孕媽咪有經驗的新陳代謝科醫師，來做治療整體飲食熱量處方，並搭配胰島素規劃才能趨吉避凶。

千萬不要再減少飯量，否則會造成身體的葡萄糖不足，因而發動了生酮反應或不良反應，請參考本書生酮對胎兒的影響各個小節。

營養計畫應強調使用初榨橄欖油、芥花籽油、苦茶油等，都富含單元不飽和脂肪，和多元不飽和脂肪，同時限制飽和脂肪（各種食品、冰淇淋、油炸物），並避免反式脂肪（麵包、乳瑪琳、酥油、中式早餐、餅乾與架上的各式食品）。

正如糖尿病患者的所有營養治療一樣，醣類的數量和類型會影響血糖。兆糖（長效性澱粉）可以控制空腹/餐後血糖、降低游離脂肪酸、改善胰島素作用和血管益處，並可能減少嬰兒過度肥胖。

以脂肪取代醣類的人（最近網上流行的「低碳飲食」都是超高油脂與高蛋白質飲食），可能會無意中增強脂肪分解，促進游離脂肪酸升高，並惡化母體胰島素抗性。產科門診時例行做空腹尿酮測試，可能有助於辨識那些嚴格限制醣類以控制血糖的人，而給予衛教與輔導。

游離糖會導致餐後血糖震盪，先高後低，甚至於會產生低血糖症狀，我稱之為S型曲線，震盪起伏。請交叉參閱「黎明現象」，與「升糖指數 大徹大悟 知行如一」等小節。

體育活動

系統性回顧表明：透過運動治療可以改善血糖結果，並減少開始時胰島素的需要量，或胰島素劑量之後的調整。有效運動的類型（有氧運動、阻力運動或兩者兼而有之）和運動持續時間（每天20至50

分鐘，中等強度，每週2至7天）存在異質性。

安全治療 唯一選擇胰島素

　　兩項大型隨機研究已證明：採用生活方式和胰島素治療GDM，可以改善週產期結果，美國預防工作小組的綜述對此進行了總結：胰島素是美國推薦用於治療GDM的第一線藥物。雖然個別隨機對照試驗支持二甲雙胍和格列本脲（glyburide）治療GDM，降低血糖功效有限，在各自的隨機對照試驗中，格列本脲和二甲雙胍的血糖結果，分別為23%和25-28%的GDM孕媽咪，不能達標。不建議使用這些藥物為GDM的第一線治療，因為已知它們會穿過胎盤，並且有關後代長期安全性的數據令人擔憂。請交叉參閱本書「何時需要注射胰島素？」一章。

新科技來了
投資帶來醫療進步
醫療支出需要大增

　　1991年美國的醫療哲學家恩格爾哈特HT Engelhardt Jr.說：「任何醫療儀器藥物的進步，都是醫療保險給付的夢魘！」

糖尿病科技

　　「糖尿病科技」指的是：糖尿病患者用來協助自我管理的硬體、設備和軟體，範圍從生活方式的改變，到血糖監測和調整治療。

　　歷史上，糖尿病科技主要分為兩大類：胰島素注射針筒、筆型注射器（pen，以上執行基礎與多次餐前注射）或泵注射（pump，也稱幫浦，也稱為連續皮下胰島素輸注CSII），以及使用血糖監測（BGM）或連續驗血糖機（CGM）評估血糖。

　　糖尿病科技已擴展到包括自動胰島素輸注系統（AID，就是CGM演算法指揮胰島素幫浦輸送儀連續皮下注射的劑量），以及用作醫療設備的糖尿病自我管理支持軟體，屬於關閉環輸注（closed loop），人工胰島具體而微的功能了。

　　糖尿病科技與衛教、隨訪和社會支持相結合，可以改善糖尿病患

者的生活和健康；然而，糖尿病科技領域的複雜性和快速發展，也可能成為糖尿病患者和醫療團隊執業的障礙，例如配合專科醫師的專業人員還來不及學習、給付資源不夠、保險公司預算不足、病家自負額過高等美國醫療問題；至於台灣健保用很少錢辦起來，低自負額，注重在重大傷病、罕見疾病、大病住院上，相對的門診給付在大宗藥物殺價，醫師費只有美國一個百分點，所以新科技不容易從健保再挖掘給付。

《金句》 資訊與通信高科技協助緩解糖尿病，但是任何新藥物，或器材的進步，也需要資源投入。年少時，拼命賺錢吃喝玩樂，老後病，剛好用上。

保險公司給付CGM

ADA 建議

- 保險公司應提供給糖尿病患者糖尿病設備與器材。（A級證據）

- 第1型糖尿病患者應在疾病早期，甚至在診斷當下，就開始使用CGM。（A級證據）

- 設備的類型和選擇，應根據個人的特定需求、偏好和技能等級進行個性化。對於糖尿病部分或全部由其他人控制的個人（例如，幼兒或有認知障礙或靈巧性、社會心理和/或身體功能受限的人），專業人員的技能和偏好，影響決策。（E級證據）

- 醫師處方儀器時，要確保糖尿病患者和照護者，接受初始和持續的教育和培訓，無論是親自還是遠程，以及對科技、結果和利用數據

的能力的持續評估，包括上傳/共享數據，監測和調整治療。（C級證據）

- 使用CGM、CSII和/或AID 進行糖尿病治療，ADA主張保險公司應該繼續給付。（A級證據）

- 學校應依照醫療團隊的建議，支援學生使用糖尿病高科技儀器，例如CGM系統、CSII、聯網胰島素筆和AID。（E級證據）

- 儘早啟動CSII 和/或AID，甚至在診斷時，對病情有益，取決於病家個人與醫療團隊的需求和偏好。（C級證據）

ADA主張給每一病人最好的儀器治療，但是一般的美國人負擔不起這麼「好康」保險給付的保單，因為保費每月近10萬台幣，加上高比率的部分負擔，看一次病逾萬元自付額，再加上CGM? 台灣自費買都還比較便宜。

ADA舉證CGM儀器使用之後，血糖會比較好，低血糖的風險會比較少，但是在美國的保險制度下，一旦給付過CGM儀器費用，來年的保費將大增，商業型保單是羊毛出在羊身上，與台灣生病用別人錢不一樣制度。

過去沒有儀器可用，我身為一個有多年人工胰島經驗的醫師，只要病人信任我、願意與我配合，就可以一起緩解糖尿病，現在有了這些儀器，我能夠緩解大部分門診病人了。

儀器的類型和選擇，應根據病患的需要、偏好和技能程度量身定做。科技日新月異，但沒有「一頂帽子大家戴」的科技使用原則。

公費保險給付範圍永遠落後於高科技儀器的登場，患者對儀器的興趣和採用意願有差異，延緩了醫療團隊在跟上新的科技方面的知識

與技能，因此台灣糖尿病照護水準面臨挑戰。

　　CGM是最近幾年的發明，在台灣，第2型糖尿病使用CGM一定得自費。我的許多讀懂臉書，再來門診的病人，居然在用了一次CGM之後，我就宣告他可以3個月以後再來追蹤，等待緩解了，然而不少人卻一用再用，因為可以隨時保障自身的安全。

　　在我的團隊協助之下，他們得到了很多的寶貴知識，最後修正了一些飲食觀念，進而改正行為，這些知識雖然在我臉書上已經公開發表，但是文字感覺遙遠，經過醫師面對面、手把手的解說，一餐又一餐檢視，一個又一個食品的升糖與食安問題，都能得到解答，迎接更健康的明天。

　　要解說透過CGM所畫出的14天的曲線，實在千頭萬緒，對一般團隊是有一點困難；然而對一個已有43年人工胰島經驗的醫者而言，除非病人並未如實上傳他的餐飲內容或矢口否認他吃了不該吃的食物，否則只要看到他們的CGM情況，我都能夠馬上分析說明。

為什麼我會解讀CGM曲線？
無字天書一般的複雜抽象

　　我1982年就開始在人工胰島研究室工作，研究主題是糖尿病的食品，後來在臨床時每天面對病人自驗血糖，對升糖指數的研究已經有40年，之後我進一步研究餐飲、修煉食育，最近又浸淫全球飲食文化與飲食史，所以對我而言，這些曲線都是很容易判讀的。

　　醫療團隊在安裝CGM前，需要對新客戶與家屬進行一小時的說明與諮詢，而裝機中的聯繫、裝機後複診時列印這些數據，都需要團

隊成員花費很多時間與專業諮詢技能，所以對於醫院管理者而言，就會產生相當高的費用。

從人工胰島研究室到門診病人CGM

回想當年在人工胰島研究室裡只有大而笨重的機器，病人裝卸都在醫院，而且一週幾乎都躺在床上，不方便、也很耗費醫療資源，而生活失真，沒有居家感，更缺乏體能活動連結。

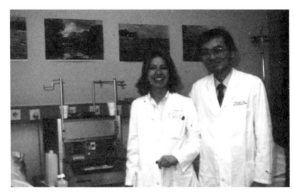

人工胰島研究室的技術員組長與後面的人工胰島機器，病人躺在左邊照片左下角以外，當時是空床才照相，沒有裝卸輸液瓶。

因為資訊及通訊科技的進步，CGM出場才幾年，全球已很普及，一些似是而非的傳聞與衛教漸漸邊緣化、偏方與傳說也漸漸被看破，迅速改善糖尿病治療與管理。「TIR（範圍內時間）是血糖控制的有用指標和血糖模式，在大多數研究中，它與A1C密切相關。」

「新數據支持TIR與併發症風險相關，許多橫斷研究與世代研究證明：TIR作為臨床試驗的可接受終點。並且可用於評估血糖控制」，等於取得像當年A1C正統評估地位一樣。

此外，低於範圍的時間（time below range ，<70和>54 mg/dl）和高於範圍的時間（time above range，>180 mg/dl）是調整胰島素劑量的有用參考數據，與重新評估治療計劃的利器。

　　對於許多糖尿病患者來說，CGM是實現血糖目標的關鍵。對接受胰島素治療的患者進行的主要臨床試驗，已將CGM作為治療不可缺少，以證明密集血糖治療對糖尿病併發症的益處。

　　《美國糖尿病協會臨床指引》只是基本要求，BGM就是地板，我1982年在德國有位同儕也是第1型糖尿病人，總是驗很多次BGM，最多的達每天40多次；1989年，還看過奧地利同儕驗逾百次；台灣多數病人怕痛，不願意扎針驗血糖，買了機器就冰封起來，直到壞掉，第一瓶試紙仍然還未用罄者不在少數，CGM免除扎針的恐懼，與完整連續是一個更好的選擇。

針對儀器的教育和訓練

　　一般來說，如果沒有教育、培訓和持續的支援，糖尿病管理中，無論使用仜何設備，都無法發揮最大效果。

　　當糖尿病患者開始使用先進的糖尿病科技時，醫療團隊的知識和能力，至關重要。醫療團隊的培訓是關鍵，應包括討論對啟動系統，實現血糖目標的能力的現實期望、系統的功能和局限性，以及利用新系統以最大限度地，發揮其所能提供的好處的最佳方式。

初始使用儀器設備

　　需要胰島素治療的糖尿病，從診斷當天開始，就應考慮使用CGM儀器。這樣可以密切追蹤血糖，來調整胰島素劑量和改變生活

型態，並減輕頻繁使用BGM的負擔。此外，青少年診斷出第1型糖尿病後，儘早開始使用CGM，已被證明可以降低A1C，提升父母的高滿意度，和對糖尿病管理科技的依賴。

對於合適的個人，可以考慮早期使用胰島素泵（幫浦）。中斷CGM與結果惡化相關，因此ADA認為，CGM能夠持續非常重要，但是我只用幾次就緩解，或部分緩解了。在我的經驗中，CGM可以暫停，萬一哪天高了，有必要再裝，CGM不必如《美國糖尿病協會臨床指引》要持續裝。

啟動 CGM 時，進行警報/警報設定訓練，對於避免警報過載至關重要。

因為我過去的研究和訓練，我使用胰島素到現在已經41年，在台灣的40多年行醫當中，很多施打胰島素的病人，也達到緩解，當時都沒有CGM，但是現在有了CGM，一定能使得病人更安全、更迅速緩解。

這也跟每一個人的價值觀與金錢配置有關，有些人很有錢，但是可能用在我們看不見的地方，但是門診裡，有一些人雖然沒有錢，但是他們用在增進健康上面，很快就緩解了。

我有使用胰島素的病人若裝上CGM，比較容易緩解，有少數人完全沒有檢驗BGM，還是緩解。最主要是他們有遵從我的飲食計劃，肉菜飯的次序與份量很重要，再加上我配置的基礎-隨餐胰島素得當，雖然沒有檢驗BGM，但是血糖都在我的目標，結果就緩解了。

CGM地位已經被接納

本篇針對成人，非成人則請參閱兒童青少年等相關章節。

- CGM儀器的標準化單頁血糖報告，帶有視覺提示（例如動態血糖曲線），應被視為所有CGM摘要的標準配置。（E級證據）

- 目標範圍內時間，與微細血管併發症的風險相關，可用於評估血糖控制。此外，低於範圍的時間和高於範圍的時間，也是評估治療計劃的有用參數。（C級證據）

- 針對每天多次注射(MDI) 或CSII的成人糖尿病患者，應提供即時型CGM (rtCGM)（A級證據）或間歇掃描型CGM (isCGM)（B級證據），進行糖尿病管理。

- 針對使用基礎胰島素的成人糖尿病患者，應提供即時型CGM (rtCGM)（A級證據）或間歇掃描型CGM (isCGM)（B級證據），進行糖尿病管理。

- 應評估並解決因刺激或過敏引起的皮膚反應，以幫助成功使用設備。（B級證據）

《金句》 ADA主張凡打胰島素的成人必須裝上CGM。但是我發現：治療的成敗不只在有沒有裝上CGM，而關鍵在於治療計劃要確實可行，CGM才能有意義地幫助病人，可以看到離醫師的治療目標多遠，醫師也才能夠根據CGM的圖形與演算值，來調整治療飲食與藥物的量與關係。

CGM能讓病人見證滴水穿石的功力

想要緩解糖尿病，需要實證科學，有實證，才能緩解。醫師的治療計畫要透明而切實可行、有再現性，光靠BGM經常無法看到真相，因為容易被病人操控。

門診中，常常有病人的BGM與醣化白蛋白數據配對不起來，表示這個人只驗狀況好的時候，或驗完再吃點心。例如飯後驗血糖才181 mg/dl，但驗完又吃點心，吃完後血糖就飆高了，一天數次，糖化血色素當然就超高了，醫師因而看不到真相。

我的做去是，先吩咐病人上傳他飲食的照片，同時要求備註要真實，再來回診時，看14天的CGM，手把手打怪降妖，病人不可能再為貪吃心魔護短，既然醫師驅魔成功，緩解就觸手可及，而恢復健康不再是遠在天邊的彩虹。

再說比較勤勞的病人，偶而驗一下飯前血糖，飯前血糖是經過一夜的沉澱，所以飯前血糖看不出前一天到底怎麼起伏；更上一層級的病人是，不規則會驗一下飯後血糖，但是飯後時間不一定，又沒有固定所有的變數，觀看一次血糖的高低，常常就要推斷，犯了邏輯與科學上的謬誤。

對於多數糖尿病患者來說，CGM血糖監測是實現糖尿病緩解的關鍵，才能看到半夜血糖，看到他不喜歡看到與不願意被看到的暗處。我目前的新病人，多數是想緩解而來求診的第2型糖尿病，所以光靠幾點BGM，根本不足以讓病人辨別餐飲、點心或食材的血糖動力學全貌，更遑論深入討論飲食或精進血糖了；因此至少每5分鐘一次的CGM血糖偵測，對於病人來說，才是最好的教育，勝過醫師衛教千百次，過去赤手空拳，憑著赤忱奉獻祕笈，才能讓少數緩解，多

數病人還嫌醫師嘮叨，現在使用CGM，從機器顯示數據，更有說服力，來修正飲食的內容與飲食行為。

因為我的適醣均衡飲食主張「吃緩慢釋放型澱粉」，5至6小時內，不會發生低血糖，我稱這種醣類為「兆醣」，加上我長年堅持的飲食次序，通常我只開半顆庫魯化給病人，大多數都會降下來，甚至短時間內就緩解了，靠的是我的飲食計畫優於ADA，美國調配計畫飲食，過去用代換法，麵食與美國式漢堡，三明治飲食，凡是等熱量就能「代換」，我的飲食方式呈現比低碳較穩定的血糖，抓得住趨勢，我也主張定時定量，拉開三餐時間距離，所以我的病人才能夠比168更輕易緩解，包括遠距教學的外國病人；最後同時帶入食育，讓病人能夠均衡，新鮮自然原味多樣，所有慢性病都一起防治，有貧血，營養不良都會痊癒。

《金句》　ADA強力推薦CGM，增進品質，尤其打胰島素病人絕對必備，以避免併發症，我則進一步，利用CGM，來緩解糖尿病。

CGM自費遠距 發揮醫療功能

無論是在診所實體看診或藉由遠距醫療，追踪CGM圖表與參數，都可以優化糖尿病病情管理。

我也體會到遠距的優點，因為有時候短時間的諮詢，對遠距離的病人來說，花費的時間與金錢，真的很累人。利用遠距諮詢及對談，就能達到很好的成效。

用CGM、BGM、抽血、GA交叉監測血糖

ADA 建議

- 應根據個人的情況、偏好和需求來應提供即時型連續血糖監測裝置 rtCGM，或間歇掃描型連續血糖監測裝置isCGM，以下患者能夠安全地使用這些設備（自己或監護人）。

  1.每日多次注射（A級證據），或持續皮下胰島素輸注的成年糖尿病患者（B級證據）

  2.每日單次注射（A級證據），基礎胰島素的成年糖尿病患者（C級證據）

  3.每日多次注射（B級證據），或連續皮下胰島素輸注的第1 型糖尿病青少年（E級證據）

  4.每日多次注射，或連續皮下胰島素輸注的第2 型糖尿病青少年（E級證據）

  5.每日多次注射（A級證據），或連續皮下胰島素輸注，isCGM應經常掃描，至少每8小時掃描一次（A級證據）。糖尿病患者應能不間斷地取得物資，以盡量減少連續血糖監測的差距。（A級證據）

- 醫療人員應了解可能影響血糖儀器準確性的藥物和其他因素，例如高劑量維生素C和低氧血症，並提供臨床指示。（E級證據）

- 當作為餐前和餐後血糖監測的輔助手段時，CGM有助於實現糖尿病和妊娠期的 A1C 目標。(B級證據)

- CGM不能持續、不理想或不可用的情況下，間歇使用也可能有助

於糖尿病管理。(C級證據)

- 注射胰島素患者已使用CGM，應鼓勵適時檢查BGM血糖。時間點包括空腹時、餐前和零食前、餐後、睡前、運動前、懷疑低血糖時、治療低血糖後、懷疑高血糖時，以及執行駕駛等關鍵任務之前和期間。（B級證據）

　　BGM血糖機的製作差異很大，成本很低，廠商主要利潤是在之後長期使用試紙。CGM在關鍵時刻，也要加入BGM雙重檢驗，以得到萬全保障，不讓血糖跑出軌道以外，避免沒發現的血糖過高或過低。

　　尤其是注射胰島素的病人，或第1型的糖尿病人，或懷孕時打胰島素的病人，絕對要用即時型CGM，因為間歇掃描型CGM會有血糖偏低的情形，同時一定要自備血糖機BGM來做雙重確認，才能決定下一步要做什麼。

　　我會鼓勵我每一個病人把自己用的血糖機數值拿來跟醫院的抽血或扎針血糖機做比對，或加測短期的醣化白蛋白GA，以預防自己的血糖機已經損壞、汙染，或者血糖試紙過期、試紙潮解，而造成系統性的血糖監測錯誤。

　　因為我們面對的是沒有症狀、無情的糖尿病，所以即使是口服降血糖藥的病人，也要在家裡偶爾用BGM驗一下血糖，以便知道在運動時或任何關鍵時刻，血糖是否已經超出我們的想像之外。

《金句》　關鍵時刻，就要雙重檢驗，第三重保護是我主張的適量兆醣均衡營養，定時定量以萬全保障不低血糖。

6 治未病需要預防醫學 不用祖傳秘方

糖尿病的三級預防：預防併發症

三級預防是指已經得病一段時間了，臨床治療以預防將來發生併發症。

以糖尿病來說，當發現罹患糖尿病，就要積極治療，以避免日後發生勃起障礙、心肌梗塞、腦中風、神經病變、視網膜病變、腎臟病變，甚至急性感染、膿瘍、壞疽截肢、敗血症等併發症。

許多糖尿病病人長年忽視自己的疾病，因為糖尿病一開始不痛不癢，對於沒有醫學素養的病人，輕微緩慢發生的病狀是不會察覺的，甚至有些人明明已經察覺症狀，卻將之合理化，把健康食品當作「仙丹」，誤以為吞個幾顆就沒有大礙。

併發症可防治

三級預防是要我們發現罹患疾病時，因為根據實證，糖尿病是全球消耗醫療資源最多的病，即使沒有症狀，也要就醫，要遵循醫囑飲食與服藥，以達治療目標，達標之後，也要長期追蹤治療，以維持正常生理機能，進而預防併發症，例如大心血管病的心肌梗塞與腦中

風，小血管病的腎病變與視網膜病變，以及神經性病變，甚至足部感染、肺炎、敗血症等。

自己有家族糖尿病史，平時有倦怠感、四肢無力、全身衰弱、蟻爬馬桶、多尿、多喝水、易餓、多吃也不飽、傷口不易癒合、牙周病、皮膚多瘡、腳脛有黑色素沈澱，及性器官搔癢，或比周邊人更多感染、視力減退、視覺模糊，可能糖化血色素已經超標很多了，更要迅速、就近到基層診所就醫，併會診眼科醫師。

醫師一聽診問診後，就會檢驗三高，一發現就遵醫囑飲食與藥物加上運動治療，一段時間沒有達標，通常會轉介，或自動給更專業的醫師繼續治療。

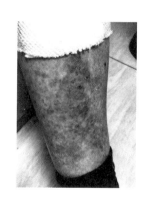

案例1：糖尿病30年，慢性腎臟衰竭，門診前忽然發生右腳脛一塊皮肉脫落，他過去一直喜歡吃油糖粉小吃，我診斷有缺乏鋅症狀，加上發炎後色素沈積症post-inflammatory hyperpigmentation，雖然正常人也會發生，但是長年不良治療的糖尿病了，我拉開病人褲管，通常會看到病人前脛，有非常嚴重的黑色素沈積，就像下圖一樣，而且下肢肌肉萎縮，並過去受過重要訓練，我看過他的小腿肌肉還相當的原始，但是10多年來吃喝照常，糖化血色素常常高達11以上，所以就像印度古代的醫學一樣，肌肉漸漸的化為糖分，從尿液流失出去了，可以看到腳的皮下有水腫，肌肉與骨頭比正常人少很多。

案例2：這位病人只來一段時間，他來初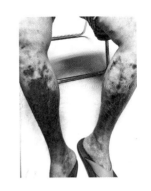
診的時候，糖化血色素也是超級高，到達14
以上，穿著短褲來我門診的人不多，即使夏
季，坐下來醫護都可以明白的看到兩隻腳的色
素沈積，暗黑色覆蓋到看不到皮膚的顏色，皮
下的肌肉脂肪和骨頭也明顯的萎縮，且有足
癬。

　　其實這些都是從很久很久以來就是血糖控制不良而來求診的病
人，給我看了30多年的病人，沒有人有截肢，沒有腎衰竭，也沒有
視網膜病變，或腎臟病變的，我結論就是糖尿病併發症是可以完全預
防的。

台灣門診實況

　　接下來的人性考驗才開始，這時可能是胰島衰竭了，胰島素阻抗
也很大，或同時合併其他要命的疾病，例如肝臟膿瘍或膿胸，即使血
糖幾天內恢復正常起伏，糖化血色素也需要接近半年左右才會恢復正
常，急不來的。

　　病人通常會催醫師，假如醫師禁不住而快速加藥，加上病人臨時
起意，突然斷食或拒食澱粉，或看著生酮飲食跟進，有可能發生嚴重
低血糖，引發嚴重冠狀動脈緊急收縮，因急性心肌梗塞殞落。

　　許多病人在治療半年一年之後，會自覺「血糖好了」，或一部分
人自覺身體已經漸漸的復原，接下來自覺「危機警報」過去了，又回
到否認期，自認無病，吃藥就不規則了，甚至自斷藥物，後來就乾脆
不來門診了。

還有部分病人看到血糖一降，自己就覺得血糖既然已經「好了」，就不必再吃藥了，或就不規則吃藥，也不自覺有異樣，加上恢復隨意飲食，更不量血糖，門診糖化血色素露餡，也不以為忤；或停一次藥，隔天即使量過一次血糖，不太高，也就不吃藥了，雖然看似定期回診，醫師也說糖化血色素7%上下，還可以，家裡剩藥卻越積越多，遇到過年假期，慢慢吃剩藥，過了年，發現脫診太久，不好意思面對醫師，就不回診了。

　　更有甚者，我能夠迅速把病人血糖治好，甚至緩解糖尿病，但是病人的回診率，緩解者反而變低，一旦緩解，很多人就主動失聯了。

　　大一部分人看到血糖與身體狀況好一點，飲食生活就放鬆了，又大啖富含油、糖、粉的食品，你兄我弟，喝酒應酬，邀宴大吃，結果又回到血糖飆高與起伏的狀況，這時醫師假如發現了，有責任心的會再跟他告知與衛教如何恢復，但是有部分的病人被發現A1C高，居然感覺惱羞成怒，一生氣拂袖而去，就再也不來了。

　　另有一部分的人，現在越來越多，就是極端主義者，他們可能會花很多的時間看了100個不同自助團體的網頁與臉書，然後自己摸索出一套非常有效的降血糖方法，大約是「不含碳水化物」，吃很多青菜為主的傳聞組合，吃藥之後血糖迅速降低，造成低血糖的現象，所以病人會深受低糖震撼之苦，所以就自己停藥了，其實應該要告知醫師現在在執行什麼飲食，假如是我的話，我會告訴病人執行過當會造成心肌梗塞的危險，萬一病人已經開始有低血糖，我在門診每一次都會問病人「用藥覺得怎麼樣？」假如病人願意跟我講，我當然一定會減藥，甚至於停藥！

　　十多年前全球的糖尿病評比，台灣排名全世界43、44名左右，

跌破全球專家眼鏡，更讓很多人百思不解的是：台灣人看病的醫師診察費是美國的1%以下，藥費、檢驗費大約十分之一以下，開立長期慢性病處方簽，健保的部分負擔幾乎沒有！為什麼在全球最沒有就醫障礙的台灣健保，大家血糖為什麼會那麼高呢？併發症發生率也很高，心血管病死亡率上升中，腦中風不降反升，洗腎還奪得全球冠軍多年，值得全球衛生專家與全國上下都一起沉痛深思這個問題。

　　沒有文字時代，人類唯一資訊的來源就是口傳，原始人的觀察極端簡陋，口傳也會有偏誤。由於現代的法律、制度以及科學的進步，使得人們能夠輕易的條件之下，就可以找到專業的人，或者買到專業的資訊，專業的資訊就是要消除業配，沒有色彩的，同時高度可以看到全人類的，至少是跨國研究的長期資料，這些才是接近真理，接近事實，可以採納的A級實證，對任何病患絕對會有再現性，也就是這樣跟著做，就會得到預期的結果。

個人如何提升保健素養

　　目前衛教偏重禁忌，沒有正面導引安全的路在哪裡，已經讓重視吃喝的病人心碎，現實世界外食大量添加油糖粉與不明複方添加物，抵觸營養學，烹調學，食品學，食安諸多問題，複方添加物對身體的負面影響，卻還未列入核心衛教，只喊一些簡單口號，例如不要吃飯，低碳，乍聽起來好像符合世界潮流「減碳救地球」，但是減少碳水合物內涵，卻是利用生酮來利尿減重，吃更多不必要的肉，徒增地球二氧化碳排放而已，與減碳永續背道而馳；簡單說「無糖無油無鹽」，沒有定量，結果門診常常遇到低鈉血症，門診無力，抽筋，衰弱者有許多肇因於不吃鹽，無油更是無腦，排除了加進去的富含n-3必需脂肪酸的好油，只會吃進更多反式脂肪，來升高血清膽固醇而

已。一但缺乏必需脂肪酸，維持正常細胞分裂速率失能，早成生長與代謝障礙；激素分泌以及精、卵細胞合成的原料不足，造成不孕；皮脂腺細胞的生理代謝失常，造成濕疹、皮膚炎；不能維持紅血球健康，造成溶血性貧血，所以簡單口訣式衛教真是無助有害。多數人太過於用心於志業，或專心於事業的大小老闆，或每天為口忙的社畜，都無法分辨道聽途說廣告，與醫學建議，都肇因於背書填鴨教育下，大家只要背重點口訣，不會找資料，不會思辯，更遑論終身主動學習了，雖然台灣教育年數世界頂高，為何病人與民眾整體保健素養（health literacy）卻沒有效提升？

例如忙於工作，以致不能正常吃飯，有數名新竹頂大高科技教授，午餐買個麵包或一碗麵，隨便吃一吃，營養不均衡，身體所需的多數營養素都不夠，更不用說免疫系統需要完整的稀有元素、植化素、維生素與礦物質，與優質蛋白質源的組合，所以短期感染生病，長期慢性病品質不優，又不養生腸胃道微生物相，以上負面種種，癌症都會增加，常常因此英年罹癌早逝而上報。

在幾年前，診所收到從美國打來的求救電話，一位台灣女子嫁到美國，老公是非常專業的外科醫師，名震遐邇，早上7點鐘出發，過凌晨才回家，開大刀常常一進去就是超過16小時，這當中不吃不喝，回到家已經凌晨，老婆才準備一些東西給他吃，結果他暴食暴飲，吃的都是高糖高油高粉的食品，造成血糖一度飆高到800多，身體機能整個崩潰，無法再開刀，甚至於連走路的力量都沒有了，他同儕說要打胰島素，更嚇倒他，以為世界末日，老婆在臉書上面找到我，所以經過網路視訊的諮詢，以及飲食衛教，他老婆也在我的臉書上面學習如何做菜的方法，結果一個禮拜之後，他的血糖恢復正常，直到現在已經好幾年了，他的美國同儕新陳代謝科醫師直呼：那是不

可能的事情。

　　其實全球投入於志業的人，可能都犯了一個共同的毛病，就是把自己300%投入志業，以致於完全沒有時間，沒有空間來處理自己生命攸關的飲食，更不用說其他了，所以我一直不斷強調的就是人要留下一個空間與時間給自己活下來。

　　目前市面上的食品都是以廉價食材加工推廣，添加大量油糖粉、起雲劑、增稠劑、漂白劑、賦形劑、填充劑與色素等添加物來仿冒真材實料的食物，以求顏色鮮豔誘人，或口感酥脆有聲，或味道特香濃郁，或入口即化，大碗、大杯、大號，性價比高，小錢就可以吃很多類似高級牛排口味的油糖粉點心，用顧客貪便宜心理，添加人類本能的齒感與鮮味，使用鈉鹽與旨味劑（麩氨酸鈉，核苷酸系統的AMP/CMP，甚至於旨味加強劑），利用人類嗜鈉本能來吸引客戶。

　　經年累月吃下這些富含油糖粉與不明添加物的食品，粉類會消化很快而升糖，油脂緊接在後接棒，血糖飆更高，升糖曲線一個高峰階第二個高峰，就是特色，胰島素只能使勁地傾巢而出，每一次進食都需要連續分泌大量胰島素才能對應，一餐才吃完，接著又是點心，配含糖手搖杯飲料，胰島素還沒完成任務前，還要再分泌更多，造成胰島細胞過勞；另一方面，血中胰島素從沒有機會降下到空腹水準，破壞動物進食—挨餓的韻律，等同製造全身細胞的胰島素阻抗，與胰島細胞累死而凋亡（apoptosis）。

　　阻抗漸漸嚴重，胰島細胞一天天凋亡，讓剩餘胰島細胞更衰竭而累死，到了有一天，剩餘胰島細胞量能不足以支撐時，有如第1型糖尿病，一下子當天血糖就飆高了，這就是第2型糖尿病的首日了。

　　但是早期糖尿病，病人是沒有感覺的，門診常常會遇到無症狀的

空腹血糖稍高，或糖化血色素6.5%以上的患者，哭著臉說：「沒有三高，沒有遺傳，怎麼會得糖尿病？」因為他不知油糖粉的標血糖超能力，也被誤導「低碳就能救世界」。

年紀輕輕的青年人繼續這麼吃吃喝喝，不理糖尿病，短短數年，馬上就面臨生命猝死的危險，早在上世紀末，在台灣各醫學中心的急診室，年輕人患有糖尿病高滲透壓症（血糖飆高逾千，甚至達3000）併發敗血症、或嚴重肝膿瘍、或心肌梗塞、或中風已經非少見，現在油糖粉更加氾濫，遑論將來的景象。

緊跟著我治療 才能緩解

其實做好三級預防很簡單，就是跟著醫師的治療計畫，使所有三高與生理數據達到正常，就不累積負債，終身絕對不會發生併發症。

在我日常醫療，大腦高速運轉，舉手之勞，一上午門診，理論上可以調整好千位病人劑量，這只是看數據，倒是要說服病人了解，進而同意而去改善，卻有如當年想用調幅收音機收聽調頻電台一般，有時一個人的衛教接近一個小時，出門時又進來問一個回到原地的問題，等於雞同鴨講。

所以我需要團隊協同來服務，此外每一個病人付出多少來對應治療也是關鍵，例如願意裝上連續血糖機，醫師才能看到真相，否則都是不舉證的空談，不能解決台灣醫療品質最低的問題。

我更需要儀器，人性本來就像西遊記的孫悟空活潑亂竄，活像道行高深的猴子，自我感覺良好的美猴王，甚至沐猴而冠，自封齊天大聖。一旦美猴王頭頂被裝上緊箍咒，就被佛門收為弟子；現在連續驗血糖機就是美猴王頭上的緊箍咒，裝上之後，除了對價錢稍有微詞，

沒有病人不滿意的，病人好好做好份內的第一件事，就是認清自己慾望與食品，病人拍照上傳，也同步看到血糖，CGM有如明鏡，就會跟著儀器數字改變行為。

另一方面，假如醫師直接來關心糖尿病人所吃，病人有時會不高興，所有的回答都是否認，沒有辦法真正落實飲食治療的效果。只是在接近免費醫療數十年之後，在儀器推陳出新，期待病人自費投資自己健康，裝上連續驗血糖機，有時候比商人兜售保健食品的還難，因為台灣有許多人不願被看到隱私，一昧只要好就好，因此給王祿仔，或保健食品機會，買一個幻想，直到天荒地老，全身組織壞死，但是病人也不願意被戳破自己國王的新衣。

併發症的最後防線

一旦有了併發症，病人緊急就醫時，一聽到要打胰島素，通常會很緊張，好像醫師要「替天行道」來處罰「貪吃的我」，甚至擔心要打一輩子？錯錯錯！

但是卻忽略生死攸關的大事，眼前心血管病猝死極高風險，與視網膜、末期腎病變、神經變病等終身遺產效應，以及急性感染症、敗血症與結核病的致命風險。

糖尿病人所需要的胰島素，會隨著血糖的高低起伏，而產生很大的需求變化，當血糖很高的時候，胰島素阻抗也很高，需要很大量的胰島素，但是血糖一旦慢慢下降，胰島素阻抗也會下降，所以所有曾經被我打過胰島素的病人，每一個人跟著我吃，都有下降胰島素的時候，一但血糖趨向正常，我就減劑量了，慢慢減，飲食繼續正確做，我就停藥，宣布緩解了。

但是只有一些人會緩解，因為只有這一些人會緊跟著我飲食，規律運動，並監測與定時服藥，都做得很好，自然而然，血糖下降，胰島素阻抗變小，血糖繼續下降，醫師減少胰島素藥量，關鍵在病人飲食與醫囑的高依從性了。

反觀有一些人數十年不會緩解，因為一旦血糖變好，一曝十寒，又恢復大啖油糖粉點心，大喝飲料與喝酒，沒辦法跟著我的飲食計畫，用藥也離離落落，完全不規則，血糖像雲霄飛車，胰島素阻抗沒有改變，甚至血糖越來越高。

更有人整天吃麵食，啃麵包，吃小吃，喝手搖杯，大餐小餐，從沒有血糖正常，不只沒辦法停掉胰島素，也累積併發症，所以為失敗的三級預防。

什麼是三級預防？就是有了糖尿病，找醫師看病，遵從規則吃藥、調藥，甚至於停藥緩解，繼續追蹤，併發症就不發生了。

《金句》　預防併發症不發生，稱三級預防，一級二級都過去了，三級都不跟著做，做也做不好，那就……菩薩保佑了。

糖尿病的二級預防：
早期發現、早期診斷、早期治療

要診斷糖尿病而言，初期無症狀，需要去抽血檢驗血糖，或A1C，醫師才能有根據而診斷，就能夠在疾病初期就發現，一旦發現，就立即治療，稱為二級預防，假如沒有定期做健檢，無法早期發現糖尿病。

二級預防即在疾病發生初期，能作好早期發現、早期診斷、早期

治療的措施，延緩或減少併發症、後遺症和殘疾的發生，或縮短致殘的時間。例如為阻絕發生憂鬱自傷的可能性或嚴重性，早期發現、早期介入，訂定策略來篩檢出憂鬱高危險群，並即時介入治療。

病例能早期發現，可藉由定期健康檢查、疾病社區或社團，甚至全國篩檢等方法。

目前糖尿病的二級預防，一般採取的是社區的三高篩檢，像衛福部針對社區給予的計劃，甚至於在各個診所也承辦國民中老年疾病的健檢，來篩檢三高；因為全民健保已經覆蓋了所有國民，而糖尿病又是最容易影響各個科別各疾病的基本疾病（underlying disease），例如外科醫師在替病人手術前，通常會篩檢病人有沒有糖尿病，因為若遇到糖尿病人沒有被診斷出來就貿然開刀，病人的血糖會飆高到致命，或者是已經診斷出來但治療不良的病人，即使手術成功，病人也可能會因為發炎併發敗血症而亡。

許多上班族參與了公司做的健檢，但當拿到厚厚的一本檢驗報告時，卻毫不在意。舉例來說，健檢發現了三高，血清膽固醇高和血糖高，報告上一般都會出現警示，這時候假如病人忽略去門診追蹤及治療，那麼等於沒有健檢，也就沒有做到二級預防。

記得我剛剛回國當主治醫師的時候，同儕腎臟科醫師告訴我，來了一位銀行界的董事長，他的歷年健檢報告都放在抽屜，糖尿從來沒有治療，這次因為尿毒的症狀而來求診，已經需要洗腎了！如果民眾總是要等到發生併發症，例如心肌梗塞、繞道手術後才來搶救治療糖尿病，那麼有一半的機會是來不及的。

糖尿病的一級預防：防範於未然

一級預防就是防範於未然，在還沒有生病時就著手防治該疾病。

無論聯合國或進步國家的非傳染防治計畫，或我長期在社區演講、部落格、個人網頁、臉書上所揭露的我家晚餐，教育大眾吃均衡營養，定時定量，避免油糖粉，都屬於一級預防三高與癌症等慢性病，同時好營養，也可以預防傳染病。

古人說「治未病」，典出兩漢時代聯合著作的《黃帝內經》，就是指要能先洞見疾病，採取預防性治療，減低發病或病情轉變的可能。《素問·四氣調神大論》則說，疾病發生後才醫治，就如國家大亂才設法管理，又或戰爭之前才想鑄造兵器，多事倍功半，甚至於事無補了，來不及了。

印度本土的阿育吠陀醫學（Ayurvedic medicine）也是充滿預防醫學的觀念與說法：「首要是維持身體的健康狀態，其次才是生病時加以治療。」所以全球先人的智慧都是類似的。

然而古代的「治未病」，不免流於個人的臆測或倡議，而現代化的公共衛生或醫學，則近一步追求實證的依據，通常經過流行病學、預防醫學，尤其是前瞻性的世代研究得到風險因子，針對風險因子來設計整體的預防計劃。

多國多中心、隨機對照試驗（randomized controlled trial, RCT）大數據下，才能取信醫界醫師、藥界同儕產業、官署衛生專家、統計學家、預防醫學家全體。

19世紀末年才發現細菌會致病，確立聲援論，開始一步步無菌

操作，斷了微生物傳染的途徑，才真的進入「衛生學」時代，二戰後，全球才邁進公共衛生與預防醫學專業。

實證研究指研究者收集觀察資料，提出假設而展開的研究，從大量的事實中通過科學歸納，總結出具有普遍意義的結論或規律，然後通過科學的邏輯演繹方法推導出結論或規律，再將這些結論或規律拿回到現實中進行檢驗。

糖尿病的一級預防就是自己知道家族有糖尿病史，或自己就是高危險群，或曾經患有妊娠糖尿病、黑色棘皮症、多囊性卵巢等疾病，或有肥胖、血糖在正常範圍內高點，就要注意從日常生活著手，不要吃高升糖的食物，選擇不添加游離糖、少添加過多油脂、不磨粉的主食，每天勤運動，將風險因子去除以預防糖尿病的發生，讓自己保持健康。這些都已經在實證醫學得到全面、極大量且極高強度的證據，不是醫師憑個人經驗來「治未病」。

脂肪與攝取種類第2型糖尿病發生

大型流行病學研究發現：攝入多元不飽和脂肪，或多元不飽和脂肪酸生物標誌物（脂肪組織、紅血球膜、血漿濃度），與降低第2型糖尿病風險相關。

另外在糖尿病前症補充n-3脂肪酸，有降低血清三酸甘油酯以外，6個月內的胰島素分泌能力和內皮功能轉好的結果。

在亞洲的一項單盲隨機對照試驗中：107名新診斷的葡萄糖代謝異常和冠心病受試者，每天補充1,800毫克二十碳五烯酸（EPA）後，餐後三酸甘油酯、血糖平均值得到改善。

此外，在最近的一項多中心隨機對照試驗中，57%的參與者患有

糖尿病，年齡在50歲或以上，並且至少有一個額外的心血管病危險因素，加上空腹三酸甘油酯升高和低HDL-C，添加2種藥物可以帶來好處。

就複合心血管病結果和心血管病死亡率而言，每天兩次使用二十碳五烯乙酯進行史塔汀藥物治療，可以降低複合心血管病結果，和心血管病死亡率，但因心房顫動，和嚴重出血而住院的比率也略高。

去到美國看看一般的人所吃的，就可以知道美國幾乎沒有漁村，我2002年，我奉局長命令，率領衛生局所屬精英一班，公費在夏威夷大學管理學院進修，夏威夷那麼多島嶼看不到漁港，令人吃驚，一般人所吃的食物也少有海洋生食物，所以美國人DHA與EPA攝食量會很低；台灣本來是比較高的，但是近年來的連鎖店外食增加，也越來越跟美國一樣了。基本上《美國人飲食指引》飲食推薦也是教大家以改變吃均衡營養的天然食物為主，沒有辦法吃天然海生食物時，才吃補充品。

《金句》　我家的餐桌就是預防糖尿病的地方，因為我們常常吃天然的海魚，歡迎瀏覽我臉書相簿「我家的晚餐」。

⑦ 糖尿病前症　胰島素阻抗

　　胰島素阻抗與胰島分泌不足是第2型糖尿病病因。

　　正常人胰島素分泌第一相劍尖期，10分鐘內迅速而短暫的高峰，然後進入第二相高原期，在2-3小時內穩定，然後下降。

　　第2型糖尿病剛發病時，胰島素阻抗很大，光檢驗空腹胰島素，反而是常人數倍濃度，進食之後，第一階段胰島素分泌飆不起來，多數早期糖尿病人胰島素在第二相「看似沒有分泌不足」，只是遇到升糖挑戰時，血糖壓不下來。

　　第2型糖尿病越來越久時，胰島素阻抗並未改善，但是分泌量能更加衰退，最後二次衰敗階段，看到血糖高，但是胰島卻無動於衷，分泌不出比空腹更多胰島素了。

　　第1型糖尿病患者，一發病就是短短數天內，突然不分泌胰島素了，不補充胰島素就死亡了；治療後，因為胰島素施打與飲食量不適當，血糖不易降下，胰島素劑量越增加越過多，人工製造胰島素阻抗，又再加上運動不足，現代坐姿生活，造成體脂肪越來越高，體重慢慢上升，胰島素阻抗也越來越嚴重了，才被視為「雙重糖尿病」。

　　無論哪一型糖尿病，尤其第2型糖尿病，遺傳很重要，再加上現代生活方式的疾病，所以現代糖尿病患，不管第1型或第2型門診，做進一步測驗時，可能都有胰島素阻抗了。

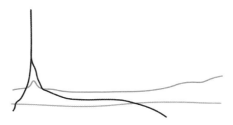

黑色線代表正常人的胰島素進食時分泌，有第一相的及時反應；綠色線代表初期糖尿病，平時胰島素比常人高，意味著胰島素阻抗嚴重，一旦進食，第一相分泌想高，卻高不起來；灰色線代表晚期糖尿病，胰島已經衰竭，阻抗還繼續存在，一旦進食而血糖高，胰島分泌卻無反應，靜靜躺平。

糖尿病前期？糖尿病前症

　　糖尿病前症就是一般坊間所說的糖尿病前期，指血糖介於正常和糖尿病之間，但是這些人心血管病的發生率，與糖尿病已經完全一樣，所以應該要視同糖尿病一起防治。

　　糖尿病前症的人可能會極力否認他有肥胖，說自己「頂多只是體重重一點點」，或白詡「比較有肉」，但是測量體脂肪，可以發現內臟脂肪累積過多，男性腰圍大於100公分，穿上高腰褲來掩飾，超音波掃描還有明顯、甚至重度脂肪肝；健檢時，三酸甘油酯多數高一些，嗜甜食或酗酒者甚至很高；飯前血糖可能介於92到125之間，糖化血色素在5.7-6.4%之間。有一部分的人吃油糖粉後，血糖會常常飆高，例如早餐只吃一個漢堡，血糖逾200多，但是很少國人會去聚焦看不見的細節，更沒有多少人會裝上連續驗血糖機，所以也不知道很快的血糖飆高之後，又會掉下來變成低血糖，所以多數因為低血糖來診，才被我發現患有糖尿病前症已經好久了。

因為糖化血色素檢驗，是全球各地醫師最常用來診斷糖尿病的標準，糖尿病前期時，門診檢驗就可以診斷。

由於糖尿病前期，每一年有接近5%轉變為真正的糖尿病，所以千萬大意不得。所謂一級預防糖尿病，這個時候開始，也不算早，因為心臟病在糖化血色素5.5%以下，就已經默默累積風險了。我偶而看到有些大人物，發生心肌梗塞在先，也就是說他們在糖尿病前症時就有嚴重心血管疾病，糖尿病在後頭隨之被診斷出來。

我年輕時教醫務管理系公共衛生學多年，當然知道若要在我行醫當中實踐預防醫學，必須從老年糖尿病人的子代家屬著手，但是我實在很難啟口，因為很常見的情況是，陪伴的家屬兒子挺著大肚子，全身從頭到腳包覆著厚厚一層皮下脂肪，女兒拿著一罐或一杯手搖飲料，嘴巴還散發出麵包的味道，我通常不敢主動去請病人掛號，因為他們還沒有做好心理準備，萬一我說了，他們不接受，會被誤解想拉客人，那我可能連目前這個病人都會一起丟掉，但是假如他們主動掛我的號，就能證實大部分至少是糖尿病前期，甚至已經是早期的真正糖尿病了。

我不同意把糖尿病之前血糖過高症（prediabetes）翻成糖尿病前期，這個英文字的pre就是「之前」的意思，diabetes就是糖尿病，所以在歐洲，無論哪一國人看來，它就是「糖尿病之前」的意思，翻譯成糖尿病前期容易被誤解是「已經進入到糖尿病」，給人類似前期糖尿病的誤解，會影響到病患很多方面的權益，尤其工作的權益，與已投保與將來投保的權益。

所以專家不應該把血糖稍高的人，例如空腹血糖過高，或驗糖化血色素，超過5.7%，就被稱為糖尿病前期，這是不注重人權的事。

我認為稱為糖尿病前症比較好，代表還沒糖尿病之前的高血糖症狀，或葡萄糖耐量異常都是比較中性的說法。

胰島素阻抗

胰島素阻抗（insulin resistance），就是需要使胰島持續大量分泌胰島素，才能維持脂肪細胞、肌肉細胞和肝細胞的胰島素生理作用，所以醫師會看到更高的血清胰島素濃度，卻也無法滿足生理醣類代謝需求，例如促進脂肪生成與壓制肝臟葡萄萄新生；同時肌肉細胞吸收葡萄糖，和肝細胞儲存葡萄糖成為肝醣量能降低，再惡化下去，連脂肪細胞儲存的三酸甘油酯都水解出來血中，上升了血糖和游離脂肪酸與酮酸，導致代謝症候群全面發生，包括高血壓、血脂異常、高密度脂蛋白膽固醇偏低、糖尿病或空腹血糖偏高、腹部肥胖、心血管病增加與凝血因子的不正常等，部分學者與我傾向認為還包括高尿酸血症。

與其從無效的衛教中去追求新陳代謝專科才懂的胰島素阻抗深義，這一些病人通常過去沒有，現在也不可能去自修醫師基礎課程，例如解剖學、生理學、生化學、病理學等的理論基礎，許多新病人我可以在1分鐘就解決了他好幾年都不懂的問題。

全球健保並不給付真正的檢驗胰島素阻抗測試，即使知道了，也對治療無大幫助，我定時定量均衡飲食作法，能夠有效降低阻抗；我建議不如就好好去了解升糖、食育、你所吃的食物、營養與食安，最後餐後運動，就能緩解胰島素阻抗，更有效率預防糖尿病。

第2型糖尿病人和糖尿病前期的人，甚至還未到糖尿病前期的正常台灣人，許多有胰島素阻抗，血中的胰島素都會比沒有胰島素阻抗

的人來得高。這都是長期運動不足、飲食添加太多高升糖的油糖粉造成的結果。要緩解，可以從飲食、運動、藥物三管齊下。飲食治療第一步就是減少「油糖粉」，這對外食者而言相當不容易，但卻是要盡全力做到的事。

運動方面，現在有許多人進入健身房，可以得到一部分的好結果，但是最有效率、最方便、最便宜的方法，就是吃完飯之後，馬上爬一下樓梯或走路，或抬啞鈴訓練，血糖馬上就會降下來。

但是飲食控制不好或外食的人，就得加上新藥物，現在藥物安全性高，選擇項目越來越多，可以縮短痛苦期至極短，加上CGM，比起以前可說百倍容易邁向成功緩解之路。

已經是糖尿病的病人，國際糖尿病專家不會醫令病人再做一次葡萄糖耐受試驗，因為除了很難過外，還把病人血糖搞得超高，對病人又一次傷害；除非懷疑糖尿病，但是其他檢驗卻不能得到滿意，讓病人喝下75克葡萄糖的糖水，可能使得糖尿病人嘔吐，腸胃道不舒服，以及血糖飆高到300-400 mg/dl以上，基於倫理是不能做的，假如有做了，當然就可以看得到這個人在每一個時間點的血糖和胰島素。

胰島素的高低，不一定代表胰島素的分泌不足，假如血糖正常，可能是胰島素阻抗很小，以致於分泌一點點胰島素就夠了，所以胰島素的阻抗評估是非常專業的工作，請找對醫師，省錢省事。

為什麼才20歲出頭 糖化血色素已經糖尿病前期？

當你多吃點心時，就要多分泌10倍速正餐的胰島素，胰島素分泌越多，一方面造成血中胰島素升高，數分鐘後，細胞膜上胰島素受器就會下調，身體系統也會提升抗胰島素激素，以減少低血糖風險，

都是避免血糖過低的自衛機轉；另一方面是胰島日夜備戰工作，因應您不時嘴饞之需，胰島細胞精疲力竭而陸續凋亡，分泌力越來衰弱，所以一天到晚都在吃喝的人，除了胰島阻抗大，胰島也快速衰竭。

在農業發展之前，人類靠採集與狩獵，這就是挨餓與進食交替，有一餐沒一餐的時代；在工業深化過程當中，食物變便宜了，而且食物供給變得隨時、隨處可得，人們常常吃東西，吃進大量油糖粉的食品，身體的胰島細胞要分泌大量的胰島素，不出現胰島素阻抗才怪。

我30幾年前主持台北病理中心時，時台灣年輕上班族婦女血清胰島素許多人小於2 mIU以下。現在看我門診的很多年輕人，血清胰島素都逾30 mIU，顯示年輕人生活改變後，胰島素阻抗的現象變得非常明顯。胰島素阻抗和胰島素衰竭兩者加乘起來，那麼面臨糖尿病前期就是預期中的事了。

《金句》　一天吃兩餐或三餐，不吃點心，恢復哺乳動物的進食與挨餓韻律，加上運動，就可避免糖尿病前期，與緩解胰島素阻抗了。

胰島素阻抗者血清胰島素濃度高

血清胰島素是抽取病人血液，放置讓紅血球等物質沉澱，上面黃色液體稱血清，再檢驗血清當中的胰島素。

上世紀正常人的胰島素空腹時候是很低的，一點點的胰島素就有很大的功能，讓肝細胞、肌肉細胞、脂肪細胞開門引進葡萄糖，能夠維護血中的糖分在安全的範圍，壓制酮體生成，以上代表胰島素的敏感度很好，沒有胰島素阻抗，當然這個人這時候，抵抗糖尿病的力道

還很強，飯前血糖也很低，可能在78 mg/dl。

但是現在臺灣許多民眾，日日夜夜吃甜食、勾芡食物、麵包、饅頭等高升糖食品，或牛飲含高糖飲料時，人體要精確地維持血糖在狹窄範圍，稱為生理學恆定，現在身體有一塊方糖5公克溶解在一個人血液5公升當中，人類吃喝後1至4小時，會有源源不斷的葡萄糖從腸胃道吸收入血液，肝腎，全身脂肪器官與肌肉都在餐後吸收階段，壓制葡萄糖新生、酮體生成，加入減出分秒參與，所以血糖是像雪花一般胡亂飄。

因此人體會分泌很多的激素來調節，但是日復一日大量油糖粉，需要血清胰島素的濃度大增，才能夠壓制餐後飆高的血糖，但是有時候胰島素會把血糖壓過頭了，發生低血糖症狀，例如：冒汗、虛弱、頭疼、心悸、腳軟，少數嚴重案例，因為嚴重醣類匱乏，加上多重用藥，會導致昏迷，甚至休克而亡。

現在很多沒有糖尿病，更沒有服用糖尿病藥的人，吃甜點和磨粉澱粉後卻常常會有低血糖現象，很多人在醫學中心檢查了老半天，排除了胰島素分泌腫瘤（一種分泌胰島素的腫瘤），詳細問診後，我發現常常吃血糖飆高的食物，而造成反應性低血糖症居極多數。

因為血糖過低的時候，身體會有一套自衛機轉，分泌更多壓力激素去對抗胰島素，以避免低血糖，久而久之，就變成血中要更高的胰島素，才能維持正常的代謝運作，這時候就稱為胰島素阻抗了。

《金句》　檢驗血清中胰島素，只看到靜態胰島素濃度，不能完整呈現胰島素阻抗。

如何消解胰島素阻抗

大家喜歡聽「炫」的衛教，數十年來曾瘋傳會降血糖的食物，多如過江之鯽，10年前流行「先吃水果」，大夥兒又一窩蜂跟進，多數人沒有自己檢驗求真的習慣，所以反而造成血糖越來越高，直到2023年，我門診還會有新病人因為先吃水果，讓血糖飆到300 mg/dl以上而來看門診。其實50年來腸胃道激素研究成果如下：

其一，鼓勵先吃一口富含蛋白質類食物，接著無論是吃青菜、豆類或繼續再吃其他蛋白質類食物都可以，15分鐘之後才開始吃飯，最後才吃水果，而且水果要注意份量，我建議40大卡以內的水果（大約等於100公克的柳橙）能有效降低升糖幅度，一般的人可以吃到的80大卡會令血糖飆升。

在證據出來之後，我讓小女兒先試驗，她從小就是先吃魚、肉，再吃菜，吃很慢，最後才吃白飯，結果她用掉最少的胰島素，身材最纖瘦高挑，接著我也在我的門診上衛教病人，都會得到比原來血糖升幅較低的結果。

其次就是要規律的飲食生活，每一天吃兩餐或吃三餐，不吃點心零食，用餐時間規律，份量規律，身體所需要的胰島素就越少。

其三，胰島素阻抗能夠消解最重要的手段，就是讓人體挨餓，這是所有動物原始的設計，進食和挨餓兩階段交替，現代人最大的幸福和最大的不幸就是大吃大喝，再連續大吃，所以只要拉開兩次進食之間的距離，適度挨餓，胰島素阻抗與胰島疲累，就能漸漸消解了。

《金句》 蛋白質成分高的先吃，拉開兩餐之間的時間距離，定時定量，慢慢地就可消解胰島素阻抗。

剛裝上CGM 血糖怎麼沒見過這麼高

我的新病人來診，一律減藥。但很多人在裝上CGM 之後看到餐後血糖超過180 mg/dl，就神經質的反應了，因為他們過去不曾看過真實的血糖震盪，只有看到糖化血色素，不知道餐後高血糖多嚴重。

裝上CGM，本來是為了在減藥過程中能夠安全，又能夠教育病人看到並關心自己的血糖，但是看了CGM，病人又過度反應，造成我減藥治療沒有辦法順利。

要減藥，就先要恢復正常的胰島素分泌與減少阻抗，胰島素阻抗最大的原因，就是吃錯食物與用藥太多，造成一天連續數次低血糖，以及對抗低血糖的抗胰島素激素上升。正常吃三餐後，血糖復原需要一段時間，不是武俠小說一瞬練成，或童話點石成金；再說減藥之後，不再發生低血糖，身體不再過度分泌抗胰島素激素，也能夠減少胰島素阻抗。減藥是必要步驟，減藥就會看到血糖上升，讓血糖高一下下，為的是永久減藥，等到胰島素阻抗慢慢緩解，血糖也能慢慢緩和，病家請勿自尋煩惱。

8 脂肪與膽固醇 一併緩和

高膽固醇血症大流行

1988年7月至10月，我在士林區和北投區針對30至60歲男女性進行抽樣流行病學研究，以血清總膽固醇高於（或等於）220mg/dl為切點，得到35.7%的人有高膽固醇血症。

但是近10年來，門診新病人中，大學生、年輕上班族，血清總膽固醇高於300mg/dl，或血清低密度脂蛋白膽固醇高於200mg/dl，嚴重的高膽固醇血症個案，幾乎每週都可以見到。除了瀏覽研究文獻，我一直觀察各種現象，亟欲了解為何嚴重案例變多了？

我在教育演講中，常遇到許多醫師提問：自己為了高膽固醇血症，極盡所能地避開禁忌食物，膽固醇卻仍然居高不下，到底是為什麼？簡單問診，都是外食與早餐出了問題。

另一方面，對於膽固醇一知半解的門診病友，一直被各種報導誤導，以為吃藥會有傷肝等副作用，結果雖然多年來到處求醫年，但都只吃短期的藥，有時不規則中斷了，也沒有跟醫師講，或根本不回診；直到有心血管病症狀後求診，進一步經由鼠蹊部的股動脈或是手臂的動脈放入心導管，至冠狀動脈的開口注射顯影劑，經不同角度的X光攝影，來評斷冠狀動脈狹窄的部位和程度（這是為確診與治療的

侵入性的方法，不過有發生併發症的可能）。冒著侵入性檢查的風險後，才發現三條冠狀動脈嚴重阻塞確診，或深入的高階健檢，診斷為嚴重冠心症，才震驚與懊悔。

民眾的營養知識充滿了「部分實證」置入性行銷產品，將部分實證醫學埋在變性穀類的產品廣告中，或業配補充食品，所以民眾常常質疑檢驗報告正確，為何已經吃了那麼多號稱會降膽固醇的機能食品，但是膽固醇越來越高？

飲食 運動 藥物 三管齊下

要預防膽固醇過高以及新陳代謝症，就儘量自己做飯，在家常用清蒸、水煮、滷、燉煮、涼拌，或有時烘烤的方式，不要勾芡，不要沾油糖粉調味醬汁。專業家庭主婦價值長期被輕視，效果與成就被低估甚至無視，其實專業家庭主婦是家人健康的守護者。

最後提醒，養成固定運動習慣，飲食與運動雙管齊下，才能有效一級預防膽固醇。

二級預防是參加公司或社區健檢，早期發現，立即治療。

三級預防是已經有了一段期間的高膽固醇血症，為了要預防併發心血管病，而看病接受諮詢，運動、飲食與吃藥治療。

因此在專家的疾病管理下，以飲食、運動、藥物，三管齊下，才能有效控制血中膽固醇，進而減少日益增加的心血管關聯的十大死亡原因。

膽固醇的危害眾所皆知，因此民眾看到體檢報告上的總膽固醇出現紅字時，總是特別緊張，以為只要吃進食物中的膽固醇就會讓情況更嚴重，所以開始避開蛋黃、海鮮等食物。

事實上我們體內的膽固醇約有70-80%是內生性膽固醇，是自己身體從肝臟或小腸細胞合成的膽固醇，而剩餘的20-30%才是來自於飲食中，其中引起血清高膽固醇血症的最大的因素是做菜烹調用油和添加進去食材的反式脂肪，例如：奶精、酥油、乳瑪琳、精煉油等；其次是吃進去食物中的飽和脂肪，例如：豬油、奶油、牛油、棕櫚油、椰子油、棕櫚仁油等。而食物當中的「膽固醇」影響很小，衛福部最新版的《每日飲食指南手冊》也將蛋白質食物來源的順序調整為豆>魚>蛋>肉類，因此適量吃海鮮與雞蛋是沒有問題的！

想要降低血清膽固醇問題，除了挑選較少飽和脂肪酸的食物外，平常可以多攝取蔬菜，蔬菜富含的膳食纖維具有促進體內膽固醇代謝的作用，而且其中的水溶性膳食纖維被腸道細菌發酵利用後產生丁酸，會進一步減少肝臟自行產生膽固醇，幫助控制血膽固醇濃度。水溶性膳食纖維的來源，以瓜果類、蕈菇類和水果為主，也可以在飲食中攝取足夠水溶性膳食纖維，例如果膠、豆膠等。

食物膽固醇含量表沒有用嗎？

這是當年一直流行的減少吃膽固醇食物，就能降膽固醇衛教，在很多院所都也列印一堆「食物膽固醇含量表」供病人參考，以及衛教人員奉為圭臬。

食物類別	名稱	食物每100克含量	食物類別	食物名稱	食物每100克含量
蛋類	鴨蛋黃	1220毫克	油脂	牛油	182毫克
	雞蛋黃	1131毫克		豬油	102毫克
	雞蛋白	0毫克		植物油	0毫克
肉類	豬腦	2075毫克	海產	蝦米	645毫克
	豬腎	267毫克		小卷(鹹)	460毫克
	豬肝	260毫克		蝦皮	426毫克
	臘肉	143毫克		魷魚絲	330毫克
	豬腳	127毫克		紅蟳	296毫克
	小排骨	73毫克		大頭蝦	155毫克
	五花肉	66毫克		龍蝦	86毫克
	香腸	65毫克		黃魚	66毫克
	瘦肉	60毫克		罐頭鮑魚	59毫克
	雞胸肉	57毫克		海蜇皮	22毫克
	火腿	40毫克		海參	0毫克
奶類	起司	83毫克	其他	蔬菜水果類	0毫克
	脫脂奶	27毫克		五穀類	0毫克

資料來源：行政院衛生署（台灣地區食品營養成分資料庫）

然而民眾明明照著做了，但是膽固醇卻仍居高不下。於是就有各種衛教傳說及奇怪分類，例如分成會游泳的/不會游泳的，或以顏色區分……。這些都毫無依據，不會降下任何血清血膽固醇，應該還有更大的因素在未知處作用。值得大家注意的是上述表格食物的分類太粗略了，舉例來說，難道軟體動物就只有小卷而已？

小心合成的反式脂肪

飲食治療中，除了脂肪總量之外，脂肪的類型或品質，也可能會影響心血管疾病的結果。應盡可能減少含有合成的反式脂肪的食物，包括烹調用油、奶精或乳瑪琳加入麵粉做成麵包（台灣食品藥物管理署表示，網路平台及食品業者應於2017年3月13日晚上12時起禁用）。反芻動物天然的反式脂肪存在於肉類和乳製品中，無需剔除，因為它們的含量很少。

人體會產生足夠的膽固醇來滿足生理和結構功能，因此不需要藉由食物獲取膽固醇。儘管美國官方發行的《美國人飲食指引》2020年版的結論是：現有證據並不支持限制普通人群飲食膽固醇的建議，但針對其他人群（例如糖尿病患者）膽固醇的攝食建議尚不明確。

儘管膽固醇攝取量與血清膽固醇濃度相關，但與心血管事件相關性並不強。關於糖尿病患者膳食膽固醇、血清膽固醇和心血管疾病事件之間的關係，需要進行更多研究。然而礙於食品研究的經費、時間與人力比藥物研究要多出非常多，因此並不是那麼容易。

既然反式脂肪酸對心血管的影響如此重大，所以我還是覺得先嚴格的把關反式脂肪酸，才是事半功倍的做法。

食物飽和脂肪酸大惡於食物膽固醇

影響血清膽固醇高低的關鍵在食物中「膽固醇」、「飽和脂肪酸」的含量，尤其以後者惡影響最強。

所以1965年黑氏（hegsted）提出的公式，來揭櫫飽和脂肪酸的加權、多元不飽和脂肪酸的保護作用，與食物膽固醇的輕微惡影響。此外中村與立川也提出適合日本人的CIJ（Cholesterol Index Japan）。

血清膽固醇指數

a. 日本血清膽固醇指數（CIJ）

血清膽固醇的變動（毫克/100毫升）

$= (0.93S - 0.71P + 0.0677C) \times 4.66$

b. 黑式血清膽固醇指數（hegsted）

血清膽固醇的變動（毫克/100毫升）

$= 2.16S - 1.65P + 0.0677C - 0.53$

S：食物100公克中的飽和脂肪酸（公克）

P：食物100公克中的多元不飽和脂肪酸（公克）

C：食物100公克中的膽固醇（毫克）

從這公式的各個係數以及成分含量的單位來看，可以明顯地知道，對於血清膽固醇濃度的影響是：因飽和脂肪酸而上升，因多元不飽和脂肪酸而下降；因膽固醇而上升，但影響血膽固醇強度小於飽和脂肪酸。

為何血清膽固醇降不下來？

門診患者高膽固醇血症越來越多，嚴重度也越來越高，使用目前的史塔汀降膽固醇的效果還是不理想，除了史塔汀藥物對個人藥效差異之外，我審視實證醫學和實證食品科學，發現烹調與加工用油多反式脂肪，才是膽固醇血症上升的主因。我開始衛教病人注意這兩者，但是多數人無法執行，因為早餐一定要手拿著麵包開車，或中午公司一定附和團體叫炸雞腿便當或炸排骨便當。

所以多數重症膽固醇血症，不僅食物治療無效，甚至越治越高，因為他們禁忌海產、蛋黃、五花肉，但是放過酥油、人造奶油與奶精、乳瑪琳，等於放過大盜 —— 部分氫化乳瑪琳，但是專找弱勢人麻煩。

因此2015年美國人飲食指引就是：修正過去醫界與營養界的衛教，主張注意反式脂肪酸才是防治重點，但是為時有點晚。

消除了業配資訊 才能健康取捨

因為高膽固醇血症無症狀，但是多數人看了都不痛不癢，或看了半年沒有再升高，就不去管它，等到幾年後病發心肌梗塞之時，一切

已經晚了。

正視反式脂肪存在的需要，因為現代人喜歡吃高溫油炸物的香酥口感，與一般多元不飽和脂肪酸，不能用在高溫油炸的限制，只衛教油炸物要減少，效果有限，除了官署禁止反式油脂外，也要找到安全的油炸替代油脂。

近一步要研發好吃又不必油炸的料理，提供庶民餐廳能夠應用，衛教禁止患者外食是沒有效果的，因為上班族下班回到家往往已經7點，大多數不可能、也不願意再親自下廚做菜了。至於外食用一杯水洗掉外食過油，也只是減少了少量油脂，禮儀上看來也不雅，更改變了料理的味道。

1982年我去德國留學時，發現當地不似台灣很懼怕豬油，也沒有跟隨美國糖尿病學會要求較高的五穀根莖類粗食，醣類占比要58%。德國當年已經二戰後工業化，所以他們給40%醣類、30%油脂、20%的蛋白質，較接近一般人飲食。

現在美國的官方建議一年數變，常令人無所適從，其實豬油德國人照吃，大家上網看維基百科，豬油的單元不飽和脂肪酸約占一半脂肪占比，所以光用這點不能禁止吃豬油。

我尊重個人生活習慣，只要避免反式油，患者吃什麼油脂，我不會在意，因為豬油並不差，但是要注意高溫帶來的危害，不只使用反式油脂造成心血管疾病問題，還會有萬年油加熱過久，提高發生癌症、黑斑與青春痘等問題。行醫數十年來，尊重客戶的種族、生活習慣、宗教與家庭偏好，所以會為你訂做一套合身有自信的飲食推薦。

吃食物，不要吃食品？

在歷經食安連環風暴後，已經有一些人開始有了認識，食品極多數需要安定的油，最安定、最經濟的油就屬反式脂肪，所以「吃食物，不要吃食品」的說法不脛而走。

剛認識高膽固醇血症者以為，少吃含高膽固醇的食物就行，但是做了卻毫無效果！稍有識者進入初級班者，知道飽和脂肪酸多來自動物紅肉，所以要減少飽和脂肪酸就要少吃紅肉，改吃白肉，但仍然無效！這些都是忽略了最大的影響力來自添加的反式脂肪。

食物與食品有何區別？我認為，食物是未經加工或自然發酵的；食品則是加工後的產物，但是界線模糊。食品可能為了長期不需低溫無菌保存，添加了過量防腐劑；為了增加色澤彩度，添加色素；為了增加白色明度，添加氧化劑、螢光劑、漂白劑等；為了增加稠度，添加勾芡粉與明膠、增黏劑、起雲劑、填充劑；為了食物潤滑，添加反式脂肪與界面活性劑（乳化劑）；為了增加不同口感，加入不同的添加物……可能被添加的物質近兩萬品項。

食品為何會有反式脂肪？食物在加工的過程反覆煎炸，預防高溫氧化，需要高溫仍然安定的反式脂肪酸、或退而求其次的飽和脂肪酸。一般家庭用油，都是富含多元與單元不飽和脂肪酸的健康油脂，加熱後迅速氧化，一天內就會發生酸臭，產生油耗臭味，所以不容易成為加工食品用油。

總之，一種油脂，同時能注重健康（低熱量、低氧化物、不含反式脂肪、無添加）、安全、安心、廉價、香味、美味全部最大化，而且並存似乎不可能。

常會被誤認為是食物的食品有下列八類，是經常被忽略的：

- **即溶加工麥片類**：因為已經阿爾發化加工，已經熟了，顧客直接泡水可食用，且加上調味料，例如想要滑潤爽口，就加上油脂與乳化劑、香料。所以增加了熱量與反式脂肪，失去了降膽固醇功效。

- **肉品加工類**：拼裝火腿、熱狗甚至一般洋香腸，不是德國食品標準，只用豬肉製作而熟成的，就含有調味料、填充劑、油脂與乳化劑、豬雜，甚至有狂牛症之虞的機器分離肉。像是肉鬆，含有油脂爆炸的香酥麵包屑，與增加香味與口感的油脂。

- **精肉類**：日本曾有報導，破獲食品加工廠專門把進口低價牛肉，機器注入牛油、奶油與其他油脂，以製造出油花紋路，混充高級霜降和牛牛肉。

- **乳品加工類**：薄片起司、軟起司三角包裝，都不是單純發酵熟成的天然起司，大多有添加調味料、香料、油脂與乳化劑等，再注入模具塑形，放冷包裝。

- **核果類**：添加調味料、香料、反式油脂、甘味劑，在油脂中加熱烘焙製作出來。

- **加工的滷味**：含大量調味料、香料、油脂與乳化劑，有些給客人前還會再油炸一次。

- **加工的乳品類**：鮮奶一直有媒體報導質疑，生乳生產量遠大於鮮乳，應該稱調味乳。問題是即使不外加乳品，但是乳脂為了達到特級鮮奶標準，也添加調味料、奶味香料、油脂與乳化劑。

- **店家製的油炸食品**：油條、燒餅、抓餅、蔥油餅也多含有反式或飽

和脂肪。

- **應酬在外吃宴席**：多數菜餚也是丟進一鍋油，再撈出來，稱為「過油」，所以不論清蒸或紅燒，都等同油炸。

多數剛認識膽固醇的人會說，飽和脂肪酸多來自紅肉動物，因此要少吃。飽和脂肪酸的確多來自動物，像是豬油、牛油、雞皮、全脂牛奶、肥肉、蝦蟹的頭部及卵黃等，但是雞油與豬油的飽和脂肪酸分別為30%與42%，奶油也才53%，反而更要注意的是調理時用的油。

油脂是由甘油與三個各種脂肪酸構成，各種脂肪酸都有不同的生理作用，也就是上升血中膽固醇也不一樣。另一項影響膽固醇的因素是反式脂肪酸，多是食物加工成食品的過程中出現的，自然界存在量很低，經常隱藏在各種食品之中，即使標示上寫0，仍可能含有少量反式脂肪，或是含有未標示出的飽和脂肪酸，

2017年8月，台灣消費者保護協會從大賣場買來50件商品，包括奶精、奶油抹醬、巧克力、洋芋片等，檢驗顯示：有22件（44％）食品含有脂肪酸，餘28件未檢出，意味食品不含反式脂肪是做得到的。包裝上標示「氫化」、「半氫化」、「硬化」、「轉化」植物油、人造植物奶油、酥油、植物奶油、瑪琪琳、乳瑪琳等，或英文有hydrogenated (氫化)、margarine (人造奶油)或shortening（酥油）、轉化脂肪（Trans fats）、氫化植物油（Hydrogenated plant oil）、氫化棕櫚油（Hydrogenated palm oil）、植物乳化油（Vegetable shortenings）都是反式脂肪。

消費者保護協會

　　基本上，我不反對食品，因為食品公司把食物做分類清洗行銷，重點是全民都要認識食安、營養和健康之間的關係，才有辦法正確立法，讓廠商生產健康的產品，最後基本上，要鼓勵大家一起做菜，一起吃飯。

糖尿病患心血管病風險防治

　　其實哪一天某個標新立異的飲食，能夠登上重要國家的共識會議，我也不會太驚訝，因為飲食科學牽涉太廣闊無邊了，但是均衡營養的原則還是不變，以及你到底要不要照顧你的心血管病呢？心血管病的預防需要攝取的熱量含40-70%的醣類！

　　美國國家醫學學術院（The National Academy of Medicine），成立於1970年，獨立於美國政府外運作，並向公眾、決策者和各行業領導者，提供有關科技和健康方面的客觀建議。

　　美國國家醫學學術院已將所有成年人可接受的三大營養素分佈定為：總脂肪占總熱量攝取量的20-35%之間。

　　然而，與低脂肪飲食相比，允許脂肪含量較高的食物，替代某些

醣類食物的飲食模式，可以更好地改善血糖，和某些心血管疾病危險因素（血清高密度脂蛋白膽固醇和血清三酸甘油酯），這是1990年以來的轉變，糖尿病飲食治療的主軸至今。

ADA 建議

- 以減重為重點的生活方式改變；應用地中海飲食或得舒飲食（DASH）；減少飽和脂肪和反式脂肪；增加膳食n-3（omega-3）脂肪酸、黏性纖維和植物甾烷醇酯/固醇（stanol/sterol）的攝取量；增加體力活動，以改善糖尿病患者的血脂狀況，並降低動脈粥狀硬化性心血管疾病的風險。（A級證據）

- 對於高三酸甘油酯血症（≥150 mg/dl）和/或低高密度脂蛋白膽固醇（男性 < 50 mg/dl，女性< 40 mg/dl）的糖尿病患者，加強生活方式治療，並優化血糖控制。（C級證據）血糖控制還可以有益地，改善血脂質，特別是三酸甘油酯非常高的人。

我的建議

- 用我的均衡營養，定時定量，適醣飲食，維持醣類在10到50%之間的總熱量。若病人有體重過重或肥胖的問題，總熱量稍低於每一天所需，大約衛福部建議量（男性2300大卡，女性1700大卡）的80%，就是我門診目前正在開立的方式，每一個人都能吃飽，不會因為餐間肚子餓而吃點心，體重會逐漸下降，即使停止目前的治療，也不會反彈，萬一肚子餓，我會增加總熱量；此外還要注重每一餐配合的水果量要比常人少一些，大約40大卡；我也偏重在海產的攝取，以增加Omega-3脂肪的量，同時也補充正常腎臟的人一天所流失的稀有元素和電解質。

對於吃素的人，我也會比照吃葷的人的蛋白質量，來換算成為豆腐的量，因為豆製品的含水量不一樣，所以從不同濃度的豆漿、嫩豆腐（絹豆腐）、板豆腐、木棉豆腐，到不同種類的豆乾、豆皮、豆包等，都有不一樣的含水成分和熱量；相對所吃進去的量也要秤重，達到類似的蛋白質攝取量，沒有吃素的人，也歡迎偶爾以豆製品配合肉類，好處多多；無論葷素我非常注重所使用的油脂，外食者的油脂自己是沒辦法決定的，所以為什麼講究食安與健康的人、要降膽固醇的人，都需要自己烹調，因為你不知道你吃的自助餐或高級餐廳是否有使用回鍋油甚至是地溝油。我們家的餐桌上，油類通常是選擇單元不飽和脂肪酸比較充足的初榨橄欖油、葵花油、苦茶油、南瓜子油、亞麻籽油、奇亞籽油、芝麻籽等，不同的、好吃的油使用在不同的食物上面，享受到飲食國際化以及變換口味的享食樂趣。

n-3是什麼？ω-3又是什麼？

n-3又稱ω-3脂肪酸，是一類不飽和脂肪酸，其中最重要的3種為：ALA（存在於植物中的油）、EPA和DHA（這二種發現存在於海洋動植物油中）。含有較多ω-3脂肪酸的油脂，包括：沙棘果油（學名Hippophae rhamnoides）、亞麻籽油、核桃油、奇亞籽油、南美印加果油、大麻籽油、魚油、海藻油、蛋黃油、磷蝦油等。

ω-3必需脂肪酸包括α-亞麻酸、二十碳五烯酸、二十二碳六烯酸，這三者均為多元不飽和脂肪酸，人體內無法合成，但可以使用十八碳的ALA作為原料，藉著人體酶延長碳

鏈，合成二十碳的EPA，再由EPA合成二十二碳DHA。

　　ω−3與ω−6脂肪酸人體不能自行合成，必須從食物攝取，所以稱為「必需脂肪酸」。隨著年歲增長，人體從ALA合成DHA的能力也跟著減退。

　　ω−6與ω−3脂肪酸的比率也要注意，現代飲食兩者之間的比值通常超過比10:1，目標要5：1或更低到1：1，因此需要專書討論。

　　看看以下常食用的植物油，ω−3含量少的舉例。

- 大豆油：7:1

- 橄欖油：3–13:1

- 葵花籽油：無ω-3脂肪酸

- 棉籽油：無ω-3脂肪酸

- 花生油：無ω-3脂肪酸

- 玉米油：46:1

血脂如何監測？

ADA 建議

- 對於未服用史塔汀類藥物或其他降血脂治療的糖尿病前期或糖尿病成人，應在診斷時、初次血脂評估、每年或更頻繁地（如半年）追蹤一次全套血脂。（E級證據）

- 在開始史塔汀類藥物，或其他降脂治療時，開始或改變劑量後4至12 週，以及此後每年追蹤，因為它可能有助於監測治療反應，並關心用藥遵循性。（A級證據）

對於成人糖尿病，40歲以下的個人，在初診時，以及此後至少每5年追蹤血脂全套（ADA說五年真的太久了，總膽固醇、低密度脂蛋白膽固醇、高密度脂蛋白膽固醇和三酸甘油酯）。

對於病程較長的年輕人（例如青少年就發病的第1型糖尿病患者），更頻繁地監控血脂。在開始史塔汀類藥物治療前，也應立即進行血脂檢查。一旦個人服用史塔汀類藥物，應在開始治療後4至12週、劑量發生任何變化後，以及每年評估低密度脂蛋白膽固醇（例如，監測用藥情況和療效）。監測血脂狀況，可增加或減少史塔汀劑量，和病人服藥遵循性的參考指標。

如果服用了藥物，低密度脂蛋白膽固醇沒有反應，建議進行臨床判斷，以確定血脂檢查的必要性和時機。史塔汀類藥物降低低密度脂蛋白膽固醇的個人間反應差異很大，但對此所知甚少。臨床醫師應嘗試找出避免發生副作用時，該病患可以耐受的劑量，或改換它種史塔汀類藥物。有證據表明：即使隔天服用極低劑量的史塔汀類藥物，也能帶來益處。

藥物治療

一級預防

ADA 建議

- 40至75歲無動脈粥樣硬化性心血管疾病的糖尿病患者，除了生活型態治療外，使用中等強度的史塔汀類藥物治療。（A級證據）

- 對於心血管風險較高的40至75歲糖尿病患者，包括具有一種或多種動脈粥樣硬化性心血管疾病危險因子的患者，建議使用高強度史塔汀藥物治療，將低密度脂蛋白膽固醇降低≥基線的50%，並以低密度脂蛋白膽固醇<70 mg/dl為目標。（A級證據）

- 對於心血管風險較高的40至75歲糖尿病患者，尤其是具有多種動脈粥樣硬化性心血管疾病危險因子，且低密度脂蛋白膽固醇高的患者，達到最大耐受史塔汀，再添加ezetimibe或PCSK9抑制劑藥物治療，屬合理。（B級證據）

- 20至39歲患者，有其他動脈粥樣硬化性心血管疾病危險因子的糖尿病患者，除了生活方式治療外，以史塔汀藥物治療，屬合理。（C級證據）

- 對於年齡 >75歲，且已接受史塔汀藥物治療的成人糖尿病患者，繼續史塔汀藥物治療，屬合理。（B級證據）

- 對於年齡 >75歲的成人糖尿病患者，考量潛在的益處和風險後，開始中等強度的史塔汀藥物治療，屬合理。（C級證據）

- 對於無法耐受史塔汀藥物治療的糖尿病患者，建議使用

bempedoic acid治療，是替代性降膽固醇計劃，降低心血管事件發生率。（A級證據）

- 懷孕期間禁止使用史塔汀藥物治療。（B級證據）

二級預防

ADA 建議

- 對於所有年齡層的糖尿病合併動脈粥樣硬化性心血管疾病的患者，在生活型態治療中，應添加高強度史塔汀類藥物治療。（A級證據）

- 對於患有糖尿病和動脈粥樣硬化性心血管疾病的患者，建議採用高強度史塔汀類藥物治療，使低密度脂蛋白膽固醇較基線降低≥50%，且低密度脂蛋白膽固醇目標為 <55 mg/dl。如果最大耐受史塔汀類藥物治療未能實現這一目標，建議添加ezetimibe，或PCSK9抑制劑。（B級證據）

- 對於患有糖尿病和動脈粥樣硬化性心血管疾病，不耐受史塔汀累藥物治療的患者，PCSK9 抑制劑合併單株抗體治療（A級證據）bempedoic 酸治療（A級證據）或PCSK9 抑制劑合併inclisiran siRNA（E級證據）治療，視為替代性降膽固醇療法。

史塔汀類的強度

- 第2 型糖尿病患罹患動脈粥樣硬化性心血管疾病的風險較高。

多項臨床試驗已經證明：無論有患或無患有冠狀動脈心臟病（CHD），史塔汀類藥物治療對動脈粥樣硬化性心血管病（ASCVD）結果有益。

- 大型試驗和糖尿病患者試驗中，對糖尿病患者的亞組分析顯示：糖尿病患者的動脈粥樣硬化性心血管疾病事件，和冠狀動脈心臟病死亡具有顯著的一級和二級預防作用。統合分析包括來自14項史塔汀類藥物治療隨機試驗（平均追蹤4.3年），超過18,000名糖尿病患者的數據結果表明：每降低低密度脂蛋白膽固醇1 mmol/L (39 mg/dl)，全因死亡率按比例降低9%，血管死亡率降低13%。這項大型薈萃分析中的心血管益處，並不取決於基線低密度脂蛋白膽固醇，而是與低密度脂蛋白膽固醇降低線性相關，沒有低閾值，超過該閾值，則不會觀察到任何益處。

- 史塔汀類藥物是降低低密度脂蛋白膽固醇，和保護心臟的首選藥物。下表顯示了建議在臨床實踐中使用的兩種史塔汀類藥物劑量強度：高強度史塔汀類藥物治療，將實現低密度脂蛋白膽固醇約≥50%的降低，中等強度史塔汀類藥物計劃，可實現低密度脂蛋白膽固醇降低30-49%的效果。通常不建議糖尿病患者使用低劑量史塔汀類藥物治療，除非這是個人可以耐受的唯一劑量的史塔汀類藥物。

- 對於無法耐受開立的史塔汀類藥物強度的個人，應選擇一種病人能最大耐受劑量的史塔汀類藥物。

目前國內共有7種史塔汀藥物，每一種藥物除了效價強度（potency）都不一樣外，其實效能（efficacy），受體上能產生的最大反應也不一樣，所以不管再怎麼增加劑量，對於效能低的藥物，效果也不出來。

下降效果	大於50%	40%	30%
	Pravastatin 80	Pravastatin 40	Pravastatin 20
	Rosuvastatin 20-40	Rosuvastatin 5	Rosuvastatin 5 QOD
	Atorvastatin 40-80	Atorvastatin 10-20	
			Lovastin 20
		Fluvastatin 20	
		Pitavastatin 2	Pitavastatin 1
		Simvastatin 40	Simvastatin 10
		Fluvastatin 80	Fluvastatin 20-40

親水性差異不大

　　針對親水性的研究，有以下結論：

● 根據Eur J Clin Pharmacol. 2022 Mar; 78(3): 467–476，結論：atorvastatin是最常使用的史塔汀類藥物，美國占37.9%，其次是simvastatin 占29.6%、rosuvastatin占25.5%和其他7.0%，主要是pravastatin。研究社區居民19,114名大於70歲老人的結果，親脂性與親水性，觀察到的所有結果差異很小，且不具有統計學意義。與低/中效史塔汀類藥物相比，使用高效能的atorvastatin與rosuvastatin，與較低效能的相比較，致命性心血管病事件的風險稍稍相關（風險比：0.59；95%信賴區間：0.35，1.00）。

● 根據Circulation: Cardiovascular Quality and Outcomes.

2013;6:390–399，結論：史塔汀類藥物的不良事件並不常見，與癌症風險無關，但確實會增加糖尿病的機率。Simvastatin 與 Pravastatin比其他他汀類藥物更安全、病人耐受更佳。但是我個人唯二申請藥害賠償案例，害我的病人住加護病房一個多月，就是當我把原廠simvastatin從20mg升為40mg兩週後，發生嚴重橫紋肌溶解症，所以這種非常罕見的嚴重不良反應，遇到了真的是運氣了。

- 根據J Womens Health (Larchmt). 2016 Jan 1; 25(1): 50–56，結論：STELLAR 試驗中的史塔汀類藥物療法，可降低高膽固醇血症女性的LDL-C、非HDL-C 和三酸甘油酯，並增加HDL-C，其中rosuvastatin可最大程度地降低LDL-C 和非HDL-C。

- 根據BMC Medicine volume 17, Article number: 67 (2019) ，結論：史塔汀類藥物與缺血性中風風險降低和心血管事件的絕對風險有關，在不同他汀類藥物的比較中，中等到高品質的證據表明：藥品之間的差異似乎不大，高劑量與最大益處相關。

　　這是美國討論最廣的藥物之一，因為膽固醇高牽涉到幾乎所有的人，許多人更懼怕副作用，例如引起糖尿病和橫紋肌溶解症。

台灣健保署高脂血症的給藥標準

　　醫師常常會面臨病人初診進來就說要開藥物，但是健保的用藥規範是先飲食衛教，再經過3個月，再回門診追蹤檢驗，而且包括年齡和其他風險因子都能滿足才能開立。台灣中央健保署「全民健康保險降膽固醇藥物給付規定」：

　　病人需要以如下的危險因子一個，低密度脂蛋白膽固醇需要大於

等於160 mg/dl以上，或病人需要以如下的危險因子兩個，低密度脂蛋白膽固醇需要大於等於130 mg/dl以上，但是病人有心血管病和糖尿病的病人，給付標準就降低到100 mg/dl以上。

危險因子定義：

1. 高血壓

2. 男性≧45 歲，女性≧55 歲或停經者

3. 有早發性冠心病家族史(男性≦55 歲，女性≦65 歲)

4. 高密度脂蛋白膽固醇 < 40mg/dl

5. 吸菸(因吸菸而符合起步治療準則之個案，若未戒菸而要求藥物治療，應以自費治療)。

有時候醫師開了，還會被刪除，自己要掏腰包賠健保；另外一方面，又有很多病人是開了藥不吃，但是醫師沒辦法知道他吃藥不完整，或者是他吃了藥，但是他吃的食物是不健康的，比較少見的是，少數的病人吃史塔汀，是比較沒有效果的。

史塔汀類沒有預期效果，接下來的藥物是非常昂貴的，健保經費有限，光規定就寫了一千字，所以臨床醫師就要去面對這難題。

9 修飾行為 給我CGM 就停藥了

　　了解藥物、運動、飲食和人體生理之間的關係，善用自然界的定律，我請您裝上CGM，我手把手，修飾一下，就能減少用藥，又穩定血糖，終極緩解。

ADA醫療營養治療糖尿病

　　有關營養治療的更多信息，請參閱2019年5月發表的ADA共識報告《成人糖尿病或糖尿病前症的營養治療：共識報告》。

　　儘管包括美國心臟協會指引、美國醫學科學院報告和美國農業部的美國飲食指引在內的大型科學機構，在營養建議方面達成了一些共識，但混亂和爭議仍然部分存在。

　　無論哪一型糖尿病患者，在整個生命週期和健康狀況發生變化期間，醫師要量身定做糖尿病的醫療營養治療（MNT, Medical Nutrition Therapy），協調飲食與整體治療策略，包括藥物與運動等要同步，以實現治療目標，我對多數病人目標是緩解，所以我特別研究食品、營養、調理科學、食品加工學。

最重要的基礎治療是飲食

病人也要了解，不是領了藥就可以高枕無憂，還要血糖的TIR一直都在目標的範圍內，病患不要急著要求醫師開連續處方箋3個月，我也常常會遇到初診或者複診第一次，就要求開3個月連續處方箋的客戶，真是還未登堂，但是自我感覺已經學成出師了。

因為病人在調藥時間非常危險，像飛機起飛6分鐘與降落的7分鐘，就是飛機致命的時刻，同樣的在換醫師的前面2個月，開了新藥，或減少或增加了治療，飲食衛教也改變了，病人瞭解了嗎？病人同意了嗎？病人願意去改變了嗎？病人改變幅度是否恰當，例如本來多吃飯達到300克，現在處方為200克，但是病人真的吃200克嗎？常常吃得更少，因此風險大於起飛下降時候，更需要醫師頻繁的關注，排除所有可能引起的任何致命問題。

將糖尿病前症和超重或肥胖患者，我都個別化目標設定，量身定做醫療營養治療，我們把一般台灣人所吃的食物分成蛋白質豐富的魚肉蛋類，蔬菜類，米飯，以及水果，而且都用秤重來求精確，減少變異，早已經符合ADA近年的營養教學，以食材教導醫療營養治療，不是以營養素占率來衛教。

ADA 建議

- 對於所有超重或肥胖的人，建議行為改變，以實現體重至少減輕5%，並維持。（A級證據，一級預防糖尿病，防範於未然。）

- 糖尿病前症或糖尿病患者的糖尿病預防和治療，建議個人化飲食計劃，考慮營養品質、總熱量和代謝目標，因為薈萃研究的大數據不

支持特定的修飾大量營養素模式（不推薦低碳、生酮、舊石器時代或原始人等飲食）。（B級證據）

- 以食物為基礎的飲食模式，應強調關鍵的營養原則，包括葉菜、完整水果、豆類、全穀物、堅果/種子和低脂乳製品，並儘量減少肉類、含糖飲料、糖果、精製穀物的消費，和超加工食品，用於糖尿病前期和糖尿病患者都適用。（E級證據）

- 強調最低限度加工、營養豐富、高纖維的碳水化合物來源（每1,000千卡至少含有14克纖維）。（B級證據）

- 糖尿病患者和高危險群，盡可能用水，或低熱量，或無熱量飲料代替含糖飲料（包括果汁），以控制血糖，並降低心臟代謝疾病的風險（B級證據），並儘量減少攝入加糖食品，避免取代更健康、營養更豐富的食物選擇。（A級證據）

- 衛教碳水化合物（A級證據）、脂肪和蛋白質（B級證據）升糖，根據病人需求、胰島素治療處置和病人偏好，以優化進餐時胰島素劑量。

- 使用預混型或基礎─隨餐模式胰島素，應衛教碳水化合物攝取時間，攝取量與胰島素劑量之關係，同步考慮胰島素作用時間，以改善血糖，並減少低血糖風險。（B級證據）

- 第2型糖尿病患者在治療或預防低血糖時，避免攝取高蛋白質的碳水化合物來源（例如豆漿不能用來急救低血糖），因為不會升血糖。（B級證據）

- 建議糖尿病患者，考慮地中海飲食模式要素的飲食計劃，地中海飲食模式富含單元不飽和脂肪、多元不飽和脂肪和長鏈脂肪酸，

如魚油豐富的海魚、堅果和種子，以降低心血管疾病風險（A級證據），並改善血糖代謝。（B級證據）

- 不建議以營養補充品，如維牛素、礦物質（如鉻和維生素 D）、草藥或香料（例如肉桂或蘆薈……）來改善血糖。醫療人員應詢問補充品的攝取量，並提供建議。（B級證據）

- 建議反對補充β-胡蘿蔔素，因為有證據顯示它對某些人有害，而且沒有任何好處。（B級證據）

- 成年糖尿病患者飲酒，不要超過建議的每日限量（成年女性每天一杯，成年男性每天兩杯）。（C級證據）已經戒酒者，不要藉口有益健康，而再飲酒，即使是適量。（C級證據）

- 衛教糖尿病患者酒精遲發性低血糖的徵兆、症狀和自我管理，特別是在使用胰島素或胰島素促泌劑時。應強調在飲酒後監測血糖，以降低低血糖風險的重要性。（B級證據）

- 糖尿病患者將鈉攝取量限制在 < 2,300 毫克/天，等於每天攝取低於6克食鹽。（B級證據）

- 患有糖尿病前期和糖尿病的人，建議喝水，而不是營養性和非營養性甜味飲料，可適量使用非營養性甜味劑。（B級證據）

ADA醫療營養治療精髓

「促進和支持健康的飲食模式」，強調適當份量的各種營養豐富的食物，以改善整體健康。

經過70年的精進，我覺得ADA已經越來越正確地走在康莊大道

上了，「促進和支持健康的飲食模式」，當團隊一定要堅持健康模式，而不是捷徑或噱頭；「強調各式各樣營養素豐富的食物」，其實就是我說的攝食「新鮮、自然、原味、多樣」，不是在促銷某一農產品或健康食品；ADA使用「適當份量」，來改善整體健康，和我主張「食物要秤重」不謀而合，不是什麼好物要吃多，其他少量一點，也不能只用手比。

ADA 推薦

1.「達到並維持體重目標」。

　　體重不適合用算術公式算出所謂「理想數字」，我長期主張是先依照病人的身體狀況，煮食/覓食實況，醫病共同商議決定目前體重要增加或減少，否則會製造更多飲食障礙症病患（就是次發性厭食症，與更多的迴避/節制型攝食症、暴食症，或諸多不典型飲食障礙症群）。

　　我門診最近幾年，每週都會發現至少一位新病人，除了糖尿病控制不良之外，還有次發性厭食症，或迴避/節制型攝食症出現暴瘦，拒吃，皮包骨，才40公斤，不是像原發性一心只想瘦，而是怕血糖會飆高，不敢吃，但是知道體重越來越瘦是身體大問題。

2.「實現量身定做的血糖、血壓和血脂目標」。

　　每一個人會因為年齡、天賦、教育，用多少心力與時間、社經、健康上不同，而呈現健康照護能力的吸收與執行迥異，每一個人財富的使用型態也不一樣。

　　對於年紀輕，理解力好，未來一片光明的病人，我一定鼓勵裝

上CGM，閱讀他的數值而試著緩解；但是對於很年長，衰弱到坐輪椅，多重器官功能不好，多數時間沒有人照顧，從不驗血糖，家裡更不開伙煮飯的病人，我就不設定緩解為目標，而是安全不低血糖為上策；相反地，腦筋清楚，成功老化，雖然糖尿病很久，腎臟說不定還未衰竭，但是很想學，也有經濟基礎，我就會試著幫他緩解，而且我已經緩解了好多這類資深病人，即使因為嗜吃美食，愛旅遊，社交多，至少我減少很多降糖藥，免除低血糖的恐懼，增加瘦體質，恢復十年前的光采。

所以醫師要根據眼前求診的個別病人的病史、檢驗、體質、病情與各種因素，給他多高的血糖、多高的血壓、多高的血脂當作目標，量身定做，各項治療目標不可能有「一頂帽子大家都可以戴」，甚至病人的目標是動態的，我病人裝上CGM，第1天到第14天，整體高低趨勢趨緩，用藥當然也會減劑量，不是永遠用同一劑量的藥。

所以我的臉書或團體衛教時，強調不會給一個一體適用的衛教，以避免製造更多的問題，我一個一個病人量身定做，順天應人，以求醫病安全。

3.「延緩或預防糖尿病併發症」。

有一些病人已經病入膏肓，AIC高於12%，甚至高達17%了才來；有些是一旦早期發現前期，就來門診。兩者經過治療後，AIC都一樣降到5.7%以下，都叫做緩解。對於前者，醫師就是在懸崖掉落前，冒險從事三級預防，延緩臨頭的糖尿病併發症，因為都快發生了，儘可能不再增加任何一根稻草；後者，醫師就是早期發現，立即治療，因為併發症負債都還沒有開始累積，就預防糖尿病，堪稱完美二級預防。

4. 「根據個人和文化偏好、健康聽讀與說寫能力和算術能力、獲得健康飲食的機會、改變行為的意願和能力，以及現有的改變障礙，來滿足個人營養需求！」

5. 「經由提供有關食物非評判性選擇的衛教，來保持飲食的樂趣，同時僅在有科學證據足夠時，才限制食物選擇！」

我當醫師以來，很少禁忌病人餐桌上的食物，除了減少負面的批判之外，我也會正面的引導病人來選擇食物，所以有很多病人在我個別包場諮詢時，會沉醉在醫師行雲流水的美食物語，明示升糖排行，或拒絕添加物，或美味排行，這是尊重客戶美食選擇權，我只畫出進食各種美食後的血糖曲線圖，現在則使用CGM，而少用「禁忌」字眼，「禁止」他們什麼不能吃。

因為沒有科學上足夠證據時，就這個禁止、那個也禁止，會影響到病人選擇食物的寬度、廣度與美味度，讓偏食更偏差，造成更多的保健營養問題，而且太多評判性的衛教，會讓病人的飲食人生活蒙上很大的陰影，扭曲正常的飲食行為，製造飲食障礙症。

6. 「為糖尿病患者提供建立健康飲食模式的實用工具，而不是專注於個別大營養素、微營養素或單一食物！」

二戰後，美國糖尿病協會持續推廣食物代換表逾半世紀，例如米飯跟吐司多少量來互換，水果之間來互換，雖然是一個「理想」的模式，但是使用起來血糖還是不穩，因為升糖指數差很多。但是經過了30年，人們嘗試用升糖指數寫入食物代換，遇到了很複雜的個人間差異的狀況，到後來各國都不了了之。

ADA把營養素的推薦，近年改為食物的推薦，也是最近這幾年

的事，衛教改革也是走在我之後，因為現代的人分工很細，興趣很廣，你跟他衛教那麼多營養素，包括醫師在內，都不容易把它化為食物，實行在餐桌上面。

再說單一的食物在國人當中最熱門，許多網紅專家，或可以聚集客人眼光，都是推廣單一食物，但是在我的眼中，每一個食物就像每一個人，一個公司需要製造研發行銷會計財務公關法務的專才，同樣一個人也需要各種食物，因為各種食物含有各種成分，來供應一個人體隨時所需，天下沒有糖尿病好物。

我看病不是開藥而已 而是一步一步量身定做

我一向不推廣一種食譜，或一種簡單的餐盤分四宮格，來一體簡化我的糖尿病病人衛教，我有時也走在美國糖尿病協會的前面，而從不悖離。我從1985年2月當新陳代謝科專科醫師以來，就根據每一個病人自己喜歡吃什麼，他們原來的文化背景來為他們治療，例如當時在台北榮民總醫院，我會去關心榮民病人出生地，他們的飲食習慣，才給他們建議，我也漸漸了解大陸各地庶民飲食習慣。

假若我還在德國行醫，我當然推廣黑麥全穀粒麵包（Vollkornbrot）、大麥全穀粒麵包，但在台灣可種出好吃的稻米，米飯便宜又好吃，可就性高，搭配比較好得心應手，且不會飆高血糖，所以我當然推薦病人吃白米飯。

另一方面，米飯含有比較低的蛋白質量，所以更適合老人家和腎臟衰竭的糖尿病患，米飯雖然蛋白質含量不高，但是蛋白質的胺基酸效價高，適合末期腎臟病，透析前的中低蛋白質飲食，又是五穀裡面最高，對搭配大豆的素食者或者吃飯配肉的葷食者，真是美食絕配，

所以糖尿病人非常適合吃飯。

假如吃的是根莖類的各種薯類，或者是磨粉之後做成的麵條、水餃皮、餛飩皮，都容易上升血糖。我也很歡迎我的病人利用連續驗血糖機或者是血糖機，來檢驗我所說的話，在他身上是不是正確？

假如客戶吃不下白飯怎麼辦？那我建議試吃小麥飯、大麥飯，以及各種天然的五穀類做成的乾飯，但是絕不是買現成沖泡的各種五穀片，這是將已經阿爾發化的穀類再泡水還原，無論穀物種類，凡加工後，要吃的時候只加水泡成類似牛奶的粥狀，升糖指數必然類似五穀的米湯或粥品，吃後血糖會衝很高，違反我建議的門診客戶，請自行檢驗CGM或監測餐飲後1小時BGM血糖。

成人糖尿病或糖尿病前症的營養治療：ADA共識報告

本共識報告旨在為臨床專業人員提供有關成人糖尿病，或糖尿病前症個別化營養治療的循證指導。強有力的證據支持營養治療作為高品質糖尿病照護內容的有效性和成本效益，包括將其納入糖尿病的醫療；因此，醫療團隊的所有成員都必須了解，並支持營養治療的好處和關鍵營養信息。建議所有成人糖尿病，和糖尿病前期患者進行營養諮詢，以改善或維持血糖目標、實現體重管理目標以及在個別化治療目標內改善心血管危險因素（例如血壓、血脂等）。

沒有「一體適用」的飲食計劃，為了預防與治療糖尿病，必須考慮到受糖尿病和糖尿病前症的文化背景、個人偏好、同時發生的合併症，以及他們所居住的社會經濟環境。

本報告的作者是在全美國專家以確保成員在專業興趣和文化背景方面的多樣性，其中包括一位糖尿病患者。

《金句》 科學來到背書的國度，又要追求一個四書五經的標準答案就錯了，是一個一個病人量身作，順應人個體特質，又符合科學與共識，這才是專業所為。

ADA對三大營養素熱量占比的推薦

對於許多糖尿病患者來說，治療計劃中最具挑戰性的部分是「吃什麼？」說穿了，飲食計劃應該因人而異，也沒有「糖尿病人吃這個最好的食物」，飲食需要多樣與均衡兼顧。

儘管大量研究試圖確定糖尿病患者三大量營養素的最佳組合，但一項系統綜述發現，不存在人人適用的理想組合，並且三大營養素的比例應因人而異。

讀者可能非常驚訝，為什麼美國人吃那麼多肉，蛋白質的組成最多才18%？因為吃下去的肉都經過烹調，再說高蛋白質的雞蛋，也有69%熱量來自脂肪，純豬肉可能從小型豬小里肌的25%，到大型豬五花肉的82%熱量來自脂肪，牛肉更有類似的情形，大豆45%熱量來自脂肪，所以很多人常常說他吃很多「蛋白質」，正確說法應該是「多吃了富含蛋白質的食物」才對。所有的肉蛋魚，都含不等量的三大營養素，動物肉含醣類雖少，但是脂肪卻往往多於蛋白質含量，加上烹調用油，兩者的占率超過2比1，假如松鼠魚作法，可能會到4比1，這也是我不主張低碳、高蛋白質、原始人，任何生酮減肥的原因。

食物不能任意互換

醫療營養治療即使到了2024 年，糖尿病相關的營養科學仍持續

蓬勃發展。同時，重點已經從營養素（營養素是食物的成分，對病人言太抽象了）轉向食品（科學更生活化，市場上、餐桌上都見得到），以及更廣泛的飲食模式（全球人飲食多樣化），更接人性。

這種綜合方法符合2021年美國心臟協會「改善心血管健康的飲食指引」、「腎臟疾病：改善全球結果（KDIGO）指引」、「歐洲糖尿病研究協會/ADA第1型共識報告和第2型共識報告」，以及「2020-2025年美國人飲食指引」，以上都是世界上最完整，最科學的糖尿病有關的飲食建議，全部都是實證醫學的。因為很多電視上看到的「專家」，常常不是在講實證醫學，難脫業配。

簡而言之，人們吃的是食物而不是營養素，過去到現在，科學家或官方所推薦的每日營養建議，應該從營養素需要，落實在民眾的飲食上，例如每一公斤理想體重，每天需要一公克的蛋白質攝取量，問題是所有的食材都含有蛋白質，而且含量差異很大，一天所吃進去的食物以上百計，全部合起來加總，才是蛋白質的總攝取量，蛋白質是一種存在食物的生物化學物質，並不是一個食物，然而大部分國人都把肉或魚當作蛋白質，那是錯誤的，它們只是含有比較多蛋白質的食物而已。

此外，食物不可隨意互換，因為食物所含營養素類型和品質而異。例如，碳水化合物包括豆類、全穀物和水果，與精製穀物屬於富含類別，但它們對健康的影響卻截然不同，更不能恣意以蔬菜換水果，或米飯換牛排。

所以我不用食物代換表，食物代換表在20年前就已經被美國糖尿病協會淘汰了，同屬禾本科的五穀類，不僅麵包和米飯的升糖指數差異很大，即使同樣是稻米，吃整粒的白米飯和磨粉的米製品，升糖

指數也截然不同，升糖指數差異那麼大，所需要的胰島素就不一樣，怎麼可以互相交換呢？

一旦代換，要不是血糖過高，就是過低了，怪不得國人糖尿病治療的排行在全球敬陪末段班。

由於第2型糖尿病的進程，十幾年後，僅靠行為改變的飲食治療，不足以長期維持血糖正常。然而，開始藥物治療後，營養治療仍然自始至終不可或缺。

糖尿病患者的蛋白質需求

對於沒有腎臟疾病的糖尿病患，或糖尿病前症患者，短期攝入不同量的蛋白質，研究結果影響有限，一些蛋白質含量的比較，並未顯示糖尿病相關結果的差異。所以請各位讀者不要以管窺天，就驟下結論，看到樣本數少，又短期的低醣研究，就以為這就是宇宙唯一真理。

一項為期12週的研究，比較了30% 與 15%蛋白質能量的比較，發現30%蛋白質能量組的體重、空腹血糖和胰島素需求有所改善。2013年的一項薈萃分析顯示：持續時間為4至24週的研究解明了：高蛋白飲食計劃（總熱量的25-32% vs15-20%）可使體重減輕2公斤，體重改善提高0.5%，醣化血紅蛋白（A1C）有所改善，但空腹血糖、血脂或血壓沒有統計學上的顯著改善。

高蛋白質和正常蛋白質？還要考慮搭配哪一種醣類的因素，以及用什麼方法烹調？加了多少油？會造成脂肪占率又是多少？再加上這個醣類是磨粉的還是全穀粒的？假如高蛋白質飲食來自一般的肉類，那麼在增加蛋白質的同時，也會增加很多的油脂攝取，甚至，烹調用

油又比蛋白質的熱量還多，這也說明了吃多了動物性食物，實證會增加心血管病的一部分原因。

最後再強調為期12週的研究，對於人生100歲來說，是非常短的，所以到底會產生什麼影響？研究結果並沒有給出解答。

運動

運動後的血糖

運動之後血糖的變化是很大的，除了每一個人都不一樣之外，一年前跟現在也會有差別，尤其是血糖變好之後或變壞之後，身體的胰島素阻抗會變不同，分泌能力不同，都會有不同結果。

所以我會建議門診的客戶，運動前、運動中、運動後，都要驗血糖，當然昨天的血糖，可以當作今天的參考，但是不要再說1年前或3個月前，運動前是多少了。

一般沒有在自驗血糖的人，常常會聽到衛教說「運動降血糖」，的確運動可以減少胰島素阻抗，增加胰島素敏感度，但是對於胰島素缺乏，已經身體酮酸中毒的人，運動之後可能會有猝死的危險，因為血糖與酮酸都會繼續飆升上去。

一般的人都是早上運動，早上空腹的時候去運動，一般長者就是散散步，或者是甩甩手而已，不會因為這一總小小的運動，就能夠減少什麼黎明效應，運動回來，多數人自驗的血糖比剛起床時還升高。

餐後運動 能降血糖

正常吃三餐，胰島素的需要量會最低，而血清低密度與中密度脂蛋白膽固醇也會降到最低。

吃了點心，需要額外注射胰島素，很麻煩，又徒增熱量，營養素密度又低，遵循不吃點心才能成為緩解者。

混合肉菜飯的均衡營養一餐，需要6小時才能消化完成，當葡萄糖緩慢釋放，血清胰島素的需求較低，就可恢復胰島素敏感度，胰島素阻抗減少，血糖正常了，人體自己的胰島細胞也會慢慢修復原來的內分泌功能，胰島素劑量也能跟著日益降低。加上運動能直接讓細胞利用葡萄糖，有助改善胰島素阻抗，更加速糖尿病緩解。

在2000多位緩解的糖尿病患當中，都是完全跟著我改變生活習慣，計畫飲食及規則運動的，每次門診都有人緩解，因為不同方法結果就會不同，所以只跟隨午晚餐正常吃，早餐照吃麵包者，恢復一些，但是早餐血糖還是高，不能緩解。

胰島功能恢復速度每個人不同，雖然跟嚴重度有點關係，但是有些年輕人初診時，血糖高達700以上，糖化血色素高於15%，但是一個多月就緩解；有些人比7高一些而已，自認很遵循，卻要好幾個月才緩解。打胰島素可以增加緩解機會，光口服藥就比較不容易緩解。緩解後，多久會復發？有人20多年都維持緩解；不再計畫飲食，糖尿病病情還是可能慢慢復發。

高血壓、高血脂、高血糖在台灣稱三高。在日本有兩詞，一個是metabo，就是英語世界「新陳代謝症」的日本音譯；另一個則稱為「生活習慣病」，糖尿病就是其中的典型，這名詞具有好吃懶動的暗

示，說這是生活習慣引起，需要修正習慣，在美國也說糖尿病需要行為治療，ADA將飲食治療放在行為治療篇。

過去衛教都主張飯後不要馬上運動，因為運動之後，所有的血液有集中到四肢的肌肉，造成腸胃道的功能會變弱。

可是現在糖尿病的新主張就利用這個道理，腸胃道吸收血糖的能力就會變差，所以血糖就降了下來！

吃完飯，馬上運動才會大降血糖！

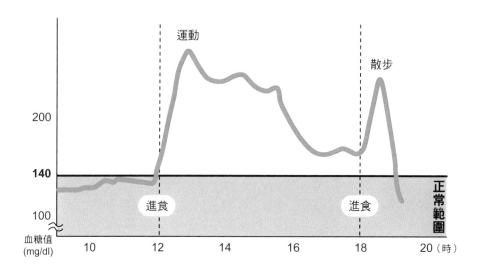

圖 運動與血糖之間的關係

糖尿病緩解心法

適醣定時定量飲食：

繩鋸木斷 水滴石穿

我的「適醣定時定量飲食」，左打糖尿病，右打高脂血症，上踢走高血壓，下壓制癌因子。各位不需花錢買補充劑，不需驚恐營養有所不足，或治療衝突。不僅是有效又安全治療糖尿病的飲食，更是回歸人的現代版養生飲食。

⑩ 升糖指數 大徹大悟 知行如一

　　升糖指數，又稱為GI值，升糖指數的變化很大，不只與食物品種、製作、烹調、度量衡、熟成收關，也呈現人體的個別差異與當下身心靈壓力狀態。

為何升糖指數寫不進指引內？

　　升糖指數（glycemic index，簡稱GI）是指食物進入人體2小時內，血糖升高的相對速度。通常會拿含醣類較高的食物，也就是主食來互相比較。在國際上也已經有數以萬計論文討論，但因為基準點都有不同，所以不能互通。網路有流傳一份號稱美國頂大公布的升糖指數中文版本，偏離我1988年所發表的「台灣常見16種主食在常人的升糖指數研究」與40多年臨床的實際觀察，國際上論文的常見值也

相差很多，建議病家最好不要使用，因為米飯升糖指數偏高太多，原因不明。

　　說完了主食，再來說配菜。配菜我大分為二，一為蛋白質含量高的一類，一為蔬菜類。第一類，大家常將它們誤稱為「蛋白質」，實際上以削去結締組織與肥肉的純瘦肉（豬大里肌肉）一份80大卡而言，大型豬種含蛋白質7.5克，脂肪5.0克，含水分較少；中型豬種含蛋白質9.2克，脂肪4.3克，含水分較多。所以瘦豬肉大約半數熱量來自於脂肪，大家吃進去的豬肉當然是煮過或炸過，煮過之後水分會再蒸發掉，但是熱量的比例還是類似的，可能烹調的時候會再加一些油脂，所以吃肉的時候，吃進去的熱量大多數還是來自脂肪，除了肉本體之外，又吃進烹調時添加的油脂與麵衣，因此升糖指數飆升至少150 mg/dl，熱量也翻倍以上，這也是為什麼我自己很少會選擇油炸物的其中一個原因。此外的考量還有回鍋油，因富含致癌物以及飆升我的血清膽固醇，所以我儘量不吃這種麵衣酥炸物。

　　另一大類為蔬菜類，例如菇菌、海藻、葉菜、豆莢等，這些食材包含的種類很廣，例如海藻類就包括海帶、海帶、石花菜、海菜、海菜做成的綠色海苔，以及紫菜所做成的深色海苔。海苔有分很多種，以日本來說，就有調味比較少、烤過的「燒海苔」，主要在關東地方消費；以及調味比較多的，主要在關西地方吃的，是「味付海苔」。其他各種海菜類多不勝數，海菜類所含的醣類是人體無法消化吸收的，所以是非常低熱量、富含維生素與稀有元素、高纖的食物來源。

　　葉菜熱量都非常低，生重時大約5、600公克才會有80大卡熱量，也是飽足感的來源，所以是減肥聖品，營養密度與纖維都高。蔬菜還有另外一個重要的任務，就是因為會跟油一起炒，或者生食拌油

脂來上菜，所以吃蔬菜的時候，可把它當作補充必需脂肪酸，補充熱量，並且帶進脂溶性維生素，更是平衡協調肉類的來源。一般來說，外食的朋友不容易吃到足量的蔬菜，需要有意識的攝取。

至於根莖類植物不歸在蔬菜類，例如番薯、馬鈴薯、淮山、山藥、芋頭等，在食品營養學與臨床上都歸在主食類，根莖類的醣類占率高於禾本科五穀，而且組織結構比較多水分與蓬鬆，升糖指數也高於五穀。

含游離糖比較高的植物，例如新品種的甜番薯與水果玉米，升糖指數都比米飯高很多；當然40年前不甜的、有很多纖維的、吃起來「糗彈」（一般人會說成Q彈）的玉米，或40年前不甜的番薯，在同一澱粉量之下，升糖指數就比白飯低。至於像洋蔥和紅蘿蔔，因為含游離糖多一些，熱量密度就介於根莖類與蔬菜類之間，所以升糖指數也較高。

《金句》 個人內差異，個人間差異，加上人體的日夜韻律，升糖指數應用無所不在。

GI再現性低

升糖是非常複雜的個別人體生理反應，包括內分泌、精神心理、甚至四季變化，超乎醫學、食品學、營養學、饗食學、心理學和調理科學的知識，GI數據差異大，不容易再現，科學上稱為「低再現性」（low reproducibility）。

不同品種的稻米，做壽司的台粳9號、高雄139號、台農71號，傳統蓬萊米飯的Q軟且有黏性，就與台中秈10號的口感鬆軟低黏性截然不同，升糖曲線高度與型態也有差異；同理，同一種禾本科五穀

類，糯穀與粳穀有差異；穀物精白的程度不同，升糖也會有差異；

即使同一個品種的米飯，精白程度完全一樣，也來自於同一批號，今天、明天煮飯，烹煮加水、電鍋條件一樣，煮飯時間一樣，兩天所煮的飯，吃下去之後的升糖也會稍稍不一樣，這就是「個人內差異」（intraindividual variation）。

升糖還有「個人間差異」（interindividual variation），一群同年齡、同性別的健康人，吃一樣重量的飯，配同重量配菜，甚至不加任何配菜，吃完之後每個人升糖曲線也會不一樣。除個人間有變異外，同一個人每天測驗，升糖還是有明顯差異，這就是「個人內差異」；同一個人，同一天，配同重量配菜，或不加任何配菜，分別在早餐、午餐、晚餐，吃下同批號同重量的同一電鍋煮的白飯，三餐升糖曲線也會不一樣，這稱為「人體的日夜韻律」（diurnal rhythm of human）。

所以升糖指數有很大的變異係數，也因為連同一個人的內差異都那麼大，所以被研究了50年，卻從來不能成為糖尿病指引飲食推薦的黃金定律，從來不能以國人期待的「數字」進入指引，只能提醒說明要考量差異，當作醫師執業時參考而已。

雖然沒有一個僵硬數字，但是升糖指數的觀念，對醫師、衛教師與病家都很有用，有高升糖趨勢的食物，絕對要遠離；有平坦的曲線，絕對要銘記親近，不必要特別注意太多禁忌。食物引起的血糖動力學vs 藥物動力學大原則做到不相剋，三餐定時定量，幾個月後，血糖就緩解了。

《金句》 跨領域科學研究發現升糖指數的差異性，非背書所能掌握，反而是將來AI評估病人身心靈的壓力指數。

升糖指數變數多

從50年前開始，許多先進國家的專家把升糖指數寫進指引以失敗告終，現今仍有人來我臉書上面詢問，爭論各種飲食變化對血糖數值的差異，這已經超乎衛教，而是要看病了，有疑問者請帶著數據以及你所有檢測的條件，到診間與醫師團隊討論個案的特殊飲食情況，在門診標準化您的作業，裝上CGM，個別對應，才能解決問題以及確保用藥安全。

我行醫40多年來，一般坊間所傳的肉菜飯或單純米飯，比之三明治、吐司當主食的升糖指數低很多，也跟國際上一些研究都不同，這些數字是怎麼來的，很令人懷疑。

現在CGM登場了，所有以訛傳訛的升糖指數容易被挑戰了，但是還是會看到舊資料，所以請不要在網路亂傳貼文，以免害人害己。

再說當代研究升糖指數的時候，研究者需要具備醫學系，內科專科醫師、新陳代謝科專科醫師，之後博士班研究生在修過那麼多的倫理和人體試驗認證，才能做研究試驗。

所以在臉書上面要來討論博士後程度的問題，是非常不容易的事，同一個人吃同樣量的主食，佐一樣的配菜，在不同的日期吃，吃的速度和咀嚼的細度不同，當時生理、病理、心理，千千萬萬個激素互動，不一樣的排列組合，都會影響到血糖。

一般糖尿病人驗血糖是隨機的，以針戳破指頭，採檢微血管的全血，醫師不一定有時間教導要在飯後兩個小時驗，病人也常常驗得零零落落，記錄下來的數據與食物，真實度與正確度也受懷疑，不同機器，不同時間，不同採點，不同檢驗方法，就不能比較！

裝上CGM，上傳照片，拉出資料在專業軟體列印，門診時自己看，也披露給醫師看，大家討論，比血糖機BGM能得到更好的結果，畢竟BGM一天不可能驗數十次，來測驗某食物的升糖指數，所以光憑久久驗一次，就自己判定吃什麼血糖會高，吃什麼會低，有時候是很危險的結論。

《金句》　升糖指數變異大，裝上CGM，也要在專業指導下，才有臨床意義，早日緩解，也是省錢與醫安正道。

全球食物升糖指數 GI大排行

升糖至高

　　西式糖果，軟糖，巧克力，巧克力棒，球糖，糖錠，小棒，硬糖粒，糖塊，糖粉，黑糖，糖蜜，甚至玉米澱粉分解的高濃度果糖糖漿，楓糖漿，蜂蜜，甜菜蜜，唯一在日本製造的和三盆糖，三溫糖，車糖，上白糖，水飴，麥芽糖，蔗糖液，黑蜜，角冰糖，冰砂糖，黑砂糖。

升糖很高

- 牛奶與其製品。
- 含糖汽水類：各種顏色，各種品牌，包括沙士，可樂等。
- 勾芡羹湯類，肉羹，魷魚羹，魚翅羹，玉米濃湯，各種西式濃湯。
- 粥品：清粥，稀飯，小米粥，廣東粥。
- 烘焙麵包類：各式有餡料的甜軟麵包，波蘿麵包，貝果、三明治，

吐司，可頌，丹妮酥，千層酥，中東酥餅。

- 東亞傳統餅：台式喜餅，中式餅，中秋月餅，日式和菓子。
- 西式餅乾：蘇打餅乾，甜餅，手工餅乾。
- 饅頭類：饅頭，菜包，肉包，韭菜盒子，叉燒包，水煎包。
- 薄麵皮：小籠包，燒賣，餛飩皮包的肉菜，春捲皮包菜，以上因為肥肉多，升糖曲線呈現多峰或延後效應。
- 各式麵條狀澱粉條：粗細炊粉，純米粉，米線，螺螄粉，越南河粉，冬粉，麵線，粿仔條，拉麵，各式泡麵，湯圓，水餃皮。
- 冰涼甜點類：芋圓，粉圓，珍珠奶茶，白玉丸子，湯圓，元宵。
- 台式粿類：碗粿，蘿蔔糕，菜頭粿，芋粿，鹹粿，油粿，肉粿，草仔粿。
- 速食品：沖泡燕麥片，沖泡大麥片，各式沖泡五穀，擂茶，五穀粉，十穀粉，麵茶。

注意血糖曲線較高

- 雖然是整粒，但是糯米比較高升糖，但是另一方面，糯米澱粉老化比較慢，也會老化，因此久置熟成的製品，升糖速度會延緩一些，有：米糕，油飯，南北肉粽，鹼粽，鹹粽，粿粽，荷葉飯，日本鹼粽，糯米飯糰，浙江各地年糕等。
- 便利飯團、沖泡麵、沖泡飯、加工變性飯等食品與自然原物結構已經不同。
- 任何單一碗料理，滷肉飯，炒飯，蛋包飯，親子丼。

兆糖一旦磨粉 就破功

血糖震盪跟吃磨粉過的食物有關係，比如說麵粉製品、粿仔條、冬粉、稀飯、水餃、蘿蔔糕、點心，或者是任何過度烹煮的食材，會讓飯後血糖飆高，同時要請注意，不要忽略血糖會因為高血糖而過低，因為它非常容易消化吸收，3個小時之後，有可能低血糖就會發生了！

麵點比米飯好吃，因為有調味，又添加了不同澱粉使口感滑順，是人類千年前的食品大進展，但是油糖粉的化身，營養素不均衡，蛋白質分數很低，就是限制胺基酸─離胺酸在小麥才胺基酸最多才37分而已，稻米胺基酸卻高達78分，麵粉添加物一大堆，麵還多重鹹，日本的拉麵達人也多患三高與肥胖。

若今天有人生日吃豬腳麵線，麵線的特色是遇水膨脹很多，所以不能以米飯的容量目測，來估計麵線的醣類含量。麵線也必須秤重，一般而言，乾手工麵線100克含有熱量347大卡，麵線煮後100克含有熱量127大卡；白米飯100克含有熱量356大卡，白米煮成白飯後100克含有熱量147大卡。

所以白米與乾麵線同樣重量，熱量類似，同理白飯與麵線煮後，兩者都可以交換。糖尿病人只想知道「吃麵線血糖會不會高？」我則提醒要注意，1小時後較高，3個小時之後，有低血糖的可能性，所以要先吃豬腳肉與青菜，再吃麵線，即使生日宴，也能保平安。

限制胺基酸

　　食品學上稱某食物所缺乏「必需胺基酸」為該食物的「限制胺基酸」，有一種以上「限制胺基酸」，稱該食物為「不完全蛋白質」，「第一限制胺基酸」指該食物所有限制胺基酸中，缺乏最多的一種胺基酸，它會嚴重影響攝食動物對蛋白質的利用，決定了蛋白質的品質。

　　食物中常見的「限制胺基酸」為離胺酸（Lysine）和甲硫氨酸（Methionine），前者在大豆含量多，後者在禾本科含量多，所以純素食者（Vegan）吃禾本科五穀，必須吃大豆與其製品佐配，「限制胺基酸」才可以經過互補，拼成完全蛋白質，不會有必需胺基酸缺乏的問題，稱為「蛋白質互補」（Protein complementation）。

您身體想發生八仙粉塵爆嗎？

　　自然界最好的能量來源就是五穀類，熱量密度高，好貯藏，含有較好的胺基酸（除離胺酸外），其中又以大米最好吃。

　　人類在最近這幾百年改變了過去600萬年人類的演化的血糖胰島素分泌演算法（algorithm）。利用機器把五穀、根莖類，磨成很細很細，89-98% 麵粉微粒在 10-41 μm 與 41-300 μm，但是 2-11% 小於10 μm之後，人類的氣爆，就在吃完麵粉在身體發生了，吃進去這些磨粉的漿，很快被消化，巨量葡萄糖湧入血液，血糖像喝葡萄糖水

一樣爆開了，是謂新陳代謝科的八仙氣爆！

這時候身體偵測到有這麼高的血糖，馬上就死勁兒分泌了大量胰島素，但是在十幾分鐘之後，血糖成功掉下來了，但是氣爆一次用完，身體沒有再多餘的澱粉維持血糖不墜，所以在高胰島素餘威之下，迅速下降，就發生低血糖的大風暴，身體抗胰島素激素聯盟見狀不對，馬上啟動緊急低血糖救命機制，於是血糖被拉高了，已經分泌胰島素的血中胰島素已經過了幾個半衰期（大約3至10分鐘），但是胰島細胞卻因為血糖正常，所以維持低調分泌，過度激動的激素聯盟，有時會把血糖拉很高，形成CGM圖上，血糖輪廓呈現鋸齒狀跳動，至少是S型，是謂血糖大震盪！

吃白米飯吧！白米雖然被磨掉了8%的果皮，失去了許多纖維、水溶維生素、礦物質和一部分的油脂，及脂溶性維生素，但是維持了米粒兆糖的原始結構，人類的消化液只能慢慢地，分解兆糖成為葡萄糖，所以血糖不易波動，能平坦上升，黎明現象消失，更甭說低血糖，無索莫基效應了。

加工與煮粥就飆糖

常聽到「吃鹹稀飯的時候血糖會上升很快，上完廁所，然後很快就肚子餓」，所以吃稀飯類，胰島素劑量要減少，以避免低血糖。

無論吃的是糙米或白米所煮成的稀飯，加水煮熟也算食品的加工過程，造成澱粉的結構已經完全破壞，米漿是混合均勻的熟澱粉粒子，進入人體後，米漿與胃液以及其他的消化液，很快就混合在一起，所以也會很快地消化吸收。

那麼泡麵到底能不能當糖尿病人主食？答案是複雜的，它與澱

粉阿爾發化（alpha）的沖泡型麥片一樣，都是變性熟食，乾燥後包裝，含有人工調味料、麩氨酸鈉等鮮味劑、飽和脂肪酸（過去甚至含有反式脂肪酸），餐後血糖較容易上升。假如吃下整包調味包，鈉鹽含量很高，調味包可能需要減量。

另外台製的泡麵多油炸，現在與將來是使用飽和油的問題，與高溫油炸致癌物屢屢在國際報導出現，當然致癌強度頻率是最重要，最後注意飯後3小時血糖過低。

許多病人血糖過低，問起來偶而是因為吃了一碗麵！但是，萬一想要吃麵怎麼辦呢？

第一，吃義大利麵。因為義大利麵是杜蘭小麥澱粉做成，是不容易消化的高蛋白質澱粉，尤其是按照包裝上推薦的義大利麵煮法與時間，橫斷面還有明顯粉狀，義大利人稱彈牙（al dente），這樣子才有緩慢升糖的效果，當然作料可以加上台式的肉燥或任何海鮮創作料理，都不會有違和感，唯獨不要勾芡，醬汁不加糖。

第二，乾義大利麵100公克含有熱量378大卡，麵煮後100公克含有熱量149大卡。若因為怕血糖過高而少吃，那麼低血糖後就會血糖超高，所以要吃足夠的麵。

第三，一定要先吃一塊肉，或蛋、魚，再吃青菜，最後再吃麵，才能維持5至6小時的正常血糖不墜，不然就準備迎接低血糖！吃台灣麵的壞處還有在飯後1小時跟2小時，常常會超出吃飯時的100 mg/dl以上，吃義大利麵則會少很多。

調味料也升糖

調味料也會影響胃酸的分泌，胃酸分泌越多，升糖就越快，所以含有鈉的鹽巴、味精都會影響到消化的速度。而且糖、鹽、醋、醬油、味噌，這是按照分子量的大小所排出來的次序，分子量小，然後又會產生電解質的食鹽，就是99%的氯化鈉，離子的滲透比砂糖快很多，所以如果同時加入砂糖和食鹽，假如是海水鹽，所含的微量鈣和鎂離子具有牢固食品組織的作用，所以砂糖就不容易進入了，因此糖要優先，之後的醋，醬油，味噌都是有機發酵的多元化合物，主要外表調味而已，這些調味料所造成的組織變化，都是將來血糖升高下降的原因之一。此外調味料普遍多含有不少游離糖，也是調味料引起血糖上升的另外一個原因。

玉米能當主食嗎？

玉米的升糖指數在我1987年所做的台灣常見主食研究中，是最低的，但是我從沒有提過或寫過，更不曾提倡：「糖尿病人為了減少升糖指數，要多吃玉米。」

為什麼不推升糖指數最低的玉米當主食呢？因為身為一個自然的觀察家或醫師科學家，不能以管窺天，光靠升糖指數就驟下主食結論。人類有8種胺基酸是不能自行合成的，必須靠食物攝食獲得，稱為「必需胺基酸」，過去全球被帝王統治，平民以下只能吃主食，以稻米、小米、大麥、小麥、高粱等為禾本科植物與根莖類植物為主食。

玉米限制胺基酸過低

禾本科蛋白質的離胺酸含量不足是共同的弱點，所以純素食者（Vegan）吃禾本科五穀，必須吃大豆與其製品佐配，限制胺基酸才可以經過互補，或是再吃少量完全蛋白質的肉豆魚奶後，即能夠拼成完全蛋白質，不用擔心必需胺基酸缺乏。

過去南美安第斯山原住民以玉米為主食數千年，就發生了稱為夸休可爾症（kwashiorkor）的風土病。夸休可爾症是一種惡性營養不良病，又稱蛋白質缺乏症。這是熱量雖然夠，但是離胺酸缺乏，造成小孩長不大，發育不好，腹部水腫。西非吃樹薯為主食，也發生類似的問題，引起聯合國轄下世界衛生組織與糧農組織介入，包括當年台灣農耕隊去到非洲教人種田吃米，改善營養，風土病問題就解決了。

當現代醫學進入後，發現玉米的必需胺基酸比較缺乏，玉米的離胺酸大約是米飯的四分之一，小麥又約為米飯的二分之一。此外玉米也缺乏色胺酸，所以玉米是禾本科裡面最不能當作主食的食材，需要吃其他富含完整蛋白質副食來搭配，例如大豆，或南美玉米肉料理（maíz con carne），或吃一個雞蛋，那就可以了，所以第一限制胺基酸極低的玉米，尤需注意食物搭配課題。

另一方面，看100公克穀類總蛋白質量，玉米只有米飯的一半，但是小麥又多出稻米4至6成，燕麥更含有稻米加倍的蛋白質；雖然都缺乏離胺酸，都屬於不完全蛋白質，但是對於糖尿病末期的患者，或者高齡的患者，腎臟已經有病變，醫師會開立中低蛋白質飲食，假若反而吃進大量蛋白質，會引起肌酸酐上升，腎功能惡化，所以燕麥蛋白質含量高，又有限制胺基酸，不適合現代長者或有腎臟病變的糖尿病人，末期腎臟病患者的主食。

燕麥對其他微量元素吸收的干擾，加上大麥、小麥、燕麥含麩質，麩質不耐症的人比各位想像的還要多，輕微者吃了麵類以後會出現噁心、腹部絞痛、全身不適、腹脹、便秘、腹瀉、放屁和糞便惡臭、糞便呈現脂肪瀉等情形，吃燕麥也是禁忌。

番薯能當早餐嗎？

當15世紀歐洲人來到南美大陸之後，發現了番薯，在大航海時代，傳播到全世界各地栽植，當作飢荒時的至寶，番薯能夠在惡劣條件下，快速而大量地提供糧食。

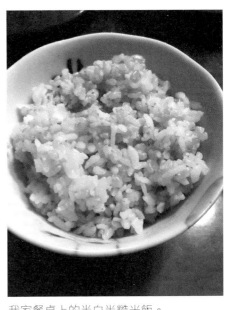

我家餐桌上的半白半糙米飯。

台灣的番薯，可能比日本同時代稍早輸入進來，因為日本的番薯是從極南的薩摩藩上岸的，所以他們稱為薩摩芋。為什麼會在南疆一角傳了進來，而不是與南蠻接觸的長崎呢？可能是從琉球王國傳過去薩摩藩的，薩摩藩主島津氏於1609年發動琉球之役後，琉球王國亡，之後才從琉球王國獲得物種。

所以應該是在西班牙人經營台灣北岸時代1626年，或更早之前的大航海時代，根據現代羅伯茲的考據，葡萄牙人在1521年，就登陸了呂宋島。1570年，西班牙就控制全局，首都搬入馬尼拉，開始殖民，命名為「新卡斯提利亞」，這是馬德里周邊的舊王國名稱。西

班牙船隻就在美洲與長崎、琉球、台灣、呂宋島之間貿易，呂宋島番薯品種經過台灣、琉球群島，一路北上，傳到日本本島最南端的薩摩藩。

我家常常吃番薯飯，番薯飯可以補足白米維生素與礦物質的不足，蒸番薯64公克，烤番薯54公克，等同熱白飯54公克，因為蒸番薯含水分比較多，看起來份量會比較滿足。假如把它刨成番薯簽，再與飯一起煮成番薯飯，可能可以吃到一碗，又多了1至2成的容積，會讓人的眼睛滿足吃飽的需求。至於升糖的幅度，根據我早年的研究，同樣澱粉量的時候，它上升的升糖幅度不及白飯9成，所以是屬於低升糖指數的食物。

由於番薯烤熟之後會失去水分，所以一份65公克的番薯會成為54公克，這時候糖分會更加濃縮，有一部分的醣類焦糖化，會使得番薯更加香甜可口。

我主張吃自然的食物，因為自然的食物有熱量、有三大營養素、有維生素有礦物質，吃代糖無法滿足營養以及大腦對於營養素的追尋，所以吃代糖會越吃越餓，越覺得不滿足，就會吃更多的東西。我主張一切都從自然食物來，回歸自然醫學的本質，番薯就是一個非常適合當「甜點」的自然食物。

這10年台灣引進新的日本種番薯，非常的甜美，在各個便利超商都可以看得到它的存在，許多人把它當作早餐，尤其是年輕上班族。但若吃完後量血糖，會發現比吃米飯還要高3成以上，還是不可以過量。

點心吃鹹蘇打餅 血糖飆過正餐

在許多病人的心中，鹹餅可以當點心吃，尤其是糖尿病人住院的時候，下午都會分配一包鹹蘇打餅。鹹餅真的不會上升血糖嗎？

事實上，餅乾無論鹹甜，升糖相差無幾，因為都是油糖粉做成，麵粉是低筋麵粉，更容易受到消化液的消化，雖然鹹蘇打餅少加了一點糖，但是光粉類就像羹湯一樣，血糖一下子就飆上去了！而且大家都忘了氯化鈉會刺激胃腸道消化酶分泌更旺，使消化吸收更快。以下都是鹹口味，無添加游離糖的製品。

100公克含量	醣類	油脂	蛋白質	水分	熱量
油淋蘇打餅	63.9克	22.5克	4.3克	2.7克	481大卡
蘇打餅乾	74.4克	9.8克	1.7克	3.1克	421大卡

更重要且值得關心的另一件人事是：兩者都添加了很多反式脂肪或飽和脂肪，再添加抗氧化劑防止酸敗，所以吃了之後，還有血清低密度脂蛋白膽固醇上升之害。

最後，吃點心一旦形成習慣，就是胰島素阻抗的原因之一，因為破壞人體一次進食—常時挨餓的鐵律，哪天健檢看到報告後大吃一驚：「為什麼不吃甜食的我會得到糖尿病？」或疑惑：「為何我飯前血糖，不管驗再多次都超過100 mg/dl ？」糖尿病前期沒有敲門，但是在不知不覺當中，已經登堂入室多年了。

兆糖澱粉能緩和GI 消解胰島素阻抗

　　高澱粉的食物會降低胰島素阻抗，相反地低澱粉、生酮或低醣在熱量的占比，胰島素阻抗就會增加，因此降低胰島素阻抗需要適度醣類，就是兆糖的澱粉來消解，所以長久以來，進行葡萄糖耐量試驗前都會要求受驗者要吃適量的澱粉，以減少偽陽性，否則葡萄糖耐受會更不好，會誤以為是糖尿病。(注)

　　美國國家糖尿病數據研究群（NDDG）和世界衛生組織建議：接受口服葡萄糖耐量測試（OGTT）的個人在OGTT前3天至少攝入150克碳水化合物（大約2碗出頭的446克白飯），所以越怕吃澱粉的人，減澱粉可以暫時看到飯後血糖降低，但是卻惡化葡萄糖耐受性。

抗性澱粉是什麼？

　　抗性澱粉是健康個體在小腸消化過程中脫逸出的澱粉，包括其降解產物。抗性澱粉天然存在於食品中，但也可以作為乾生食品的一部分添加，或用作加工食品中的添加劑。

　　某些類型的抗性澱粉（RS1、RS2和RS3），由大腸微生物相發酵，透過產生短鏈脂肪酸、增加細菌量，和促進產生丁酸鹽的細菌，為人類健康帶來益處。

注：Insulin Sensitivity and Glucose Tolerance Are Altered by Maintenance on a Ketogenic Diet. Published online 2010 Apr 28.

　　Kimberly P. Kinzig, Mary Ann Honors, and Sara L. Hargrave

抗性澱粉的概念起源自1970 年代的研究，目前被認為是三種澱粉類型之一：快速消化澱粉、緩慢消化澱粉和抗性澱粉，每種澱粉都有不同升糖。歐盟委員會支持的研究，最終得出了抗性澱粉的定義。

胰島素阻抗的最佳食物治療

抗性澱粉不會在小腸內釋放葡萄糖，而是到達大腸，被結腸細菌（腸道微生物相）消耗或發酵。每天，人類腸道微生物相遇到的醣類最多，其中包括對結腸健康具有重要意義的抗性澱粉、非澱粉多醣纖維、寡糖和單醣。

抗性澱粉發酵產生短鏈脂肪酸，包括乙酸鹽、丙酸鹽和丁酸鹽，並增加細菌量。短鏈脂肪酸在結腸中產生，並迅速從結腸吸收，然後在結腸上皮細胞、肝臟或其他組織中代謝。抗性澱粉發酵產生的丁酸鹽，比其他類型的膳食纖維更多。

抗性澱粉可以改善空腹血糖、空腹胰島素、胰島素阻抗和增進胰島素敏感性，特別是對於糖尿病、超重或肥胖的個體。2016 年，美國 FDA批准了一項合格的健康聲明，指出抗性澱粉可能會降低第2型糖尿病的風險，但產品標籤的合格語言表明支持這項聲明的科學證據有限。抗性澱粉可以降低低密度膽固醇。

抗性澱粉具有與膳食纖維相似的生理作用，作為溫和的瀉藥，可能會引起脹氣。

澱粉結構老化產生消化抗性

植物將澱粉儲存在緊密堆積的顆粒中，由直鏈澱粉和支鏈澱粉層組成。澱粉顆粒的大小和形狀因植物來源而異。例如，馬鈴薯澱粉的

平均尺寸約為38微米，小麥澱粉的平均尺寸為22微米，米澱粉的平均尺寸約為8微米。

生澱粉顆粒難以消化，例如生香蕉、生馬鈴薯。這並不取決於直鏈澱粉或支鏈澱粉含量，而是取決於保護澱粉的顆粒的結構，所以義大利麵煮八分熟，能夠抗消化。

當澱粉顆粒煮熟時，水被吸收到顆粒中，導致膨脹並增加尺寸。此外，當顆粒膨脹時，直鏈澱粉鏈可能會斷鏈。溶液的黏度隨著溫度的升高而增加。糊化溫度定義為澱粉顆粒發生最大糊化，或溶脹時的溫度。這也是最大黏度點，此過程稱為澱粉糊化（gelatinization of starch）。

進一步烹飪將使顆粒完全破裂，釋放出所有的葡萄糖鏈，這就是稀飯、各種麥粥、澱粉勾芡或羹的製作過程。此外，隨著顆粒被破壞，黏度也會降低。葡萄糖鏈可以重新結合成短晶體結構，這通常涉及直鏈澱粉分子的快速重結晶，然後是支鏈澱粉分子的緩慢重結晶，這一過程稱為「澱粉回生」或「澱粉老化」（retrogradation of starch）。

米飯放冷 澱粉老化

煮熟糊化的容易度：糯米>蓬萊米>在來米；煮成米飯後老化速率，糯米<蓬萊米（粳米）<在來米（秈米）。故糯米與蓬萊米較適合即食米飯包裝之加工。

無論品種，舊米比新米較難糊化，且於貯藏過程中，米飯之老化速率，亦較新米為高，所以我小時候吃母親公務員配給的戰備再來米，已經戰備3年以上才分配出來給南部基層公務員，配給米除了黑

龜子多外，還煮不出黏黏的稀飯來，稀飯沒有黏黏的米漿，我們家吃了20多年不好吃的「糜」。

澱粉質全由支鏈澱粉所組成之糯米飯，雖最不易老化，但是貯藏過程中顯示有老化作用進行，佐證支鏈澱粉與直鏈澱粉都參與老化作用之佐證。

植物產生的澱粉具有不同類型的結構和形狀特徵，可能會影響消化。例如，較小的澱粉顆粒更容易被酶消化，因為較大的表面積百分比會增加酶的結合率。

澱粉老化無所不在

澱粉由直鏈澱粉和支鏈澱粉組成，會影響加工食品的質地特性。直鏈澱粉含量高的熟澱粉，一般抗性澱粉含量也會增加，所以秈米、粳米米飯都適合放涼，自製抗性澱粉。

因為米飯放涼，漸漸就會結晶化，老化形成抗性澱粉，吃進去人體腸胃道中不易消化，再配菜肉，均衡營養時，降低血糖峰高，更拉平了升糖指數，本來五穀全米粒就屬於超長效澱粉，再加上冷飯這一步驟，先吃肉菜，可以維持血糖6小時不墜，避免低血糖。

以上是自我在德國博士論文而來，全部都是實證醫學。全穀粒澱粉原生的結構沒有被破壞，但是麵粉（即使用帶皮全穀粒麥去磨粉）做成麵條或餃子皮，都失卻抑制升糖效果，想降血糖，一切都是幻覺，或者少吃給外人看，等量血糖時就露餡了。假如一定想吃小麥，對於沒有麩質過敏的病人，我都不反對，就推薦吃小麥乾飯，但病人都說不好吃，那就吃好吃一點的珍珠大麥粒，這是把大麥的殼和種皮已經磨掉了的大麥仁，精白率45％以上，加水煮熟，比較滑潤，故比

小麥飯好吃，但是唯有白米飯能夠每天吃，而不厭倦。

抗性澱粉培養大腸微生物相

白米飯煮熟成飯後，盛入碗中，放在室溫中冷卻2小時，澱粉慢慢老化，變得較乾，會糗彈，也會變好吃，米飯已經形成抗性澱粉。

吃下去適量冷飯，除了可以補足醣類攝取量外，也提供一天熱量所需的潔淨能源，所以每餐攝取適量放涼的米飯，會降低血糖的原因，除了減緩升糖幅度外，也借助減少胰島素阻抗，增加胰島素敏感度，促進耐糖復權之故。此外好處說不盡，抗性澱粉不易消化，進入腸道內，滋養微生物相，研究表明，提供了對微生物病原體的第一道防線，有助於消化，在毒素降解中發揮作用，並有助於免疫系統的成熟，也可能有醣類益新陳代謝。

微生物相（microbiota）是什麼？

微生物相是在包括植物在內，所有多細胞生物體內和表面發現的共生、互利或致病的微生物。微生物相包括細菌、古菌、原生生物、真菌和病毒，已被發現對宿主的免疫、激素和代謝恆定至關重要。

微生物組（microbiome）一詞描述了存在於生態棲位中，微生物的集體基因組或微生物本身。微生物組和宿主（例如人類消化道內的微生物相與人類）在演化過程中，從表觀遺傳學和遺傳特徵看來，兩者協力成一單位，有時被稱為全生物體（holobiont）。

人類和其他後生動物腸道中，微生物相的存在，對於理解後生動物和細菌之間的共同演化至關重要。微生物相透過其發酵產物（短鏈脂肪酸）乙酸鹽，在腸道免疫和代謝反應中發揮關鍵作用。所以表觀遺傳學上，我們看到一個人，事實上是「這個人」的本體，再加上他消化道裡整體的微生物相，就是人類細胞10倍的微生物個體，才算完整。所以我們的飲食治療，不是只有看升糖指數，更深究血糖起伏，更進一步，我們也在照顧餵養整個全生物體，包括人類本體與腸胃道裡面的微生物相，益生菌就是全生物體裡面的一個組成，所以我們吃放冷的白飯，不只是養活我們自己，也養活跟我們免疫、內分泌和代謝密切相關的腸胃道微生物。

唯神仙能預測血糖

各種不同種類的主食，例如禾本科的各種五穀類，都會因為烹調時間，加水多少，有沒有添加調味料，以及煮多久，有沒有放製作抗性澱粉，而有不同的升糖指數；再加上進食的次序與數量，每個人這餐次的升糖輪廓，都是獨一無二的，連專家都很難正確預測。

再說升糖指數研究時，通常是15至30分鐘就採集一次血漿糖，集合血糖點做成一曲線，再求這一條曲線下的面積，互相來作比較，與一般病人隨機做個幾點，圖像與意義不一樣！所以我要求我的病人，自己檢測BGM必須固定時間，例如一天吃三餐、每餐的飯後2小

時、睡前，以及半夜3點鐘1週1次，每天、每週、每月互相比較，才稍稍有臨床意義。

若你沒記錄身體所有的生理反應，也沒有記錄出每一餐各種食物的份量，要醫生在有限的資料下做藥物的判斷，就可能出錯。

由於糖尿病患胰島素分泌不足，加上胰島素阻抗，裡面有分數十種不同的型態，再加上每一個人疾病的長短，治療的好壞，以及飲食和運動，再考量當時環境、社會、心情都不一樣，所以病理血糖動力學變化更不可測，所以我教病人恢復日常生活，下次血糖就好很多了，不加藥，沒低血糖，是為「事緩則圓」！

再說用藥與胰島素治療會改變升糖指數的曲線，這是人工胰島研究室的藥物動力學、胰島素動力學和升糖指數動力學經驗，來綜合判斷，沒有這些經驗的病人，每每想預測將來的血糖，是不可能的！

11 樸素的飲食六心法
積沙成塔 聚水成河

　　您還在禁吃飯，忍受餓肚子，手發抖，腳無力，半夜腳抽筋，情緒低落，受盡煎熬控制血糖嗎？被確診糖尿病的你，覺得人生從此黑白，一輩子得吃藥、打胰島素嗎？許多糖尿病患忽視或道聽途說，不正常吃飯，卻吃各式點心，導致血糖飆高。根據多數文獻研究和我多年臨床經驗，適量攝取米飯的「適醣均衡飲食」，不只是掌握血糖最有效的方式，更緩解與部分緩解了為數逾3000名糖尿病病人，執行上有五大心法：

醣類應占每天熱量的50%

　　來自沒有過度加工、變性製造，沒有細磨成粉，沒爆成米花，或加工再製，原始結構五穀煮成飯，當三餐主食，緩慢被消化，加上蔬菜與水果，總醣量推薦占每天熱量的50%。

　　三大營養素（蛋白質、脂肪、醣類）來源要多樣與均衡，再窮、再忙，也要先抓住蛋白質類食物，每天吃到每公斤體重1公克以上蛋白質，其餘再分配在醣類與脂肪，當然對於肉食主義者，可放寬到最多2.5公克，肉食不只增加蛋白質，脂肪也會2倍增加，如此一來就得減少了澱粉，這會影響三大營養素占率，假如熱量一樣的時候增加1

單位熱量的蛋白質攝取，就會減少2.5單位的醣類攝取，假如熱量減少的時候，總熱量分母減少了，醣類占率會下降更快。

無論白米飯或糙米飯，都能緩慢釋放葡萄糖，延緩升糖。糙米飯是有果皮的白米，多了纖維、稀有元素（例如鋅、鐵、錳、鎂）、鉀離子、維生素B群，及少許必需脂肪酸等，但是延緩升糖的效果並沒有優於白米飯，尤其老人家消化咀嚼能力較差與長期慢性衰弱，末期腎臟病者建議吃白米飯。

用餐內容、時間、份量所形成的升糖動力學，與藥物動力學密切配合，兩者如車之兩輄同步進退，醫師要全盤通曉與掌握，餐後血糖才能平穩，胰島素阻抗才大減，開始減藥，終極是胰島功能部分復原，病人緩解機會就大增，最後終於停藥緩解。

在總熱量控制的情況下，若是使用優質的油脂，例如橄欖油、苦茶油、芥花油，熱量占比可以稍高取代醣類，醣類降到4成也還可以接受。如果患者吃不下飯，可以吃一些滷肉，也可以增加油量，減少醣類的比重，重點是總熱量計算，以及食物的挑選都要學習，照顧健康就像農業甚至理財，需要正確知識與技術，不傷害其他功能，水到渠成。

醣類占率多少心血管病風險最低？

　　這是一項由美國國家衛生研究所國家心臟、肺和血液研究所資助的多地點、前瞻性、兩種族世代的研究，旨在調查動脈粥樣硬化的病因和臨床結果。

　　他們從美國四個社區總共招募了15,792名中年男性和女性。從1987到2013年，做了5次調查研究，在這些廣泛的檢查過程中，可以獲得有關人口統計、病史、藥物使用和健康行為的資料。迄今為止，ARIC已在臨床和人口研究的不同領域發表了1,000多篇經過同行評審的期刊文章。其研究數據已成為研究心臟病、腎病、糖尿病和認知能力下降的重要資源，也為臨床實踐指引和政策聲明做出了貢獻，就是醣類占總熱量50%時，死亡風險最低。

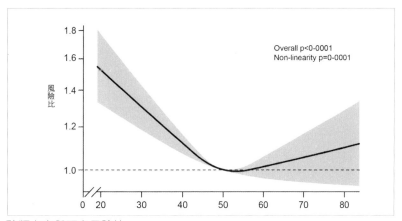

醣類占率與死亡風險比
引用：
Dietary carbohydrate intake and mortality: a prospective cohort study and meta-analysis
Sara B Seidelmann, MD, Brian Claggett, PhD, Susan Cheng, MD, Mir Henglin, BA, Amil Shah, MD, Lyn M Steffen, PhD et al. Lancet:August 16, 2018

米飯降低動植物食物的腥味

以美食來說，從本來非常樸實的米飯，配各種豐盛的「侘」家庭料理，也轉變成外食南北混合的宴席，不吃米飯了。

在1986年11月西太平洋世界糖尿病醫學會在去日本神戶開會，我有糖尿病流行病學論文發表，我們一行台灣人驚訝於日本的牛排配飯，原來配米飯在碳烤牛排上面，抹上山葵醬油，是我吃過最好吃的牛排作法，也很樸拙，忠於自然原味。

在食品上，在20多種禾本科的穀類當中，米飯含非常特別的低蛋白質，同時胺基酸分數（amino acid score）最高，也就是說米飯不多含非必需胺基酸，因此身體不必代謝掉多餘的含氮廢物，所以對體內環保是最好的選擇。

在美食上，米飯可以配合各種食物，來減低動植物的腥味，例如說臺北名菜粗米粉煮大腸，之所以會那麼受歡迎，就是米粉稍含斂味，中和了大腸的臭味與油膩，讓大腸可以入口。同樣的米飯在歐洲，拿來當作煮湯的材料，可以減少豬肉牛肉羊肉的羶腥臭味；江戶時代，兩國地方的與兵衛發明江戶前壽司，他以手捏醋飯，包在生鮮或醬煮的海產下，比光吃刺身更覺可口美味。

米飯在江戶時代，日本人的品種改良之後使得到做的收成雖然減少，但是米黏度大增，使得米飯有麻糬的Q彈感覺，對於牙齦有特別的爽快感，所以一時蓬萊米造成很多人趨之若鶩使用，排擠了其他米種與雜糧。

舊時東亞諸國 庶民吃白米飯不可得

現在要把禾本科的雜糧與米相PK，應該要用各種穀類組成的飯來相比，例如在不久以前，补正熙時代，因應糧食自給率與戰爭供糧危機，命令韓國人麥類加入白米裡，做成米麥飯，否則會被處罰，當時南韓人只能想念吃白米飯。

在明治末年，日本打了兩次大戰爭，一次是甲午戰爭，一次是日俄戰爭，雖然死傷慘重，但是因為士兵既然從軍，在窮鄉僻壤，白米飯直到1964年才普及，喜歡吃白米飯是當時從軍當武士的榮耀，於是陸軍軍醫與高層都主張讓士兵吃白米飯，而造成腳氣病流行，病亡數是戰場上槍砲傷亡的數倍，在現代以前，白米飯真的是好吃的高級食品，只是當時只有白米飯配醃漬的食物，一天吃不到幾公克的肉，所以光吃白飯，因此造成日本士兵維生素B1缺乏，腳氣病流行而病亡慘重。

世界的飯料理

南歐更是米飯的天下，希臘人喜歡吃米飯，但是產量不夠，所以就把麵類（pasta）做成米粒的大小；北義大利飯可是西餐裡燉飯（risotto）的故鄉，西班牙瓦倫西亞（Valencia）的海鮮飯（paella），更是紅遍世界的海鮮美食，都是以白飯為主角。

米飯的量

針對我常使用的這個日本買的美學磁碗，比台灣標準碗要高了一些，所以一樣的份量在這裡，看起來還達不到碗緣。

以下照片是秤出來100公克、150公克和200公克白飯的照片。

中年時，我吃200出頭公克米飯，最近這一年我吃的米飯大約是150公克上下，但是大部分時候可能是160，最多190公克；至於早餐大約在100公克左右。

　　女性大約打8折，但是對於生長期的兒童以及青少年和做重勞動的朋友，還有重訓或路跑等高體力消耗者，就要增加到2碗白飯以上。

　　米飯當然有熱量，吃的量超過身體所需，例如我吃1碗以上，熱量多了，會引起血糖上升，但是在臨床上的經驗，病人醣類不夠，胰島素阻抗，血糖一直居高不下，來我門診之後，慢慢添加米飯，從吃了50公克到300公克，血糖還繼續降的，亦大有人在；另外，8成血糖上升的朋友，是因為吃其他澱粉，勾芡多，以及砂糖製品所造成的！

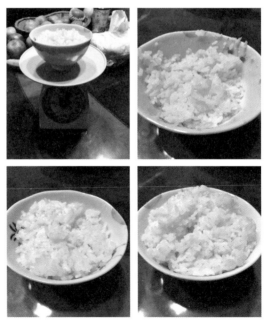

左上圖 150克，
右上圖 100克，
左下圖 150克，
右下圖 200克。

糖解傳承地球40億年生命的能源

葡萄糖糖解，簡稱糖解，英語glycolysis，德語die Glykolyse，法語la glycolyse，主要在19至20世紀德語界科學家們貢獻發現此生物化學途徑。

葡萄糖糖解是地球生物40億年以來，生物的傳統代謝途徑，提供幾近所有生物的主要能量來源。

糖解是把葡萄糖轉化成丙酮酸的代謝途徑，而供給生物能源。在這個過程中所釋放的自由能，被用於形成高能量化合物三磷酸腺苷和還原形式的菸鹼醯胺腺嘌呤二核苷酸。

糖解作用是所有生物細胞糖代謝過程的第一步。糖解作用是一共有10個步驟酶促反應的確定序列。在該過程中，一分子葡萄糖會經過十步酶促反應轉變成兩分子丙酮酸。

醣類的分解產生單醣和雙醣，其中大部分是葡萄糖。無論有氧呼吸，無氧呼吸或發酵都需要葡萄糖。

葡萄糖是人體能量的主要來源，通過有氧呼吸，每克提供約3.75大卡，藉由糖酵解，隨後在檸檬酸循環和氧化磷酸化的反應中，葡萄糖被氧化，形成二氧化碳和水，從而產生大部分以ATP形式的能量。

人類血清中5公克葡萄糖溶解於5公升的濃度，人類即使坐在椅子上，心平氣和地看書，這時呼吸、心跳、腎絲球過濾、大腦運作等，都需要持續不斷供應能量，一天約需1200大卡，所以有源源不斷的供給大腦葡萄糖與供給全身能量，是生命運轉所需。

血糖或體溫的恆定（homeostasis），需要多種激素來調節，抗胰島素激素與胰島素拮抗調整，以及肝腎臟、肌肉儲備肝醣或脂肪組

織儲備脂肪，來供應細胞源源不絕的葡萄糖與能量的需求。

所有的高等動物都靠葡萄糖糖解維持生命，包括嚴格執行生酮飲食的人，以下就可以知道他們靠著葡萄糖新生，來維護著一絲絲的大腦營養血流。

人類定時定量進食均衡營養的三餐，是最不會引起上升高血糖，也不升高三酸甘油酯，以及上升血脂蛋白的能量補充方式。

人類需要能量，持續使用脂肪與醣類分解，更需要蛋白質分解後吸收，新合成身體代謝掉的結構，所以人類和許多高等動物一樣，都需要均衡三大營養素攝取。也需要攝取微量的維生素、礦物質與水，才能維持身體的許多催化功能，激素與維持電解質和水平衡。世界各國民族飲食各異，但是國家衛生當局與醫學會推薦卻都一致，要均衡營養與吃各式各樣自然界的食物。

白米飯為何降血糖？冷飯養生祕技

米飯澱粉是兆糖組成，屬於超長鏈澱粉，一旦飯冷，澱粉結晶化，人體腸胃道消化很慢，與肉菜一起食用，澱粉釋放葡萄糖更慢，可以維持血糖5至6小時不墜，所以米飯配肉菜，升糖從中庸變更緩和。

均衡營養時，肉先吃，下圖是即時型CGM餐後曲線圖，7天飯後血糖可以扁平成為一條直線，下圖多數血糖點都起伏很小，除了標示麵食那一天，為了測試，以致午餐後血糖升高，但是左下角的深灰色長條顯示：TIR已經達到100%，繼續吃肉菜飯，該員後來3個月後，更進一步緩解糖尿病了。

白米菜飯是屬於緩慢釋放的兆糖，與充滿了容易升糖的油糖粉的外食相比，5至6個小時才會消化完畢的冷飯菜，可以節約胰島素分泌，同時可以消除低血糖，使血糖平穩，這也是為什麼我們病人的胰島素阻抗能夠緩解的祕密。

　　過去長期血糖高，胰島傾全力分泌，平常胰島素濃度就很高，身體會自然而然地分泌對抗激素（賀爾蒙），去保護不至於血糖過低，這時候胰島素阻抗就增大。

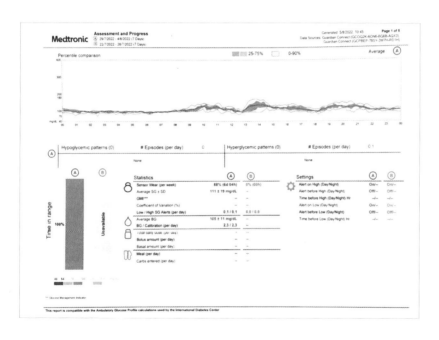

　　米飯因為是全穀粒，澱粉原生結構沒有被破壞，米飯放2個小時之後，澱粉老化，會產生結晶結構，這會使得人體的消化液，無法很快地把兆糖分解為游離糖，這就是血糖緩慢上升，緩慢下降的原因，稱為抗性澱粉，到大腸讓微生物相繼續利用。

但是麵粉，即使小麥全穀粒去磨粉，都沒有抑制升糖效果。一定想吃小麥，可以吃小麥飯嗎？回到過去50年前南韓總統朴正熙的時代，就知道什麼是飼料，什麼是人類文明了，不要忘記，南韓麥飯是混有稻米的，麥多米少的乾飯。在過去一萬多年全球都在農業時代，老百姓只能吃雜糧飯；因為雜糧比米飯便宜得多，所以50年前南韓農家吃麥飯，日本農家吃「雜穀」，例如長野縣、山形縣都吃蕎麥飯，台灣種田的農民扣掉農藥與肥料，只能吃番薯簽乾煮的飯。

全球醫學人與營養學者，幾乎都押錯寶了！都一刀切把白米飯歸精製澱粉，除了我在德國人工胰島研究室的經驗，以及全球升糖指數研究的回顧，加上我做的實驗，白米飯不會比糙米飯來得容易上升血糖，再加上40年的臨床經驗，利用食品學的實證科學，應用在我的病人身上，我教病人吃冷飯，血糖都容易正常，比較容易緩解。

吃冷的白米飯還有一個好處是：身體酵素不容易消化抗性澱粉，所以造就大腸微生物相益生菌的溫床，所以我的病人吃冷飯，腸胃道的通便會變比較順暢，大便的味道也會充滿酵母菌的味道，就是自然界長期以來的「天地人」的循環，而形成一個生態平衡的狀態。

白飯就是佗 不完美的美學

佗寂（日本語佗び寂び，英語Wabi-sabi），是一種日本文化，融合古代身毒、中原以及東瀛文化與風土的融合，以渡宋僧學禪，茶禪如一的世俗化，經過400年演化出來，以茶道為中心的文化與美學。

意識上接受人生事事短暫、不恆常的「寂」，和凡事物皆不完美、不完全的「佗」，是漸漸流失的傳統日本美學與精緻文化。佗寂的概念源自佛教的三法印，即無常、苦、空。佗的特徵包括不對稱，粗糙，簡單，經濟，低調，所以白米飯就是不完美的美麗，但是真實，不金玉其表，不說教一套，真實另一套。白米飯很真實，與我的唯科學，才能打敗糖尿病一樣佗，所以我常常說：宋僧茶禪不二如一，醫學與茶道亦同，醫禪不二如一。

成長與升級

佗不是台灣傳統美食文化的主角，現代台灣人在承平70年來，更加發揚光大，喜歡更多的口感變化，與味道上的卓越拔群，白米飯就是佗，我的治療就是佗，但是我還是比較喜歡吃白飯，因為它自然原味，樸實無華，無添加，可以配合全球各種美食，毫無違和感，還有無限的空間外，也與佛家與歐洲減少殺生，減少動物性食材，唾棄生酮，不必低醣飲食，內心與人文素養更勝一籌。

如果一個物體可以在我們內心帶來寧靜，和精神嚮往的感覺，那麼它可以說是「佗寂」。我接受生活是複雜的，但

崇尚簡單，飲食生活就是肉菜飯果。侘承認簡單的事實：沒有什麼是完美無缺的；寂則承認：沒有什麼能恆久不變，沒有什麼是已經完成的，一旦接受這三樣事實，就能接受滿足本書精髓，帶來每天心靈成長，餐餐看來都是美食，血糖與身體日漸好轉，與浸淫侘寂文化同功，一種成熟的快樂。

我為什麼主張秤重？

首先，秤重才有份量，團隊跟病家溝通才能無礙，要多吃、或少吃？

其次，同重量才能維持血糖的穩定性，以及每天隨時隨地的血糖有再現性，要不然每一天都會有不一樣的結果，變異係數一大，糖化血色素高，多數醫師就加藥外，反而造成血糖震盪比較大，醫師多重用藥，低血糖的風險也升高。

因為執行秤重，就可以解決蛋白質、脂肪和醣類間分配的問題，但是升糖還是會有差異，就如同我說的，升糖指數的再現性差，有個人體內的差異和個人之間的差異。因為有秤重可減少血糖起伏變小，升糖指數平坦，需要藥量比較少，也不易低血糖，胰島素的效率變好，胰島素阻抗一降，需要藥量更少，藥物一停，很快地，3個月後就緩解了，所以秤重是為緩解的祕密武器之一。

添加的油都一樣嗎？豬肉的部位都一樣嗎？魚的種類一

樣嗎？食物品種一樣（台梗米幾號）知道嗎？煮熟的速度一樣嗎？煮熟的鹽巴濃度一樣嗎？餐燙時間一樣嗎？加調味料的量都一樣嗎？加進去調味料的劑量與順序都一樣嗎？有這麼多的因素都會影響到血糖的起伏，所以在意自己身體的人，一旦患有糖尿病，或者已經被診斷為糖尿病前期時，想要緩解，可以為自己所做的第一件事，就是秤重。

沒有麵、水餃、粿條，古代人吃什麼？

人類600萬年的歷史，飲食一直影響著牙齒和上下頷的演化。考古牙頷科學研究顯示：大約35萬年前到1萬年前，人類牙齒的大小，每2000年平均減少約1%。

從1萬3千年前西亞黎明，全球漸漸有了農業，保障了糧食來源，人類開始飲食精緻化，改良品種，去殼精緻，最後磨成粉，以及養野豬為家豬，增加了蛋白質來源自柔軟的煮熟肉食，演化到了現代，人類牙齒大小的下降率，又已經再倍增，就是每1000年減少1%，加上下顎兩頰太大難看，咀嚼牙齒的肌肉也刻意縮小。

假如還要我做註釋，就是現代智人的牙齒與咀嚼肌吃不了原始人的食物了，例如：野獸大部分部位的烤肉、野生鳥獸生肉、採集的天然地下根莖（薯類）、大麥粒等，不僅難吃，而且連咀嚼下嚥都有困難，更遑論消化了；現代人吃煲湯、羹湯、法式牛肉清湯（consomne）、稀飯、鹹糜、燕麥粥、小米粥、麵點、餛飩，幾乎入口即化，但是血糖也很快飆升，所以地方上有了老員外，挺著肚子

是優裕生活的表徵，三高開始在富裕層流行了；但是農業同時凝聚了大家族，形成部落，在形成更巨大的部族，甚至國家的雛形——邦國，社會是繁榮了，但是開始有了土地擁有者與農奴，飲食內容差距拉大了。

大多數國人都會以為北方自古五千年就是吃麵，南方就是吃米飯，這也真的頭腦太簡單了，每一個朝代，甚至不同的時期都不同，歷史是動態，與大變化的，例如中商以前，中原還在邦國時代，同樣前清出入關時，與清末就不一樣，有了醬油，醋，豆豉，豆腐乳，香油都工業化了，菜與主食分離了，因此不同朝代，不同的政治經濟制度下，不同階層的人，吃的食物是不一樣的，各類麵食都是最近的事情，或近代才在平民間傳開來的，我們先了解大陸中原古人吃什麼就從禮記開始有了記錄，這是規定庶民生活的法典，不能逾越，逾越是大逆。

大陸上古的庶民吃什麼？《禮記·內則》：周王一人之下，設天官冢宰統治天下萬民，此冢宰比後世宰相更具權勢，管理調度數萬專業人員與全國物資，卻專門掌管王家盛宴，與祭祀先王家廟，用掉最多的國民總生產毛額，一般庶民吃「飯」，來自黍，稷，稻，粱，白黍，黃粱，稻，穄的乾飯，依照各地物產而定。

周部落的士族以下，廣大庶民與奴隸，罪犯，戰俘絕無肉食，肉食者是指統治者的統稱。例：《左傳·莊公十年》（曹劌論戰）：十年春，齊師伐我，公將戰。曹劌請見。其鄉人曰：「肉食者謀之，又何間焉？」通常是當高官具有參謀地位的人。

可見周入寇殷商，殘殺殷族外，還對征服地「東土」，執行嚴酷的營養剝奪政策，跟隨著帝王專制，階層輪迴持續到大清帝國時代，

食肉者止於高官亦然，是為營養與健康的不平等的錯誤示範。

　　大家到博物館參訪時，請注意看一下原始的人的下顎和牙齒大小，真的是現代人的好幾倍大，也因為牙齒巨大，兩頜強壯，才能吃得下很粗糙的帶果皮穀類、樹皮、地下根莖和野獸粗割的生肉，筋，皮，內臟等。

　　查德沙赫人生存於700萬年前，最古老的人屬祖先，是人類及黑猩猩的最近共同祖先。牙齒大，咀嚼肌位置大，顯得顳腔的狹窄與短小，腦容量與黑猩猩類同，大約只有360-370 ml。

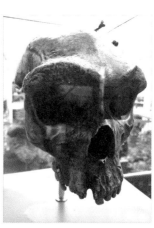

　　南方古猿屬是人科動物的一個已滅絕的屬，出現在390萬年前，是黑猩猩和人的中間體型。面顱較寬大，顴骨弓向突出，留下咀嚼肌極大的空間。湖畔南方古猿腦容量大約370 ml，阿法南方古猿則有446 ml。

　　現代人的顱骨用來裝膨大的中樞神經，尤其大腦，容量1500ml；咀嚼功能績效卻低下，不只牙冠小，臉頰上的咀嚼肌肉萎縮，更有牙周病、蛀牙等問題，而且看看吾人祖先吃多少千年稀飯，就可以知道牙齒怎麼演化了。

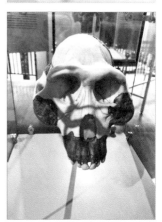

　　我再三強調，我沒有反對吃糙米飯，糙米飯也更有營養，尤其維生素B1以及纖維素，病人喜歡吃就吃，但是我不會指定，更

從來不強迫病人吃他不喜歡吃的東西，糙米飯只會徒增衛教的思想落伍，無個別化與思慮不周。

其實，糙米碾成白米，對於升糖還沒有影響，但是穀類磨粉，即使全穀米麥磨成粉，則五穀全數破功，造成高升糖無一幸免。

我也是國際美食研究專家，發現白米較容易與美食相配，同時對多數老人、牙齒不好的人、衰弱的人、多病的人、腎衰竭的人，白米飯是最好的選擇，而且也比糙米與其他粉類耐餓，適量白米，提供適量澱粉，便宜又容易取得，米飯，無論白米與糙米，對三高患者，對健康台灣人，都是很好選擇。

人類歷史上都吃高醣

而且值得注意的是當醣類占比，從50%往80%推移的時候，死亡風險上升是很緩慢的。這也是為什麼19世紀以前的人類，當時還沒有工業革命的庶民，都吃著以五穀與根莖為主食的三餐，再多加上一點點肥肉、偶而瘦肉、起司和蔬菜而已，例如 其實在18世紀，西歐中歐庶民的飲食，85%以上熱量來自於澱粉，德國的老教授告訴我說：在二戰之前，以及二戰之後，也是吃很少很少的肉類，捷克克倫多夫領主城堡桌上，擺滿大塊肉類，導遊說貴族不能吃澱粉類，但是平民只能吃菜；在東方，也有這個情形，例如日本在東北都吃雜糧為主，除了地主和大諸侯之外，大家都吃著高碳水化合物的生活，過去山西只吃麵條與雜糧，都是同樣道理。

東西半球歷史上，庶民與奴隸都吃植物，那為什麼第2型糖尿病流行率都很低？ 全球的人口全部都是靠重勞動來養活自己和家人，真的一整天拉車的工作，只夠糊口而已，所以為什麼沒有糖尿病！因

為每一個人都瘦巴巴的營養不良，反而是營養不良，所以引起來的血糖高，而不是因為吃了太多熱量造成肥胖，體能活動又減少，造成肥胖，繼續多吃油糖粉等精緻食品，再引起第2型糖尿病。

三大營養素來源要多樣與均衡

根據理想體重，每公斤需要1公克的蛋白質，例如60公斤理想體重男性成人，一天必須吃到60公克的蛋白質（注意不是肉重量60公克，而是加總魚蛋肉菜飯的蛋白質量，共含蛋白質60公克，例如一兩37公克的生鮮瘦肉，大約含9公克的蛋白質），其餘分配給醣類和脂肪類食物，不能偏頗某類或取消某類食物。

我犧牲餐桌隱私，每天在臉書泊上自家吃的食物，就是強調正常人與糖尿病人所吃的要一樣，以身作則，不是糖尿病人就不能吃鮮魚大肉美食，或自以為是正常人就可以亂吃，一樣要秤重與定量。

家裡有長者是糖尿病者，飲食上一點都沒差別，反而要忽略過多無用禁忌，年輕人和中年人也一樣要預防糖尿病，讓大家心理生理都健康，一起和樂吃晚餐。

吃對順序

富含蛋白質類食物先吃，例如：肉、魚、蛋先吃。

水果放最後且量少，一餐限一種。

蛋白質最高食物，先吃一口→肉菜混吃→冷飯→最後吃40大卡水果。

或先吃完富含蛋白質的食物→再吃蔬菜完→冷飯→最後吃40大

卡水果。

以天然食材，自然，不粉飾的無為主義來烹調，不要為了放大食材裹粉，為了吸引人類嗜糖原罪，到處大量加糖。

素食者則是豆仁、大豆製品先吃。再吃蔬菜類，例如：菇菌類、葉菜類、豆莢類、海苔類，不含根莖類。後吃米飯，或混有根莖類或核果的米飯，例如番薯飯、栗飯、蒟蒻飯等。

為了要讓胺基酸在吃飯前15分鐘，就進入人體腸胃道作用，消化吸收，先吃蛋白質含量高的食物，能讓血液中早一點出現胺基酸，刺激胰島素和其他腸胃道激素的分泌，接著吃菜，因為蔬菜也有三大營養素，而且選擇升糖指數較低的先吃，不必完全把肉菜分開吃，無論如何第一口、第二口，應該吃進去相當分量富含蛋白質的食物。

等到肉、菜都吃15分鐘過去了，胰島素的分泌也已經做足了準備，足以應付接下來吃進的醣類，再吃冷飯，慢慢分解兆糖成葡萄糖，有效利用胰島素進入細胞，細胞有元氣運作，或儲藏能量起來，血中葡萄糖也就降下來。

單糖含量最高的是水果，升糖很快，則擺在最後吃，並限制在40大卡，大約1粒85公克的柳橙，血糖才不會上升太多太快。假使吃正常人份量水果，升糖治療也會功虧一簣。

剛開始許多朋友做來有點不容易，因為我們的飲食傳統是吃肉配飯一起的，假如光吃白飯吃不下，那表示你的白飯不夠講究與好吃，以及不夠能夠欣賞蔬菜的淡味，這是南宋禪宗和尚素食的主張食物有六味，植物類的稱為淡味，假如淡味不行，建議留下一些肉和菜，以及肉湯與菜湯，以便在第一口肉以後，佐配最後的冷飯。

以上是實證醫學得到的穩糖結果，進一步處方每一個人的熱量，轉化成份量，則需要門診個別量身定做。

每餐食物份量及熱量維持穩定

不能隨心情大吃大喝或不吃不喝，大吃大喝固然血糖會飆高，相反地，吃喝一旦過少，又吃藥或吃藥加上打針，血糖會降太低，所以定時定量才是穩定血糖的上策。

我也不建議少量多餐的飲食模式。多餐通常會增加熱量，此外胰島素分泌不斷，徒然製造胰島素阻抗，只會讓血清胰島素、血糖、醣化血色素、三酸甘油酯、熱量、體重都變高。

再說，小餐吃點心，一般點心多偏油糖粉。麵包、餅乾、羹等升糖高，但是營養密度卻低，多吃有害，無益身體機能。此外，也不建議「一碗飯」料理，例如蛋炒飯、湯麵、蛋包飯等，有害血糖控制。最後加總一整天六餐的總熱量，肯定比三餐來的多。

雖然一碗飯料理看似有飯、有菜、有蛋白質，但不易依照正確順序進食以外，蛋白質類食物份量較少，蔬菜更少，或各種材料已經混合，降糖效果就很差。最好是餐盤內，有不同的位置，擺放富蛋白質食物、蔬菜和飯。

每一餐的份量，食材都要一一精準稱量，更精準成分就需要查食物成分表，最後加總，這是國際上營養師工作，血糖升幅最大變數就成常數，加上穩定規則服藥，就可以減少胰島負擔，進而減輕胰島素阻抗，減藥而血糖持續正常，再減藥，最終而緩解。

醣≠糖 升糖個性 GI都大不同

醣類是一種容易獲得的能量來源，一方面產量很大又便宜，另一方面在各個文化，多面相產品都存在，也是餐後血糖的最大影響者。不同比例的糖、澱粉和纖維的植物，對血糖反應廣泛而複雜的影響，很難一言蔽之，所以不能當作升糖等值來代換，或目視份量類似，就以為熱量等值看待。

攝食有些植物澱粉後血糖濃度長時間緩慢上升和下降，例如禾本科五穀全穀粒煮成乾飯，就是我稱的兆糖；而另一些同屬醣類食物，導致血糖濃度快速上升，然後快速下降，例如羹湯、勾芡、水果、甜點、台式麵包，甚至日式炸豬排（酥炸麵包粉裹排骨，再淋上醬汁的日式炸豬排），不只影響血糖起伏過大，比單純豬肉排油煎要高出150 mg/dl左右，而且令CGM警鈴大響，也讓許多糖尿病前期病人，吃完3小時，就發生明顯低血糖。

只要您來我門診裝上連續驗血糖機，就可以觀察到您裝上的第1天血糖的起伏，到第14天的起伏是完全不一樣的，即使吃同樣的份量同樣的食物，第1天起伏很大，假如跟著我吃肉菜飯定時定量的飲食，到第14天的起伏就變小了。第1天你來的時候的飲食，假如是低醣和不規則份量，不定時的飲食，這時候胰島素阻抗呈現很大，胰島素需求量也超多，經過我們團隊努力的衛教，病人只要達某一個程度以上的飲食遵從性，胰島素阻抗和胰島素分泌量能都變好了。

選擇富含膳食纖維、維生素和礦物質且不添加糖應該選擇富含膳食纖維、維生素和礦物質，且不添加糖、脂肪和鈉含量低的碳水化合物食品。

人類最佳健康所需的碳水化合物攝入量尚未確定。對於沒有糖尿病的19歲及以上成年人，即使在減重當中，建議的碳水化合物膳食攝入量，至少為130公克/天，因為要維持葡萄糖對大腦的供應，在碳水化合物攝入量不足時，也可以藉由身體的三大營養素互相轉換的進程來滿足，包括肝糖分解、葡萄糖新生（通過脂肪的甘油成分，或蛋白質分解成直鏈胺基酸的去胺基化），同時產生大量脂肪酸，產生酮體，以酮酸代謝路徑，提供身體其他器官組織能量。

　　攝食游離糖，則導致血糖濃度快速上升，然後快速下降（游離糖，例如各種加工甘蔗形成的冰糖、砂糖、黑糖、細白砂、方糖、日本結晶糖，甚至手工高級三盆糖，以及玉米高濃度果糖糖漿，天然楓糖，各種天然蜂蜜，各種甜菜根糖，糖蜜，水飴，粉糖麥芽糖，甚至原始部落各種糖類似物）。

　　應該優先選擇新鮮自然富含膳食纖維、維生素和礦物質，且不添加糖、脂肪和鈉含量低的醣類食品，例如五穀全穀粒，以大麥而言，需要脫麥殼，磨掉麩皮5成以上，才得大麥仁；稻米要脫稻殼，只要磨掉米糠1成以上，得白米，但是千萬不要把穀粒磨碎成粉，無論有再多的糙穀纖維，一旦磨成粉之後，攝取五穀粉末，就很容易受到腸胃道消化液的消化成葡萄糖，迅速吸收，而造成血糖飆升。

　　因此在醣類攝取量不足時，身體迅速啟動「肝糖分解」、「葡萄糖新生」兩途徑來合成葡萄糖，是拆解身體組織的凶事，但是飢荒時，能源第一，以維護生命。

兆糖vs. 游離糖 消化 吸收 GI 都天壤之別

　　來自五穀雜糧適量的醣，就是葡萄糖的聚合物。所以一莫耳葡萄糖是180公克，含有6.022 x 10^23，一兆1012 即萬億，那麼23次方葡萄糖分子有多少兆呀！在衛教上，相對應於單糖，雙糖等游離糖，我暱稱五穀的多醣為「兆糖」。

　　大約特大杯800毫升的含糖碳酸飲料所含單雙糖，升糖超快又猛，大約是一碗出頭的273克米飯澱粉，所分解的葡萄糖量90克；

　　單雙糖和兆糖最大的差別是，兆糖要分解為單糖或雙糖，才能吸收，需要很久很久的時間，所以吃下冷米飯，血糖緩慢上升，再加上先吃了含蛋白質與油脂的魚或肉，所以消化更緩慢，可以維持很久；游離糖的飲料，一喝進去胃袋，雙糖經過胃壁就吸收進血液了，所以在人工胰島研究室的電腦繪圖上，可以看到升糖曲線是馬上，且接近90度往上飆升。

　　來自無加工、無變性製造，沒有磨成粉，沒有再製的兆糖，具原始結構的澱粉，天然結構不破壞，室溫放冷，形成抗性澱粉，都具有緩慢被消化的特性，升糖很緩慢。

　　吃冷飯佐配肉菜的均衡營養一餐，需要至少4小時，甚至6小時，胃排空才完全，在消化過程中，緩慢釋放葡萄糖到血液中，源源不絕供應大腦，並且不太需要胰島素，才是最理想的飲食典範。

　　以下是美國人游離糖的重要來源之一——軟性飲料的種類與其含糖量，裝上連續驗血糖機可以很明確看到，喝下之後血糖飆很高，即使是正常人，喝後的血糖也會高於200 mg/dl以上，加上薯條與漢堡，那真的很耗胰島素，東亞人沒有這麼厚實的胰臟與高胰島量能。

產品名	含糖量（g /100 ml）
Solo	11.5
Coca Cola	10.6
Sprite	8.6
Fanta	10.9
Bundaberg: Ginger Beer	10.8
Coca Cola	10.6

　　或是台灣手搖杯飲料，不管半糖、全糖，裝上連續驗血糖機看看，一樣都會飆很高。我的病人喝無糖手搖杯飲料，我們也看到快速升高，原因就需要去問製造者，裡面加了什麼東西？可能是寡糖嗎？

《美國糖尿病協會臨床指引》推薦三大營養素半世紀的變化

　　簡而言之，身體是一部複雜的機器，短小精緻，以致人類要用實證研究出來，需要一段時間。所以在這40年當中，《美國糖尿病協會臨床指引》其中營養推薦變化最大，每幾年改組了營養委員，接著就有變化，甚至於曾經多次推翻前一年的推薦。

　　例如在1980年代中期，就推薦要多吃澱粉和纖維高的主食，主張高醣類飲食，甚至高達60%以上的熱量占比；到了1990年代，就變成要壓抑醣類，增多脂肪攝取，其中最重要的原因是，某一大師一系列論文，直指醣類、游離脂肪酸與葡萄糖的耐受性研究。

廣義的醣類包含太廣了，而它們的生理作用完全不一樣，包括游離糖（例如砂糖、玉米糖漿、楓糖、蜂蜜）、寡糖、磨粉的澱粉（例如小麥麵粉、樹薯粉），和沒有磨粉的全穀粒兆糖（例如白米、大麥仁），所以他們在升糖的個性上森羅萬象，加上其他動物食材，組合成千變萬化的升糖曲線，所以非常不容易預測的升糖曲線。

　　現代的人吃的各式各樣，充滿了容易升糖的醣類，所占的比重也越來越大，所以高醣類飲食所造成的問題，極大部分是由於游離糖、寡糖和磨粉的澱粉，以及加工穀類所造成的，但是無論大到《美國糖尿病協會臨床指引》，小到基層的醫師倡議，都不可能能夠對這個社會的餐飲大趨勢，有明顯的改變。

　　全球醫師對專業研究與臨床付出，再加上教學，已經精疲力盡，所以再跨域，甚至橫跨好幾個領域來涉獵，是非常不可能有時間的，所以營養學、食品學和調理學，就是糖尿病醫師的高牆，因此才會讓各國指引委員會那麼多著作等身的人，陷入猶豫不決，甚至決定不夠理想。

　　最近的《美國糖尿病協會臨床指引》就不再強調醣類與脂肪的占比，而是先抓住蛋白質所需需要的量，然後再來講食物，跟我最近所倡議的肉菜飯是類似的教學法，因為食材才是老百姓上市場，在餐桌所面臨的具體實物，三大營養素是非常抽象的生化名詞，所以隱晦在內不談。

適醣均衡飲食與世界主要飲食法的比較

我主張的適醣均衡定時定量飲食具有諸多特性：可口本土性，又兼具國際化美食的延伸性（只要全穀類帶換掉米飯），可以吸收地中海飲食與得舒飲食，隨時隨地高可就性，庶民巨富皆通用，高性價比，依隨環境可塑性，多種慢性病一起防治，製作簡單，家居應酬兩相宜，極高多樣性饗宴人生。

類型	主要內容	潛在好處
美國農業部發行美國人飲食指引的飲食	■各種蔬菜類 ■整個水果 ■至少一半熱量來自全穀粒 ■低脂乳製品 ■各種富含蛋白質食物 ■油 ■限制飽和脂肪和反式脂肪、少添加糖和鈉等	適用任何人
地中海飲食 Mediter-raneanstyle	■強調植物性食物（蔬菜、豆類、堅果和種子、水果以及全穀粒）魚和其他海鮮 ■橄欖油作為膳食脂肪的主要來源 ■低至適量的乳製品（主要是酸奶和乳酪） ■通常每週少於4個雞蛋 ■紅肉的頻率和份量較低 ■少量至適量的葡萄酒 ■很少游離糖或蜂蜜	■降低患糖尿病的風險 ■降低A1C ■降低三酸甘油酯 ■降低重大心血管風險

蛋奶素/嚴格素食 Vegetarian / vegan	▪蛋奶素以植物為基礎的素食飲食，不含所有肉類食品，但可以吃雞蛋和乳品 ▪嚴格素食不含所有肉類食品和動物衍生產品的素食，蛋奶不能吃	▪降低患糖尿病的風險 ▪A1C降低 ▪體重減輕 ▪降低低密度脂蛋白LDL-C-C和非HDL-C
低脂飲食飲食 low fat	▪強調蔬菜、水果、澱粉（麵包/餅乾、麵食、完整穀物、澱粉類蔬菜）。 ▪瘦肉蛋白來源（包括豆類）和低脂乳製品 ▪脂肪攝取量小於總熱量的30%。 ▪飽和脂肪攝取量小於10%	▪降低患糖尿病的風險 ▪減輕體重
極低脂肪飲食 very low fat	▪強調富含纖維的蔬菜、豆類、水果、全穀物、脫脂乳製品、魚和蛋白 ▪70-77%醣類（包括30-60克纖維）、10%脂肪、13-20%蛋白質	▪減肥 ▪降低血壓
低碳飲食 low carb	▪強調醣類含量低的蔬菜（例如沙拉蔬菜、青花菜、花椰菜、黃瓜、捲心菜等） ▪來自動物食品、油、奶油和酪梨的脂肪 ▪肉類、家禽、魚類、貝類、雞蛋、奶酪、堅果和種子為蛋白質來源 ▪水果（例如漿果）和更多非澱粉類蔬菜 ▪避免吃澱粉類和含糖食物，如麵食、米飯、馬鈴薯、麵包和糖果 ▪「低」醣類沒有一致的定義，多數也是低熱量	▪A1C降低 ▪體重減輕 ▪降低血壓 ▪升高HDL-C ▪降低三酸甘油酯

極低碳飲食 Very low carb	■ 與低醣類模式類似，但進一步限制含醣類的食物，結果膳食中一半以上的熱量通常來自脂肪。 ■ 目標是每天攝入20至50公克非纖維醣類，以誘導營養性酮症。 ■ 將醣類減少到總熱量的26%	■ A1C降低 ■ 體重減輕 ■ 降低血壓 ■ HDL-C 升高 ■ 降低三酸甘油酯
得舒飲食DASH （Dietary Approaches to Stop Hyper- tension）	■ 意為停止高血壓的飲食型態，由美國國家衛生院國家心肺與血液研究所於1997年發表的一項飲食方法 ■ 強調蔬菜、水果和低脂乳製品 ■ 完整的穀物、家禽、魚和堅果 ■ 減少飽和脂肪、紅肉、糖果和含糖飲料 ■ 限鈉	■ 降低患糖尿病的風險 ■ 減輕體重 ■ 降低血壓
舊石器時代或原始人飲食 Paleo	■ 強調早期人類演化食用的食物，例如瘦肉、魚、貝類、蔬菜、雞蛋、堅果和漿果 ■ 避免穀物、乳製品、鹽、精製脂肪和糖	原始人才不這樣吃，屬於不確定的證據。

洪建德的順序肉菜適醣定時定量均衡飲食	■三大營養素基本上秉持病人原來的生活習慣、信仰，綜合過去各醫學會推薦的文獻，官方對國民推薦 ■熱量比照正常人依肥胖度與飽食感醫囑，含有30-65%醣類（包括20-60克纖維）、20-30%脂肪、13-20%蛋白質 ■來自動物、添加的植物油、乳製品、核果、堅果、種子和酪梨的脂肪 ■肉類、家禽、魚類、貝類、雞蛋、奶酪、堅果和種子為蛋白質源 ■避免吃磨粉澱粉類和含糖食物，如麵食、米粉、糯米製品、麵包、餅乾、東西式點心、含糖飲料、泡麵和沖泡麥片、羹、濃湯和糖果 ■澱粉源是全穀粒，就是脫殼與磨掉果皮，都還是可吃，白飯尤其適合長者與末期病人，白飯建議放冷2小時再吃。牙齒好、健康、年輕，建議吃全穀粒，例如糙米飯、麥飯 ■以第一口肉開始吃蛋白質最豐富的品項，接下來可以吃各種蔬菜類，15分鐘後，才吃米飯，吃水果1份40大卡水果	■便宜到奢華皆可 ■最高可就性 ■不需受制廠商 ■與家人親友可聚餐 ■A1C降低甚至緩解 ■減輕體重不反彈 ■降低血壓 ■HDL-C 升高 ■LDL-C降低 ■三酸甘油酯降低 ■治療脂肪肝 ■減少腰圍 ■減少飢餓感 ■安定精神與情緒 ■臉色紅潤 ■肌膚含水嫩

12 多重用藥 吃喝油糖粉 半夜低血糖

為什麼會半夜低血糖？

先確定有沒有糖尿病？初期有糖尿病，或糖尿病前期的人，血清胰島素通常都很高，吃了油糖粉的食品，或大吃大喝之後，就容易在半夜會冒汗、頭痛、肚子噁心、發慌，即使沒有驗BGM，也很可能是低血糖，最好是有裝連續驗血糖機來證實；或者是已經吃了降糖藥，當然更容易低血糖了。

假如沒有裝連續驗血糖機，起床來驗一般的一次性針扎血糖BGM的話，可能血糖已經高上去了，稱為索莫基效應，所以病人用BGM，無法看到半夜出現低血糖證據，只看到血糖恢復正常，或反彈升高而已。

即使沒有糖尿病，也沒有糖尿病前期，光體重稍重，或者是單純胰島素阻抗的「常人」，發生低血糖的情形，門診也很常見的，最主要的原因就是飲食的偏差與吃錯食物，飲食有沒有偏差，也需要連續驗血糖機來驗證，因為有很多人他都說他都正常吃三餐，可是連續驗血糖機一裝上，馬上就漏了餡，有時候病人不是故意說謊，而是他忘記他一天所吃的食物，或食品營養知識缺乏，或者錯把異常當正常。

容易引起低血糖症的食物，就是富含油糖粉的食品，例如：麵包、餅乾、甜點、麵點、羹、水餃等。因為這些食品需要很多的胰島素，等到血糖已經正常，胰島素又過多，就會發生血糖過低的現象，所以會升糖的食品，也是會引起血糖過低的食品。

我的病人不容易發生低血糖另一個原因是：因為我使用很低劑量的胰島素，以及單純的口服降血糖藥，值得一提的是，我使用胰島素的時候，會讓升糖動力學和胰島素動力學互相配合，治療中不會造成不明原因的低血糖，影響病人對藥物與醫師信心，只要病人深入食品營養，人體生理學，跟著我就能平安。

假如檢驗出來的糖化血色素比較高，已經達到5.7%以上葡萄糖失耐的程度，或糖尿病前期，但是還沒有到糖尿病的6.5%，還選擇吃很容易飆升血糖的食物，那可能發生低血糖的風險又更大了，因為這些人血清的胰島素，比正常人的胰島素更高了，或者稱為胰島素阻抗比較大，葡萄糖耐售量也會小。

一些人有時候也會被發現半夜血糖不高、甚至CGM上過低，但是凌晨時候血糖慢慢飆升，一直到上午10點，為什麼呢？這是「黎明現象」！根據我博士論文發表前，數十年來認為對抗胰島素激素上升有關，但是我最近從CGM的觀察，跟病人飲食吃油糖粉有很大的相關，因為半夜血糖過低了，所以身體的保護機轉會迅速分泌抗胰島素激素，把血糖拉高。

但是我也觀察到許多有黎明現象的人，都是多重用藥的病人，當我把多重用藥改成單純的用藥，甚至於不用藥，這些黎明現象也就不見了。

另一個類似的現象就是：在晚餐前會發生低血糖，或者是在睡前

發生低血糖，這通常是早餐或早午餐的時候，吃了很多麵包、麵點、湯麵、甜點類，再加上大量的咖啡，即使沒有葡萄糖失耐、也沒有糖尿病前期的正常人，數小時後也會發生低血糖的症狀。但是假如發生在使用藥物當中的病人，通常我會想辦法去知道他為什麼會低血糖的原因，所以裝上連續驗血糖機是唯一的選擇，我把藥物減低了劑量，或者把胰島素停掉之後，很多人跟著我吃，血糖也不會高，但是低血糖的現象就不見了。

我病人沒有黎明現象更甭說低血糖

　　午餐或晚餐吃了台式甜點麵包、吐司、沖泡麥片，或煮到糊爛的麵條，血糖很快地上升，身體殘存的胰島會使勁兒大量分泌，胰島素也飆很高來壓低血糖，經過4、5個小時精疲力竭分泌之後，胰島素庫存用盡了，血糖還高，胰島還是繼續使勁兒分泌，不久，血糖終於下來了，但是血清胰島素還在，相對於正常血糖，等於胰島素分泌衝過頭了，低血糖症狀出現了：心悸、冒汗甚至頭昏、腳軟；身體轉而趕快動員對抗胰島素激素，全員都分泌來拉血糖，團結合作力量大，拉得好，很快脫離了低血糖，不久血糖正常了，但是對抗胰島素激素把血糖拉過頭了，這種雲霄飛車似的震盪起伏，都被CGM一一記錄下來；所以吃錯食物，或加上多重用藥過度，就常常會高血糖又低血糖，整天震盪不已；在CGM上留下鋸齒狀血糖軌跡。

　　這是國際上所忽略的，因為全球一心一意就是要來降血糖，恨不得要把血糖打到爆。沒有驗CGM，就看不到這種S型波浪，無論有沒有症狀，或可能有輕微低血糖症狀，但是一下子症狀就過去了；半夜低血糖，也不可能只用BGM來偵測到，所以在全球各地治療糖尿病

都留下一堆的病人，糖化血色素不夠好，多重用藥，卻整天惶惶恐恐，尤其害怕半夜低血糖症，撒手人寰。

假如低血糖發生在凌晨，身體的抗胰島素激素會升高，就被我們專業稱為所謂「黎明現象」或「黎明效應」。

這只是觀察到的在凌晨發生的血糖升高。施密特Schmidt於1981年首次將這種黎明時，發生的血糖升高，或在人工胰島研究室內，我可以觀察到大多數德國病人（8成，不是全員），在醒來前3個小時開始，胰島素需求有增加的現象，都描述為黎明現象，今天有先進機器登場，有白天空腹或半夜低血糖的門診病人，我讓大家都裝上了CGM，結果發現不只糖尿病人，在普通人群中「黎明現象」也很常見。

當然我是博士生，教授給我論文研究重點是：第1型糖尿病病人在人工胰島裝機下，日夜胰島素需求，與激素韻律，進食內容，胰島素受體阻抗等之間的關係，結果發現，1983年底當時為止，全球所有實證論文都指向抗激素的自然韻律，在醒來前三小時慢慢升高，帶動了更多胰島素需求。

但是現在40年過去了，除了以上的實證以外，最近幾年，我臨床上裝了很多CGM，並要求要泊上飲食照片上傳，結果發現：黎明現象與該正常人，或該糖尿病患者，都與飲食內容有油糖粉相關，後者更與臨床多重用藥與飲食動力學不相配相關，也就是血糖震盪很大，白天與半也都常常有低血糖，有時低到50上下，病人也不一定感知得到，所以身體過度分泌抗胰島素激素，以求保護不要低血糖，所以黎明現象多數類似索莫基現象 (Somogyi phenomenon)，異曲同工。

它會影響醫療的結果，例如糖化血色素老是過高，也會影響醫師用藥判斷，台灣病人部分會嗆醫師，我都按照衛教吃了，也運動了，但是為何糖化血色素一直降不下來？醫師一時下不了台，只能再加一種藥，造就台灣與全球都是多重用藥橫行，但是病人的黎明現象不會減少，不舒服也不會減輕。

　　但是我一般只給病人一種藥，低劑量的溫和又安全的老藥（前提是病人要信任我），衛教病人跟著我吃米飯，肉菜飯，均衡營養，三餐定時定量，晚餐後不再吃宵夜，黎明現象就都在CGM上消失了。

　　所以我說黎明現象是病理現象，不是生理現象，是一般高升糖飲食後的低血糖病理反應，正常人不易看到，因為演化上，自節肢動物就有了胰島素，數十億年演化的優化，生理演算法不可能會出差錯，直到現代，因為油糖粉食物的出現，才讓原來數十億年千錘百鍊的演算法破功，造成低血糖、黎明現象與索莫基現象。

　　假如調整飲食後，黎明現象仍然很不容易短期間消散，首先要有耐心，讓病人有信心再等一段時間。假如半年以後，還是沒辦法消除黎明現象，那就改變治療藥物的品項或用法，一般口服藥的治療藥物都是早上吃，可以改成晚上吃看看；假如是使用胰島素，那就可以使用過去舊的胰島素（現在胰島素動力學太平了，可以40小時不墜），無論是NPH，或是其他的中效胰島素，都有8個小時的高峰期，假如睡前注射NPH的動力學，剛好可以與黎明現象的升糖動力學相配合，慢慢就會彌平高低起伏，我都會詳細跟病人解說，胰島素藥物動力學，與食物升糖動力學同步，不再會發生低血糖。

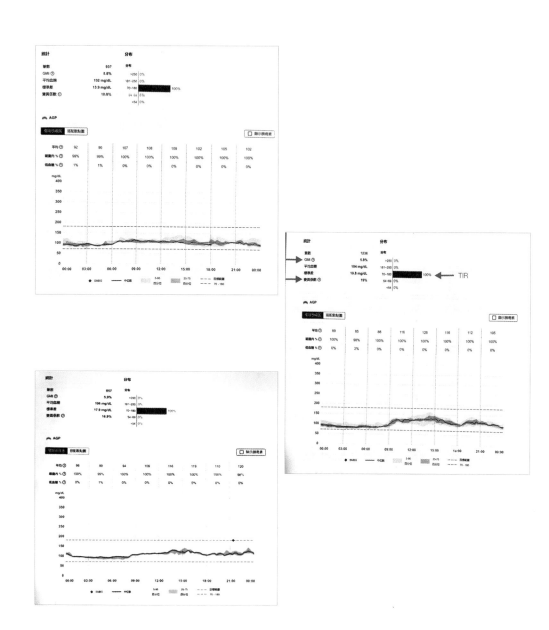

跟著我吃，血糖就正常了，TIR100%，所以在我面前，糖尿病是小萎萎，不必恐懼！

S型鋸齒狀曲線

　　40年以前，有老大提倡糖尿病人要少量多餐，許多衛教也都跟著少量多餐！卻少有人質疑過少量多餐，真的會讓血糖變比較穩定嗎？我知道不會的，但是我不能說出口，我只能在診間告訴病人，多餐只會升高血糖，更會飆高糖化血色素，甚至於因為吃點心，反式脂肪攝食會增加，而加重高膽固醇血症。

　　有位兩隻腳都黑掉的長者來找我看病，他在過去大學醫院的衛教是看到睡前血糖120 mg/dl就要吃點心，這也是我學生時代，美式論文與教科書的方式，並注意半夜會低血糖否？

　　我雖然繼續看他13年，幫他清除過去，以肉菜飯均衡營養，定時秤重定量，也幫他裝上了連續驗血糖機，好幾個月，證實沒有低血糖。但是他還是每一天睡覺之前，都還要補一餐點心。我問他原因，他回答「預防低血糖」，原來的治療沒有注意到他不規則飲食的血糖起伏，看到糖化血色素一高，醫師就再補一種藥物，吃了多重的藥物，加上飲食不規則，常常半夜會低血糖，於是就建議睡前補點心。

　　為什麼吃點心不好？我們都知道血糖會升高，但是少數有裝連續驗血糖機的客人，就可以了解：我衛教40年要求不要吃點心的原因了，因為血糖會呈現S型的變化，也就是晚上吃了油糖粉點心，血糖先高後低，再上下反彈幾次。

　　我強調，不是吃越多次，血糖就會越穩定，我血糖穩定

的病人最後緩解，都是跟著我吃三餐而已。

　　為什麼會糖尿病？為什麼會血糖起伏？同時謹慎多重用藥，胰島素動力學符合醣類升糖動力學，絕對不會低血糖，會有諸多問題都是製造S曲線食物惹的禍。

　　一位80多歲初診的阿嬤，整天零嘴吃個不停，每一天都是很多個S曲線所組成，最高點近800；衛教之後，行為改善的效果很慢，吃了藥，打了胰島素繼續吃零食。（圖1）

　　又一位也是80多歲的阿嬤初診，初診衛教之後，第一次複診TIR有超過70%，以美國標準已經達標，但是每一天繼續零嘴吃個不停，很多條上係震盪起伏的S型鋸齒狀曲線，所組成這個一週的血糖紀錄。（圖2）

　　另一位初診阿公更狂，吃到TIR都殆盡，S曲線更是一個接一個，連續下去（圖3）。沒有裝連續驗血糖機之前，醫師或者是衛教團隊根本苦無證據，無論問什麼，大部分的病人都回答說我沒有呀！再一次強調「數據不會說話」，是專家看證據才能說話，以上所有的曲線，要配合病人的飲食紀錄，然後主治醫師在病人以及陪伴家屬之前，一個一個解釋，手把手衛教。

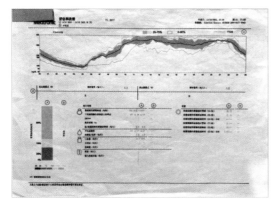

圖1

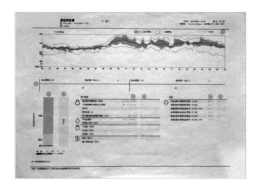

圖2

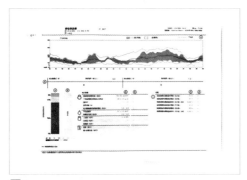

圖3

黎明現象（Dawn phenomenon）

黎明現象通常公認是起床前3小時，內分泌的日夜韻律變化，所引起來的血糖漸漸升高，假如去運動，有可能延續凌晨現象，許多新病人來最常見的抱怨之一就是：為什麼晚上睡覺的時候血糖還在140以下，凌晨起床的時候血糖就飆的比睡前高了，再去運動後再量，飆得更高，很令人氣餒。

裝上CGM，全天紀錄下來，愛吃油糖粉的人，會呈現大大小小的S型曲線，或說呈現鋸齒狀，甚至更嚴重者，可觀察到凌晨血糖在半夜過低之後，反彈上來，稱索莫基效應 (Somogyi effect)，假如每餐確實按照我的飲食做（不是早餐繼續吃麵包，或偶而做，偶而不做），每一天的生活規律化，飲食定量化，胰島素需求量大大減少，S型曲線就漸漸緩解，連帶的黎明現象也會漸漸的減少，最後終於消失無蹤。

主要原因在胰島素阻抗的人，本來血清胰島素就很高了，病人多吃了油糖粉，血糖再飆升，胰島盡忠職守，一見血糖高，就使勁兒分泌，不久，壓低了血糖到正常了，這時胰島素相形之下，反而過度高張，反而造成病人半夜嚴重低血糖，導致身體抗胰島素激素（如：交感神經素，生長激素、皮質醇、升糖素以及腎上腺素等），反向刺激了葡萄糖新生，及肝糖分解，本來是來提升血糖救火，這都是身體萬全保護，保護身體免受低血糖危害的機制（低血糖會大腦昏迷，大量交感神經素甚至引起心肌梗塞），但是又過度提高了血糖濃度。這一切都是病人隨性不規則飲食，升糖曲線不定，時間不定，造成A1C高，醫師加藥，A1C不降，再加藥，以致多重用藥嚴重，反而促成了「醫源性疾病」了。

我的治療就會聚焦在讓客戶不發生低血糖上。

圖4案例，常常吃油糖粉，自己製造S曲線。TIR只剩24%，但是糖化血色素接近12，已經很高了，再加上血糖高高低低，看到臉書，因半夜常常低血糖症狀求診，給予我的飲食治療計畫，初診願意裝上CGM，因為沒有TBR，就是沒有低血糖，之後更沒有索莫基效應，黎明現象也在改善中，終於消失。

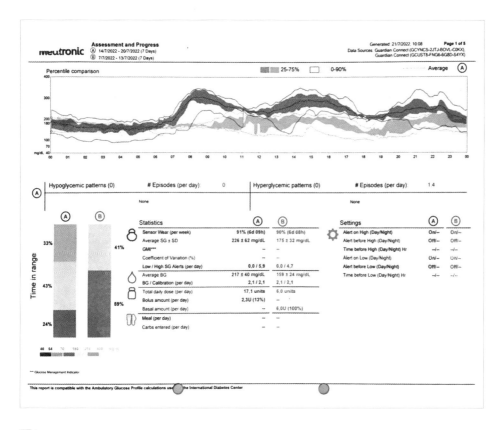

圖4

索莫基其人其事

邁克爾・索莫基（Michael Somogyi）曾任美國聖路易斯華盛頓大學和聖猶太醫院的匈牙利裔美國籍生物化學教授。1922年10月，他準備了美國第一次給糖尿病童治療的胰島素，索莫基後來也證明，過量的胰島素使糖尿病變得不穩定，稱為「索莫基效應」（Somogyi effect），也稱「慢性索莫基反彈」（Chronic Somogyi rebound）、「低血糖後高血糖」（posthypoglycemic hyperglycemia）。

索莫基於1883年3月7日出生在匈牙利的Zsámánd村，1905年，畢業於布達佩斯大學化學工程系。在擔任生物化學助理多一年後，索莫基去了美國，1906至1908年，最終在康奈爾大學找到了生物化學助理的職位。他回布達佩斯，在市政實驗室工作。1914年，他在布達佩斯大學獲得博士學位。

索莫基受美國重量級生物化學家Philip A. Shaffer邀請返回美國。1922年，索莫基成為聖路易斯華盛頓大學的生物化學講師，並與Shaffer和Edward Adelbert Doisy合作，研究胰島素製劑和胰島素在治療糖尿病中的使用。1926年，索莫基成為聖路易斯猶太新醫院的第一位生物化學家，他主持臨床實驗室與醫師密切合作，直到1957年退休。

1921年，弗雷德裡克・班廷、查爾斯・貝斯特、約翰・麥克萊德三人，在多倫多大學發現了胰島素。當時兒童得第1型糖尿病是最兇狠的絕症，患者不吃什麼飲食或傳統醫學，

全部都無效，幾個月內隕命，胰島素提供了延長生命的希望。索莫基與Philip A. Shaffer合作。他開發了一種從狗胰腺中提取胰島素的方法。1922年，醫師用索莫基的胰島素治療了第一個患有糖尿病的美國一個男嬰。

索莫基還開發了一種使用碳酸鈉、尿液和熱量來篩查糖尿病的更快、更便宜的方法，導致了測試紙的發展，包括密蘇裡州聖路易斯蘆薈公司的幾種尿糖比較器，禮來公司（Eli Lilly & Company）也生產了尿糖測試套件，是全球造福糖尿病患（醫師以外科學家）第一人。

1938年，索莫基的發現表明：過量的胰島素會使糖尿病管理不穩定，並增加治療的難度。一種低血糖後高血糖，索莫基視為一種身體防禦機制，後來醫界以他的名字命名。它可能與黎明現象相混淆，至今仍有爭議。

1949年，索莫基聲明反對使用高劑量的胰島素，理由是這是一種潛在的危險治療形式。他還認為：許多糖尿病患者可以透過飲食和減肥相結合來成功控制病情。1969年，索莫基中風了，1971年7月21日去世。

我在1982年看法繼承索莫基，利用人工胰島研究室上，現在繼續使用食物治療，比較低劑量胰島素與低劑量藥物，來治療糖尿病，跟著我飲食計畫吃，我的病人不只無黎明現象，甚至進而緩解多年糖尿病。

索莫基效應（Somogyi effect）

當夜間發生低血糖，身體搶救危險的低血糖，抗胰島素激素大量分泌（如：生長激素、皮質醇、升糖素以及腎上腺），而導致高血醣，就稱索莫基效應，也稱為「慢性索莫基反彈」，或「低血糖後高血糖」，是美國密蘇裡州聖路易斯華盛頓大學匈牙利裔教授邁克爾‧索莫吉博士，於20世紀30年代提出的理論。他描述了身體透過產生高血糖，來應對低血糖的傾向。

2023年5月，Gizem Reyhanoglu; Anis Rehman回顧：當血糖在半夜過低時，可能會觀察到腎上腺素、皮質類固醇、生長激素和升糖素等抗胰島素激素的啟動，從而在清晨葡萄糖新生，並導致高血糖。最近CGM觀察到，清晨高血糖的患者在夜間的血糖測量值，往往較高而不是較低。

Schmidt博士介紹的黎明現象早晨高血糖是由於夜間內源性胰島素下降，導致清晨高血糖，可與索莫基現象相對照，後者將早晨高血糖歸因於低血糖引發的抗胰島素激素，黎明現象比較輕微，也比索莫基現象更常見，但是這兩種理論並非在所有第2型糖尿病患者都能看到，預防兩者的最佳方法是透過適當的胰島素治療，但是該文沒有提出其他任何對策。

我的看法是CGM的血糖與飲食、用藥，就是各式各樣的曲線配各式各樣的飲食，研究者要歸納是不可能的任務，各位讀者與病患只要跟著我吃飯，緩和血糖曲線，減少多重用藥，減少胰島素劑量，這些現象與效應就不見了。

13 三餐定時定量
吃肉菜冷飯—侘食

人到底要吃幾餐？

根據我和前輩的研究顯示，吃三餐是最好的選擇，一方面符合人體的進食—空腹—進食的生理需求；另一方面可以與家人同事同一時間作息；最後，吃正餐還可以減少三高的機會。至於各種數字挨餓的方式，例如168斷食法，只注重了空腹，忽略了其他要素。我行醫數十年，尊重每一個人的生理需求與飲食偏好，只求維護三餐穩定，醫囑使用了最低的要求。

其次請患者自己營造一個生活韻律，降低壓力激素，讓身體能夠事先準備好胰島素，讓功能已經損傷的胰島能夠輕鬆勝任。

最後是患者內心層次的提升，台灣人現在有錢了，卻無知地吃到飽，揮霍著健康，我建議提高到茶懷石的境界，講究萬象哲學，不重殺生的一餐樸素冷飯。

血糖穩定的祕密：均衡吃三餐

過去服務的某診所經過6年多，我跟長官說明與爭取，2015年診所終於參與了「糖尿病共同照護」。接受我診療多年的病人，全部都加入計劃內，4位配合的營養師，輪流衛教，她們都異口同聲地說：

「你的病人為何血糖特別好？」

　　無論哪一個醫師，都有部分病人治療與衛教都無效。我的病人在初診時，無論是腎衰竭、酮酸血症、高滲透壓高血糖症，或感染症高血糖，治療到後來都可以減藥，甚至部分優良者，不再用藥，部分或完全緩解。

　　今天我就把祕密完整說出來：其實我緩解功夫與知識修養都是實證醫學，只要「看懂」，跟著做就會到達目標，若是以管窺天誤解或郭公夏五我貼文，病人就好不了。

　　關於人類營養的說法，可說眾說紛云。2002年《美國糖尿病協會臨床指引》在醫療營養治療一章開宗明義就說：「營養治療或營養學是最複雜的科學，即使專家說的，也不一定是實證醫學。」在過去30多年中，營養治療說法變動之快，令人目不暇給。

　　雖然我的啟蒙老師是在德國，但是我今天在台灣所倡議的均衡營養定時定量適醣三餐飲食，並不是德國的拷貝或衍生，因為不少德國人一天吃六餐，除了早午晚三餐之外，他們在早上九點多、下午三點會吃點心，晚餐後到睡前或許還會再吃一餐，此外他們多數建議吃灰麵包（就是一半黑麥一半小麥所做成的麵包）；他們比較注重醣代換，以一片灰麵包為一代換，以及精算各個食物的三大營養素成分。

　　我的病人血糖之所以會穩定，是因為我主張只能吃三餐，而且所吃的主食，都是緩慢釋放的葡萄糖，來自於放冷米飯內的抗性澱粉，從兆糖慢慢被消化，才釋出葡萄糖，因為人類一餐的消化時間大約四個小時，吃我飲食處方的客人，在消化期間慢慢釋出葡萄糖，能夠維持正常的血糖，數小時穩定，也宣示了該客人醣類新陳代謝已經恢復正常，變得容易維持了。

人類在13 500年前，開始了農業與畜牧業之後，耕種的食物能夠貯藏起來，也帶來畜牧業的肉品，一旦食品可以保存，就會出現統治階層的人吃得過多的現象，因而農業時代，高社會階層容易得到胰島素阻抗和糖尿病，這在狩獵與採食時代所罕見的健康問題。

　　想要消滅胰島素阻抗，就要恢復過去動物進食—飢餓的時段循環交替，如同更早的原始人，或野生動物一樣，所以我主張晚餐之後，以及餐和餐之間，不能再吃點心與零食。

我為什麼反對少量多餐？

　　全世界沒有國家的糖尿病協會飲食指引敢主張少量多餐，也沒有一個國家衛福部健康與飲食推薦少量多餐。

　　其實在1980年代，有糖尿病大師主張：糖尿病飲食原則是拉開餐與餐的時間距離（spacing of meals），對此我奉為圭臬至今40年了，因為我研究實證，只吃三餐者，胰島素阻抗就變好了。

　　目前最新的證據都贊同這個看法，2024 Feb 29;19(2) 由 RP Gómez-Ruiz 等人著作一篇論文「治療第2型糖尿用餐頻率的策略：系統性回顧」說道：「將飲食限制為每天二至三餐，可促進第2型糖尿病患者的減輕體重和優化血糖控制。飲食保持符合自然韻律且規律，而不吃早餐會破壞這種節奏。」

　　許多病人被衛教為少量多餐，結果血糖起伏不定，病人在恐慌之下不敢吃，導致血糖更加起伏，這是門診常看到的實況。關鍵在於，經常少量多餐，餐次是多了，量卻不一定會少，尤其是正餐之外的多餐，通常是吃點心類，營養素密度低，油糖粉多，除了導致升糖外，反而增多總熱量，再說極多數國人都不會計算熱量，也不想學，過去

有糖尿病醫界大老曾經鼓勵多餐，據我數十年觀察與研究，不只會徒增熱量；胰島素分泌不停歇，胰島素總需求量也不會減少，血清胰島素永遠無法恢復到空腹期，胰島素阻抗漸趨嚴重。即使降低三餐熱量，讓出空間使吃西點麵包，或甜鹹包子糕點，反式脂肪與飽和脂肪一定多吃，隨之血清膽固醇也一定升高。數字斷食法（例如168）所主張的空腹，我的飲食倡議早就包含在內，但是生理、病理、文化、宗教、職業因素卻未被考量，可見臨床考量不夠深入。

只吃兩餐？沒有吃點心或零嘴嗎？

現在我的病人衛教後，複診常常會遇到體重繼續降，或肚子常常很餓，都是不執行我均衡營養處方的人，他們把我指示的米飯量恢復成以前的少量，或只吃兩餐，再來反映說肚子餓，我問為何不跟著我指示的量來吃，他們共同的反應都是怕血糖升高，即使在CGM監控之下，還是莫名的害怕，其實這些病人已經被衛教壓迫，衍生出迴避/節制型攝食症，或次發性厭食症。

無論是美國衛生部與農業部每五年所發佈的「美國人飲食指引」，以及美國的糖尿病協會每年所出版的糖尿病執業指引，也從來沒有主張要吃幾餐。

但是根據我長期的社區研究與臨床觀察，不吃正常三餐，或是想正餐少吃，只吃個湯麵或啃個麵包的人，或不明究理少吃（可能已經次發性神經厭食症，或其他不典型飲食障礙的受害者），或各種似是而非的理由不吃正餐，只吃輕食的病人，除了營養素質較差，又因為油糖粉充斥，血糖反而較高，血糖隱定度也明顯較差。

有一派說法是跟著原始人吃，但其實原始人是不規則吃，飽食與

空腹交替著。因為食物經常不繼，今天族人多獵了一頭鹿，大夥兒就吃大肉；連續幾天狩獵失敗，大夥兒就要挨餓了，挨餓超過三天，生病體弱的、年老失能的族人，就開始一個個殞落了。

演化上，人在飽食後，有胰島素儲備營養功能；相反的，挨餓時，有升糖素、副腎皮質素、生長素與泌乳素作用，把脂肪組織、肝腎、腹腔內大網膜上的脂肪球塊，以及皮下肥油層所儲藏的脂肪細胞內脂肪分解，與肌肉內蛋白質分解，讓葡萄糖新生，是維持動物至人類血糖恆定，生命歷經飽食與飢荒不墜的精密工程。

近代食品工業發達而興起的零嘴，與英國海外擴張的下午茶，都是高熱量食物，反式脂肪酸含量高，吃多了便要飽受三高之苦。至於人體生理學上的設計，吃了食物，血中低密度脂蛋白膽固醇就會增加，對心血管也不是好事。所以我鼓勵病人吃「正三餐」，也就是定量的正餐，而且注意飲食間隔，這是當年博士後研究時所文獻回顧的飲食原則，吃三餐已經是極限，再多只會敗事。

有人說，那吃二餐呢？只吃二餐，可能有熱量過低問題，但是多數人禁不起餓肚子，執行「二正餐多點心」，等於回到少量多餐了。

我主張正常人與糖尿病人都一樣吃健康的飲食，兩者不同只是後者的食物要秤重而已。秤重後查表，加總可得到總熱量，就符合美國衛福部與農業部，《美國人飲食指引》與《美國糖尿病協會臨床指引》，只要做到，所有人的血糖與三高都能穩定下降。

我緩解的病人都正常吃三餐

用藥、打針治療糖尿病的同時，更需定量三大營養素分配，定時吃三餐，用餐時依照肉菜飯次序。

因為血糖動力學與胰島素動力學兩者要同步，才不會產生低血糖。美國糖尿病協會最近這幾年來，對於糖尿病治療常呼籲注意低血糖，但是很多國家的同儕都忽略了這件事情的重要性，因為醫師一心只想要降血糖，其實低血糖才是急性心肌梗塞最重要的原因。

我觀察到門診多數新病人，隨意吃，血糖隨意高，也緊接低血糖，血糖震盪數百之間也非少數，只看糖化血色素升高，就會加藥，醫師看不到，也問不到每天血糖輪廓，一旦醫師加了藥，病人只要吃少一點點，甚至繼續吃低碳，就會出現連續低血糖震盪。

我擔任專科醫師以來，每天都對每個病人警示規則進食與持續治療的重要性，過去在公立醫院的時候，許多病人會對我吩咐他們「要定時定量吃飯，正常吃三餐」嗤之以鼻，或啼笑皆非，甚至覺得好笑而笑出聲來。

吃白飯是每餐都要定量，早餐也不能豁免。

吃藥是一次都不能漏，定時服用，藥物治療濃度穩定，才能有效緩解。

均衡營養要每餐都遵循定量與分配，才能降低胰島素阻抗。

運動要每天做，持續做，因為每餐飯後血糖都會高。

生活規律是數十年如一日，糖尿病防治是織一個網，要織成一個沒有破洞的網，才安全。做到的人，血糖就能馬上降下來！

需要吃營養補充品嗎？

病：我開刀很虛弱，喝雞精好嗎？

醫：你需要的是雞肉，因為你剛剛開完刀身體很虛弱，需要很多必需胺基酸，雞肉富含完全的八種必需胺基酸，光喝水溶性的胺基酸的量，是遠遠不夠的。

病：我牙齒不好，吃不下雞肉耶！

醫：那我建議吃白身魚。

病：什麼是白身魚？

醫：就是煮起來魚肉變成白色的魚，因為它比較不會導致過敏，也比較沒有腥味，又富含必需胺基酸，所以自古以來，開刀的人都被建議應該吃。

病：那是什麼魚？

醫：比如說鱸魚。

病：那我就去買鱸魚精好了。

醫：……

　　為什麼有很多糖尿病患者與家屬喜歡喝一些補充品呢？許多台灣人迷信補品，尤其相信各式X精，即使商家誠信，但是食材的精華經過燉煮就抽取得來嗎？不一定喔！能抽取出來的只有水溶性的物質，可以經過水滲透壓平衡出來。而且過程中視成分的耐熱性以及熬煮時

間，一定會有耗損。

那麼剩下來的是什麼成分？簡單而言，多數非水溶性的都抽不出來，一份60毫升的X精，標示蛋白質才4公克，但是水分占94%；相反地，一份100公克嘉臘魚肉就有19公克的優質蛋白質，又可以享受四季味覺，滿腹飽足，補充其他無數營養素。糖尿病人最有CP值的投資，就是均衡營養，盡量享食美味的魚、肉、菜、飯、水果就好了，因為可以同時滿足大腦對於各種營養素追求的慾望。

目前普羅大眾一心忙於工商業，全神投入300%精力，說為了五斗米折腰？其實是貪嗔癡，生活空間時間也深陷忙碌中，幾乎已經廢寢忘食，違反人體工學設計而不自知，學校健康教育拋在腦後，身體警訊卻充耳不聞，一旦診斷得病，否認期又超長，毫不充實保健與就診常識，隨意，簡單買補充品當藥，又不看效果KPI，直到過了黃金時期，病入膏肓後，無效拋錨，才「痛苦」抬入醫院診所就醫，聽到食物抉擇學問深奧，更選擇簡單捷徑，當然翻車了，報載頂大或高科技才子英年早逝，多得是些可憐人。

偶爾會有女性讀者因為研讀我的網路貼文，或者媒體採訪之後，代替老公過來門診，然後事先說她老公是台清交畢業高材生，現在當新竹大公司的大主管，日理萬機，自己認為已經在世界的尖端，但是對於身體的照顧卻忽視，當太太的非常擔心，所以要醫師如何如何……，結果病人是掛了初診，之後就不來了，當太太的再過來說，他老公自認為可以搞定這些簡單的事情，結果就永遠失聯了，當然後果大家可想而知。

我不反對健康食品

有一位朋友的父母每天都吃各種的健康食品。健康食品具有一些食物的成分，都是一些營養素，或各種抗氧化物的植化素，在某些情況下，吃營養補充品是有益的，比如說重訓練肌肉，會吃高蛋白粉，或一些特殊疾病的特殊飲食，例如燒燙傷，需要大量蛋白質補充時，也會進行蛋白粉的補充。

在此分享一個故事：日本健康營養研究院退休的營養部主任板倉教授，是我近40年的老朋友，他做了幾百種健康食品的研究，我問他有吃補充品嗎？他說自己從來不吃健康食品。

健康食品，尤其是抗氧化物，到底有沒有效果？美國衛生福利部國家健康院下國家補充與整合健康中心曾公告：抗氧化物不只對降低癌症與心血管病死亡沒有效果，且增加肺癌與心血管病死亡。(注)

之前有一個美國健康食品的老闆，每天大量補充抗氧化健康品，結果在40多歲就往生了。我在20年前有一個病友，開過西藥房，累積了不少財富，退休之後，極端注重養生。有一次在門診，我發現他的腎臟功能從原來的肌酸酐1.0忽然上升為3.1，因為他是我們的病友會重要幹部，每週會來門診，所以營養師、護理師與我都有機會對他進行關心問診，發現他沒吃草藥、沒打類固醇、也沒用到任何妨害腎臟功能的藥品，三餐更是他賢慧的夫人每天親手料理。

後來病友團體一起到日本交流時，才發現三餐飯後，他夫人都會拿出一大包營養品給他吃，種類多達數十種，其中包括高蛋白粉。太

注：https://www.nccih.nih.gov/health/antioxidant-supplements-what-you-need-to-know

多的蛋白質會造成腎臟代謝的負擔，我向他解說，健康食品使得他的腎臟壞掉了，平日飲食吃的蛋白質已經夠了，糖尿病人不需要攝食高蛋白質，我建議他停用高蛋白，3個月之後他的腎功能就慢慢又回到了1.3。

但後來他還是偷偷地吃，只是次數變少了，他的腎臟指數再度漸漸地高了起來，他在日本時代上過東京高校，光復後又回台灣念大學，他每天都用一種日本眼藥水點眼睛，我警告過他，這是含有類固醇的眼藥水，不是人工淚液，不能亂點，否則會增加青光眼的機會，然而不幸在5年之後，狀況變得更加嚴重，不久眼科醫師便宣布他的眼壓無治失明。

最近來了一位22年前去海外換腎的客人，他告訴我他的腎臟之所以壞掉，就是被「健康食品」所害。有時候，使用添加物、補充品或成藥，都要仔細考量，專家想的與商家說的是完全不一樣。我不反對健康食品，但是用錯地方、用錯劑量，有可能會有更大麻煩！

14 跟著我家 多樣享食 醍醐灌頂

為了替我的糖尿病病人做好飲食衛教，我將我家三餐的照片張貼到我個人臉書相簿裡，因為多數病人雖然經過我數分鐘至數十分鐘的解說，卻仍不相信「糖尿病人可以吃飯」，我不惜犧牲我與家人的部分餐飲隱私，以增加設服力。十多年來，累積了大量的飲食記錄。

早餐

在「洪建德」臉書，進入相片，找到相簿兩本：

1. 「簞食瓢飲，人文人，草木屋在陋巷 vie humble」

2. 「mon petit déjeuner 老公婆的早餐」

目前糖尿病病人所吃的早餐各式各樣，但有許多食物含有反式脂肪酸與飽和脂肪酸導致低密度脂蛋白膽固醇劇烈上升，以及油糖粉造成血糖震盪不穩定。

我長年的食品營養美食研究，也承蒙內人的早起準備與照顧，使我能夠把健康理念實現在自己的早餐上，並承襲兩千年來祖先慈悲為懷，早餐吃素的習慣。因為午餐與晚餐的雞鴨魚肉，已經提供足夠蛋白質，早餐吃素有助於平衡葷素比例外，對於減少環境的碳排放，也有幫助。

許多人已經多年不吃豆腐，或許吃慣了重口味，覺得簞食瓢飲太淡味了。但舌頭在酸辣重鹹的醬缸裡麻醉了，形成一種健康危機。請跟著我一起欣賞食物的「淡味」，不只體會古代禪僧六味的素食智慧，也來預防與治療糖尿病吧！

我的早餐以米飯與大豆、青菜、芝麻、海苔、醬菜為食，臨床上觀察，每天跟著我的飲食做菜吃飯的病人，血糖會比較穩定與正常。

最後強調我每天早上門診前，心情有如臨深淵，如履薄冰，食慾不好，所以份量會少了一些，加上內人使用微波剩飯，水分會蒸發而縮小體積約30%，若單憑目測會低估飯量，所以米飯應該在還沒有微波之前就要秤重，以減少因為微波而產生的誤差。

午餐

請瀏覽「洪建德」臉書，進入相片的「ma gamelle et mon déjeuner 我午餐便當與假日午餐」相簿。

晚餐

請瀏覽「洪建德」臉書，進入相片「mon dîner 我家的晚餐」相簿。

還有一部分在「糖尿病心法.洪建德博士」臉書粉絲專頁內，用關鍵字「晚餐」搜尋，可以看到貼文與短片。

如此長期泊出十多年，減少以管窺天之憾，讀者看完全部才能體會我鼓勵病人吃各式食物的苦心。許多人看到網紅或名人推薦一種食物，就視為糖尿病好物，或治療神藥；另一方面看到澱粉食物，避之危恐不及。事實上，連豬肉都有一點點的肝糖，是動物澱粉之外，其他所有的植物類食物也都多少含有澱粉，包括每100克葉菜類所含醣類在2至6公克之間，所以一昧避醣，只會吃到更多加工品。

為什麼美國國民營養健康飲食手冊一開口就說要「吃各類食物」呢？就是因為生病時吃的是單方的藥，但是人類能夠存活下來，需要的卻是千千萬萬種的成分！我們今天吃各種不同的植物來源，等於吃下來不同的維生素、礦物質、稀有元素和各種植化素（植物化學成分），包括植物色素的植物固醇類、多酚、黃酮木脂素類、單寧酸、褐藻多酚、芳香酸、苯乙醇類化合物、有機硫化物、吲哚、醇類、醛類、胺、醣類、黃酮類化合物、蛋白酶抑制劑等在內，甚至纖維與微生物，都是對人類非常重要的營養！

吃當季當地食物，減少食物里程數，在世界貿易的時代，偶而可以享受不同國度的味覺變化，滿足口慾，也符合均衡營養，定時定量的原則。

珍惜還有牙齒的美麗時光

不知從什麼時候開始，台灣人變得非常喜歡用喝的食物：不吃水果只喝果汁，早餐不吃五穀類的乾飯改喝各種雜糧湯汁，甚至喝直銷管灌液體……看似方便快速，卻對人體健康不但沒有幫助，而且飆糖又升胰島素阻抗。

真的是「繞過正常管道」，跳過口腔咀嚼，直達喉嚨、食道與胃袋子，甚至到小腸了。大家可知道躺在床上的重病病人，插了鼻胃管，管灌流質食品，每天味道一樣，而且不是我們餐桌的味道，這是多麼難過的折磨嗎？在管灌液體當中，不是牛奶造成乳糖不耐，要不然就是加了太多的糖，而造成滲透壓腹瀉和高血糖併發症；或者是汙染了微生物的手帶進細菌或毒素，造成細菌性腸炎。因為液體食物所含的營養密度不夠，更不可能廣泛包含自然界固體食材，每一個病人不只失去了人的尊嚴和光彩，他們再也嘗不到食物的味道和享受食物的過程，才是活著的人間地獄。

留意一下不難發現，許多養生偏方都是打成湯汁的，但當我們把食材打成湯汁、磨成粉，吃喝下去之後血糖會迅速飆高，也會造成2小時後或半夜時血糖快速降低，導致肚子餓，發生索莫基效應或是黎明現象。

我有一位新來的病人很容易肚子餓，一天排5次便。問診後發現，他早上將所有雜糧都打碎煮成湯來喝，在高升糖力道下，當然引發胰島素大量分泌，2小時之後食物消化完了，血糖反而又會降得太低，造成肚子很餓，還想再吃。至於排便次數多，是因為他吃很多的雜糧，含有大量纖維，這是高纖維的正常現象。我建議他，想吃雜糧

就吃用整粒雜糧煮成的飯吧！他照著做之後，整天竟不會再發生低血糖，也沒有黎明效應了，後來再複診，他說吃白米飯就好了，不再吃雜糧飯，因為比較好吃。

建議各位吃固體食物的關鍵在於，液體食物所含的營養密度不夠，更不可能廣泛包含自然界所有的固體食材，此外，當你還有牙齒、咀嚼肌和吞嚥肌還有力，透過咀嚼品嚐食物美味，再獲得食物中的營養滋養身體，是多麼幸福的一件事！

牙齒不好的饕客、長者、慢性腎臟衰竭者，吃白米是最好的選擇了。若喜歡別的穀物，在台灣可以吃糙米。喜歡吃大麥、燕麥，可以煮成麥飯，但是要注意，麥類含麩質，麩質不耐者吃了容易會有腸胃道症狀，例如腹脹、腹瀉等問題。

遺產效應有正有負 終身自己背

人的財產在自由經濟的國家，是從長輩繼承而來，人類生來不平等，也因此而誕生，例如在種姓的國家，在人權未萌的國家，在今天的貧富懸殊的自由經濟世界，不平等都是殘酷的事實。

但是有一個遺產比較平等，就是當你平安生下來之後，沒有罕見疾病時，每一個人都有祖先給你的基因，這也是一種遺產，以及在生死簿上面所登錄的體質。人犯的錯誤是會累積的，像糖尿病，像三高，像致癌物質的累積變成癌症，所以稱為遺產效應（Legacy Effect）。

先談正面的遺產效應。在糖尿病的早期，就採積極的治療方式，即使日後沒有繼續積極治療，這種治療的好處，仍然能夠持續保護心

血管，直到未來的一段時間。在美國糖尿病協會2018年年會發表的VADT研究顯示：即使患病已經有一段時間的糖尿病患者，若積極控制好血糖，能在未來的10年帶來心血管的好處，但是遺產效應在15年後，好處就會用完。這跟我治好的門診病人失聯，後來追蹤的結果類似。

在沒有大型長期研究的1985年，我們開始採取積極的治療方式，目標是緩解，所以有跟著我的人吃的人，血糖很好，糖化血色素可達6.5%上下，有一部分的人還會緩解。

但是在台灣，10年之後繼續在門診者大約低於2成，跟在日本的狀況不一樣，通常是10年之後，還有8成留在原來院所。所以當這些人選擇了搬到其他的院所之後，假如不是採取積極的治療方式，即使後來血糖又高了起來，還有15年的心血管保護作用，所以要維持降低心血管事件風險，應該要持續積極的治療血糖。

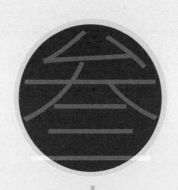

生酮捷徑：

危險胡同 老僧點燈
照明掃地

在全球醫學史上，自古就有生酮飲食的存在。然而演變至今，生酮飲食卻被美化成神奇的飲食法，民眾無論自身是健康或疾病，對此飲食法趨之若鶩，卻不知將自己置於高度風險中。老僧一生懸命，就是點燈照明掃地，掃淨暗黑小巷，讓大家不會被絆倒。

15 一天吃少於100公克醣 承平關機 危機動員 饑荒生酮

要了解生酮飲食（Ketogenic diet）的利弊得失之前，先要了解人體的生理學，也就是正常人的能量從哪裡來？大家買車前都一定會知道這部車是柴油車、是電動車，還是油電混合車，但對於自己最親近的身體到底是靠什麼來維持能量，卻毫不知情！事實上，人類與哺乳動物，甚至是單細胞生物，在這38億年來，都是以葡萄糖當作主要代謝的能量。

人體需要大量備用能源，人體一運動，血中總共約5公克的糖分會先被使用，血糖馬上會降下來，內分泌這時候聞訊，立刻啟動肝醣分解，同時啟動能源的第二條途徑，就是燃燒脂肪，身體脂肪的儲備量是肝醣的百倍以上。

人類器官儲存的肝醣量，肝臟中只有100公克，肌肉中有350公克，再加上其他林林總總器官的肝醣，每公克醣能產生3.75大卡，可知肝醣最多可提供1900大卡，大約只能供應18小時能量。

體適能好的猛男體重60公斤，大約有15%的脂肪儲備當能源，有9000公克脂肪，假如每公克可以提供9.18大卡，那麼能夠儲能82,620大卡，大約43倍強於肝醣；假如是中年胖叔叔90公斤，體脂率35%，就有31.5公斤脂肪，等同儲能289,170大卡，大約152倍強於肝醣的儲能，所以能夠在進食與挨餓之間，存活下去。動物靠的是高能量、輕載的脂肪來儲能，才能同時兼顧運動與覓食，智人才能躲過冰河時期與饑荒，存活下來。大腦只能吃葡萄糖，生酮是一種節約肝醣保護大腦的機制，讓組織去使用低等能源，葡萄糖就留給大腦使用。

饑荒下

1公克脂肪燃燒能提供能量9.18大卡，是肝醣的兩倍半，即使挨餓時，大腦仍然很偏食，所以身體生酮來當能源，使肝醣使用較慢，身體繼續發出刺激葡萄糖新生的激素，身體也盡量配合，把所有葡萄糖都留給大腦使用。

但是當肝醣用罄時，身體還是會想辦法從脂肪組織分解，跟開始小量從結構分解組織蛋白質，來新生葡萄糖，但是脂肪分解也同時大量製造出酮酸，酮酸是小分子，可以代謝燃燒，但是製造出高滲透壓，會利尿，造成脫水。

在葡萄糖都用完之後，身體的肌肉會消瘦軟趴趴，皮下脂肪、內臟脂肪也都耗盡了，這時候身體進入彌留狀態，關在納粹集中營的人

就是。舉例來說，當遇到饑荒或地震受災被困，只喝雨水，挺過10天之後，大腦在使用最低量酮酸維生時，大概就會呈現這種迷迷糊糊的狀態，若幸運獲救，或許可以簡單回答救難人員的問話，而以上，就是人體承接地球生命38億年生物演化歷史的工學設計。

誘發酮症狀態所需的醣類限制量是可變的，取決於個人活動量、胰島素敏感度、遺傳、年齡和其他因素，但當每天攝入少於100公克醣類，並持續至少3天時，通常就會發生酮症。

飢餓性營養萎縮（Inanition）

這是與肥胖相反的狀態，就是極端體重減輕，體重低於40公斤，可能是身體的病，也可能是心理的病，拒絕吃，沒有食慾，達到神經性厭食症的標準，也可能吃不到食物，例如戰爭或饑荒，或單純只是不良於行的孤獨老人，最近幾年低碳飲食流行後，常常在門診看到。

記得我進入醫學系三年級，當年的生化學教科書《Lehninger Principles of Biochemistry》1974年版，就明白揭載每日醣類最低攝食量是100公克的限閾，目前新陳代謝論文說大腦每天攝食碳水化合物120公克，假如醣類攝取量降到120公克以下，大腦已經挨餓了，身體開始葡萄糖新生，就同時有副產品酮酸生成，所以諸如低碳飲食、低醣飲食等各種名稱不勝枚舉，舉凡醣類不足120公克者，就會啟動生酮。

生酮飲食

自古各民族就有生酮飲食

生酮飲食，英文是ketogenic diet，比較偏向在醫學及生物學上使用，一般口語多只稱keto diet。

從醫40多年來，從教科書或文獻上面可知，歷史上一直都有生酮飲食的存在，因為降糖藥物尚未發明前，各國多數醫師限制或禁止病人吃含碳水化合物的食物，甚至連植物性食材都禁止。

印度本土的阿育吠陀醫學在三千多年前，就實施過低醣生酮飲食，他們觀察到多吃麵包的病人若被限制麵包，大多數病人的尿量與尿液中的糖分有減少。

在北榮我剛當主治醫師的時候，曾經有醫學教育的期刊要我寫一篇糖尿病的飲食歷史，回顧在上個世紀以前，胰島素與口服藥都還沒發明之前飲食。英國的糖尿病人住院時，飲食供應是血腸，這是一種混和了動物的血及肉製成、很油的保存肉品，再加上當年成豬肥厚的白肉培根，太油膩而病人吃不下時，再配上石灰水，缺乏植物性食物，這也是一種生酮飲食，多數病人吃一段時間，就逃之夭夭。現在英國人很少吃血腸了，只有歐陸國家還可以買到，當時病人都被團隊責備，因為吃了就吐，只好偷吃它物，要不然就是餓死了。

但是減肥餐、減肥捷徑名稱五花八門，生酮是生物醫學上面的科學名，各地可能有各式各樣的名稱，在我行醫之前，美國就曾流行阿金減肥法，或者哪一個明星所使用的方法。

但是無論名稱叫做什麼，只要醣類少於100公克（大約），那就會生酮了。醫學歷史上唯一處方生酮飲食，是用於治療難治的兒童癲癇。因為血中酮體濃度升高，會降低癲癇發作的頻率，但在隨著抗癲癇藥物登場後，生酮治療已成為歷史，在我習醫時，已經沒見過了。

改頭換面 不改生酮

1990年代中期，好萊塢名人宣傳他兒子以生酮飲食療法使嚴重癲癇症控制良好，集眾人之力成立基金會，推廣生酮飲食，又掀起新一番波瀾。

接著全球各地酮酸中毒而住院者，或併發憂鬱症、次發性飲食障礙症、引起痛風、誘發慢性腎衰竭或腎結石，以及各種疾病陸續出現報告，在民間的網路上流傳。

為了避免有人不喜歡再看到生酮這個名字，所以改用其他美麗的名稱再度在各地出現，例如現在全球溫暖化，為了減少排放二氧化碳，於是就有天才用「低碳飲食」或「減碳飲食」來稱之，聽起來好像很環保，但是剛好相反，因為身體的小宇宙也因減碳或低碳，而攝食了過多的蛋白質類食物，這也會增加地球的暖化。因為蛋白質的來源大部分都是動物，動物的換肉率低，所以吃肉不是減碳，而是增加碳排，吃低碳飲食剛好是違反環境的做法。

究其原因，大家都追求神效、速效，誰會去想到低碳水化合物飲食是多碳排呢？

保護肌肉是誤傳

生酮時，體內血糖和胰島素濃度也下降，坊間誤傳「會增加肌肉

量」，真是大錯特錯！保護肌肉不被分解需要醣類，肌肉生成需要完全蛋白質的食物，也就是以肉蛋魚為主體的食材，當然素食者可以用大豆與米飯搭配出完全蛋白質。

生酮飲食的人，肌肉與皮下與內臟脂肪組織都會被分解以進行葡萄糖新生，體重劇降，一方面，因為身體已經在燃燒結構了，內臟細胞、肌肉細胞都取來分解供能，怎麼保住肌肉？肌肉一少，人就如同倒塌的樓房般衰亡。

另一方面，身體產生小分子的酮酸，是人體維持恆定滲透壓的大敵，一下子把水分一起抽出腎絲球，排泄掉了大量體液，水與電解質持續負平衡，最終造成體液損失大半，加上葡萄糖耐量變差，哪來體能？當然無力與瘦弱，還哪來體力運動？

用生酮來減肥瘦身，是有速效，但比較接近「跟鬼借錢」，恐得不償失。因為失去的體液是必要的身體組成，早晚還是會再補回來的，但是體重多次一來一回，到頭來，減重都變無效了，成了溜溜球（yo-yo）。

自己適合不適合生酮飲食，請您與您的醫師一起商量，讓醫師就著病歷，問診您目前的生活狀況，瀏覽檢驗與檢查，為您量身定做減肥計劃才對。

低碳飲食也生酮嗎？

網路上多數的人轉譯的美國翻譯資料如下：

低碳飲食的三大營養素分配：碳水化合物20%＋蛋白質20%＋脂肪60%。

生酮飲食的三大營養素分配：碳水化合物5%＋蛋白質20%＋脂肪75%。

但是只提到三大營養素的分配，而沒有這兩個飲食的總熱量，所以看不出來到底碳水化合物總量吃了多少？我查英語網路上說，攝取100至150 公克以下的醣類，就是低碳飲食。如果以男性低碳飲食，每日攝取2000大卡來看，含碳水化合物20%，也就是400大卡，大約是100公克的碳水化合物，但是攝食大卡一旦減少至2000大卡以下，就進入生酮了。

根據生化學教科書《Lehninger Principles of Biochemistry》：只要每天少於100公克的碳水化合物（熱量大約400大卡以下），就會產生生酮效應，所以無論名字取得再冠冕堂皇，人體生理反應都是生酮，都會產生高滲透壓，利尿排出身體電解質與水，會比實際上減少的熱量加倍以上地減輕體重，都會有中樞神經症狀，以及身體都會急著吸水，復原水與電解質的不平衡，一旦停止後復水，體重又反彈回來了。

生酮飲食，假設一天攝食2000大卡（衛福部推薦男性成人2300大卡），碳水化合物只占5%，才100大卡，那麼一天大約只能吃25公克強的醣類，這是非常低醣量的限制，甚至葉菜類都不能多吃。

舉例來說，午餐吃小白菜，一份80大卡時，可食部分是533公克，含醣11.2公克，晚餐吃一份芥蘭菜，可食部分淨重267公克，含糖10.4公克，光這兩個主要的蔬菜，禁絕根莖五穀，加上一些蔥薑的配菜，就已經接近25公克的醣類了，更不用說洋蔥與胡蘿蔔了！

全民瘋減醣

近年來，全民減醣減得很瘋狂，聽不見熱忱醫師的呼籲，臉書衛教的再三提示，也視而不見！

曾有一病人在4個月內瘦了5公斤，來找我看診。宣稱「都跟著我吃」，但是從來沒有對食物秤重，回答食物份量只用手比一比，看起來一天大概只有30至40公克的飯！

透過詳細的問診，我診斷她已經患了次發性厭食症，我花了20分鐘跟她講解了生酮飲食的隱憂，但是她顧左右而言他，要去做幾十萬的身體健檢，徹底檢查身體是否有問題。

事實上，這位病人60歲，每天運動量很大，照理來說每天所需熱量遠大於2300大卡，甚至需要3000大卡以上才夠，但據她自述一天飲食的熱量不過600大卡，不到3成，怎麼會不瘦呢？病人說不覺得餓，更否認已經患了飲食失調症。

面對台灣目前有很多人盲目減碳，我在臉書泊過上百篇文描述副作用，以衛教我門診病人。但是今天新病人一些來診多次的病人都說已經看了我衛教，但是實質掉入低碳泥淖中，奮力掙扎。

但是只是原地內卷，鬼打牆，病人永遠繞在怕升糖的陰影，即使CGM都證明沒事，但是杯弓蛇影，忽視目前飢餓性營養虛耗，驟降體重，身心靈耗弱，以及多次低血糖休公克的致命傷害烙印大腦，卻把傷害說成自己不夠遵循飲食，剛好與事實相反。

我提醒大家不要吃太少的澱粉，以免熱量過低，體重大幅下降，加上多重用藥下，腸胃道噁心全身不適，常常吃不下，常常血糖過

低，嚴重會引起心肌梗塞，這是美國糖尿病協會對會員呼籲，治療糖尿病首要避免的大事。

當病人被說服而願意長期嚴酷限制醣類，身體驚覺「饑荒」，生酮動員肌肉與內臟分解，以新生葡萄糖維護大腦運作，病人即使瘦到已成骷髏頭，新生葡萄糖已經不夠，以致大腦昏昏沒有病識感，公事與私事都容易做出錯誤判斷。

醫師與家屬必須排除罹患迴避型節制型攝食失調症，甚至次發性厭食症，避免發生嚴重營養缺乏的疾病，甚至惡病質或營養空虛，這是危及性命的重大疾病，所以裝上CGM，長期包場諮詢，並且家屬要提醒耐心，已經看到每次變好，但是內心卻一再否認，醫師與家屬長期陪伴是必要的救命手段。

低醣飲食？是極低熱量飲食啦！

我看許多醫師、營養師和病人示範的「低醣飲食」照片，其實也是「低熱量飲食」，也就是把主食減少了，副食倒是沒有什麼改變。一碗白飯216公克，含醣68.4公克，當一天攝食的醣類少於100公克，也就是一天少於一碗半的白飯，以及吃不太多的蔬菜和水果，那麼身體就會產生酮酸了。

同時佔一半的醣類被減少，所以熱量一下子從女性一天1700大卡，一下子掉到900大卡，那就是低熱量飲食LCD，假如再減到800大卡以下，那就是美國要求要有醫師參與監控的具有風險的極低熱量飲食VLCD了。

就像很多減肥者或者糖尿病的病人，一進來就抱怨：「我三餐已

經飯量那麼少了，為什麼還是瘦不下來？」

　　為什麼？因為許多人都誤以為某些食物是低熱量或甚至是零熱量的。例如鹹蘇打餅，常被認為低熱量，由於它香香酥脆好吃，民眾一下子吞下96公克，總共480大卡，血糖飆高比吃肉菜冷飯兩三倍有餘；再如一碗吃起來不覺得油的麵，麵體等同兩碗米飯的澱粉量，大約640大卡，加上肉燥或油蔥酥油，加總就有780大卡；或如一杯700ml半糖手搖珍珠奶茶飲，看有無冰塊以及奶精濃度，熱量約610-700大卡……這些都是易被忽略的熱量，也是導致高膽固醇血症以及高低血糖震盪的因素。

　　因為本來年輕男性一餐飲食，大概需要800-900大卡以上，年輕女性大概是550大卡以上，把熱量減半，難道肚子不會餓嗎？餓了就吃麵包、烘焙品、輕食，這些都是含大量油糖粉，同時熱量很高的食品，吃了以後，血糖、體重和膽固醇都一起飆升了！

　　最後重要關鍵，生酮飲食後，恢復亂吃，體重反彈很快，因為滲透壓力尿流失的電解質與水，身體極需要補回來，以維護身體恆定性homeostasis，體重與血糖連本帶利都回來了。

　　為何我的糖尿病人吃飯血糖會正常，甚至緩解？因為他們吃了均衡營養，又適量足夠的飯，不會肚子餓，滿足大腦的營養需求，所以不會再去吃空有熱量的零食。

　　肉菜飯果的次序，定時定量，長久持續，胰島素消耗少，胰島素阻抗變小，血糖就變好了，持續減藥，更沒有低血糖，看似非常簡單平淡無奇的治療計畫，但是其中充滿了實證醫學的智慧與跨科系的研究報告，還有佗的哲學道理在其中，值得您細細吟味，大腦在享受新鮮自然原味多樣的山珍海味的同時，大腦升級到最新高點。

生酮飲食後痛風發作

生酮飲食副作用很多，吃生酮飲食之後，血液裡的酮酸濃度增加，滲透壓大增，到了腎絲球，會造成滲透壓利尿，假如補充水分不夠，就形成脫水狀況，本來就高尿酸血症者，尿酸更加上升，痛風更容易發作。

人類有三大營養素，當然有人可以主張第四大就是酒類含的酒精，也有熱量，當你把澱粉減少，增加的是油、蔗糖、粉跟動物性食材，就是富含蛋白質與脂肪。從每公斤體重1公克蛋白質攝食量，增加為2公克以上時，痛風的機會增加不大，但是增加為3倍以上，就增加了幾倍。

我門診中有位66歲的大姐，沒喝酒卻發生痛風，就是生酮飲食的受害者！

國人所稱的「三高」──血糖高、血壓高、血膽固醇高，在國際上稱為「新陳代謝症」，新陳代謝症沒有包括高膽固醇血症，但是許多專家把尿酸當作新陳代謝症一般看待，因為它們常相左右。

新陳代謝症也好、三高也好，都沒有包括尿酸，但是我一定會注意血清尿酸，因為有高尿酸血症的人，其血糖、血膽固醇都會比較高；相對地，有三高的，常常也會有較高的血清尿酸。所以我會注意病人喝水量是否足夠，飲用方式是否正確，因而高尿酸血症的病人，沒有人會在我診治當中發生痛風。

16 酮症：糧食危機 代謝總動員

　　不論在大熱天太陽下或天寒地凍的極地，人體核心體溫都不會改變；同理，人在挨餓時或吃完飯的1、2個小時之後，血糖增減不到1倍，只在狹窄的範圍內微微起伏，此為「生理的恆定性」（homeostasis）。

　　酮症（ketosis）是一種血液和尿液中，酮酸上升的新陳代謝狀態。生理學上，酮症是人體在低醣飲食、禁食，或飢饉後對葡萄糖缺乏的正常生理反應。

　　為什麼人體能夠維持葡萄糖的恆定性呢？人體血液在小個子少則4.5公升，大個子多則6公升，每100毫升血液約有100毫公克葡萄糖，等於血中總共只有4.5至6.0公克葡萄糖，差不多等於一顆方糖，大約只能發生18至24大卡的能量，這是何其微量啊！

　　女性成人一天需要1700大卡、男性需要2300大卡左右來維持生存，每1秒鐘，心搏、肝臟解毒、腦力運算、腎臟過濾，各別用掉了靜止時20%熱量，身體每秒鐘進進出出那麼多的物質，那麼人體靠著什麼機制，才能維持我們血液中這麼稀有的寶貴物質，在一個安全的範圍內起伏呢？

　　最主要是神經內分泌系統網絡，加上身體儲備的「現流能量寶

庫」肝醣或後備能量寶庫脂肪，隨時待命。在吃完一餐的2個小時內，靠的是吃進來的醣類食物消化分解的現流葡萄糖，經門脈血流吸收進肝臟，多出來的葡萄糖會合成肝醣儲存起來，所以餐後2小時內，不會有低血糖的問題。過了餐後2個小時之後，正常人已恢復到飯前血糖，腸胃道來的葡萄糖已經減緩很多，多數進入循環內了，大約是正餐後4小時，腸胃道內的葡萄糖幾乎被清空，身體需要動員儲備的肝醣，分解出葡萄糖入血流，否則馬上會陷入低血糖昏迷。

人體肝臟、腎臟存有肝醣，肝醣能夠迅速分解，游離出葡萄糖，所以我暱稱為「現流能量寶庫」，但是人體能量不能光儲存成肝醣，因為肝醣太重，而且占空間，每公克產熱能不足4大卡，於是動物會儲備更多、更足夠的脂肪在皮下（例如中年後腰圍中廣、頭頸大）、肌肉內（例如育肥的和牛肉切面有美麗油花）、臟器之間（魚肉和雞肉中間常看到一條黃色油脂）或是肝腎內（成為重度脂肪肝），脂肪可以儲存很多的熱量，以供饑荒或食物不足時之需。

脂肪可以分解出一個甘油和三個脂肪酸，結合兩個甘油就可以合成一個葡萄糖。而三個脂肪酸，也可以分別繼續分解為酮酸，或者直接由脂肪酸代謝產生能源，產生二氧化碳與水，同時供給熱量。

當以上這些能量都耗了，甚至可以把肝臟裡的組織架構以及肌肉裡的蛋白質束分解成為胺基酸，直鏈胺基酸去胺基後，就剩三個碳鏈，兩兩結合在一起，就可以再合成一個葡萄糖。

一旦體內的葡萄糖供應不足時，身體就啟動饑荒機制，節約葡萄糖，同時肝臟會開啟葡萄糖新生，加上脂肪啟動分解成脂肪酸與酮體，另闢第三管道的能量來源，蛋白質的分解是在沒辦法的時候才進行，以便保護身體結構的運作。但是一旦饑荒長期化，身體為了維持

最低的基本能量，就開始分解身體包括肌肉在內的組織架構，最容易理解的例子就是納粹集中營裡的人們，身上沒有脂肪與肌肉，整個胸圍腰圍變小，四肢呈現皮包骨，內臟萎縮，酮症加上飢餓性營養萎縮（inanition，或翻譯成營養空虛），就是這幅情況。

一旦血中酮體的含量大於0.5mM，且有長時間的低血糖及低血清胰島素，即為酮血症（Ketosis）。

身體主要利用的酮體為丙酮（acetone）、乙醯乙酸（acetoacetate）及β-羥基丁酸（β-hydroxybutyrate），而酮體的調節主要由胰島素及升糖素等激素所調控。除了腦細胞外，大部分的細胞都可以使用兩種熱量源，即葡萄糖及酮體。即使在酮症的狀態下，身體也會游離脂肪來進行葡萄糖新生，供大腦的能量。

總之，無論來自脂肪或蛋白質分解，都可以合成葡萄糖，為的就是確保大腦有足夠的葡萄糖，以維持基本的運作，即使在糧食不足的時候，身體都可以自我能源營運，各取所需，讓人驚嘆演化的奧祕以及動物工學設計的精細。

糖尿病用藥時的酮症

第二型鈉-葡萄糖轉運通道抑制劑（sodium-glucose cotransporter 2 inhibitor，簡稱SGLT-2抑制劑），是一類越來越多地用於治療第2型糖尿病的藥物，這類藥品藉由抑制腎小管回收葡萄糖的作用，幫助糖尿病病友把更多的糖排出體外，達到降血糖效果。

然而，SGLT-2 抑制劑也具有生酮作用，雖然這對某些患者有益，但也可能導致一些潛在的不良影響，例如骨礦物質密度降低、泌

尿生殖道感染和酮症中毒等。由於SGLT-2抑制劑引起的複雜和多方面的影響，最初用於抗糖尿病藥物，後來也被應用於治療慢性腎病和心臟衰竭患者，成效顯著。

此外，治療潛力似乎超出了目前研究的條件。

卡格列淨（canagliflozin）成為改善糖尿病和非糖尿病腎病變預後的有效且安全，例如在糖尿病腎病變的治療。2013年3月最初獲得美國FDA核可的SGLT-2 抑制劑抗糖尿病藥物，也成功用於治療心臟衰竭患者和慢性腎臟病。

雖然最初尋求心血管安全性驗證，但SGLT-2抑制劑在「心血管結果試驗（CVOT）」中超出了預期，這些試驗令人驚訝地揭示了與安慰劑相比，SGLT-2 抑制劑能夠顯著減少主要不良心血管事件（MACE）。

值得注意的是，2015 年「糖尿病人腎臟病變預後研究（EMPA-REG OUTCOME）」首次證明了這種保護作用，顯示MACE減少了14%，全因死亡率降低了34%，心臟衰竭住院人數減少了35%。

2019年「達帕格列氟嗪在心力衰竭和射血分數降低患者中的研究（DAPA-HF）」揭示了：SGLT-2 抑制劑在心臟衰竭治療中的超乎預期潛力射出分率（EF）低至40%以下，無論是否有第2型糖尿病，住院率和死亡率也有所下降。

2020年的「恩格列淨治療心臟衰竭的心血管和腎臟結果研究（EMPEROR-Reduced）」揭示了：患者的恩格列淨（Empagliflozin）試驗將這些益處擴展到慢性心衰竭患者，無論射出分率如何，強調SGLT-2 抑制劑在改善預後方面的擴大作用。

除此之外，腎保護作用的發現也大大擴展了臨床實務。糖尿病與微血管損傷有關，約40%的患者通常最終導致慢性腎臟病。在心臟血管結果試驗CVOT中進行的研究顯示：SGLT-2 抑制劑可有效緩解腎小球濾過率下降、延緩微量白蛋白尿，並阻礙蛋白尿進展，對糖尿病和非糖尿病患者均有利。

　　最近的「恩格列淨保護心臟和腎臟的研究（EMPA-KIDNEY）」（就是使用SGLT-2 抑制劑的恩排糖）數據顯示：即使估計腎小球濾過率（eGFR）降低，SGLT-2 抑制劑也能有效治療腎臟病。因此，SGLT-2 抑制劑在減少慢性腎病患者進展為末期腎病變（ESRD）方面發揮關鍵作用。

　　SGLT-2 抑制劑類是獨立於胰島素作用機制外，開闢獨特的寶貴治療。然而，必須謹慎監測潛在風險。SGLT-2 抑制劑產生短鏈脂肪酸的細菌的流行率有所增加。由於短鏈脂肪酸已被報導可以預防肥胖，這些結果表明，可能會透過它們對腸道微生物群的改變，讓體重減輕。

　　SGLT-2 抑制劑和生酮飲食的協同作用，比兩者任何一種單獨措施來的增強，必須仔細衡量糖尿病酮酸血症和急性腎損傷AKI風險增加。由於目前急診病患中糖尿病人數極眾，臨床醫師必須銘記SGLT-2 抑制劑很常用，無論單獨使用或與生酮飲食相結合，可能會導致病人傷亡。

　　研究強調，SGLT-2 抑制劑引發的生酮作用，有助於人類疾病模型中的抗氧化作用，和粒線體完整性的保存。2023年11月發表的SGLT2i dapagliflozin 和 sotagliflozin 已獲得歐洲醫療機構（EMA）臨時許可，可作為BMI大於 27 kg/m2的成人第1型患者胰

島素治療的輔助藥物。然而，美國食品藥物管理局（FDA）內分泌和代謝藥物諮詢委員會存在分歧，SGLT2i 的主要副作用，文獻回顧的確有增加糖尿病酮症酸中毒之虞。

生理性酮症

生理性（正常功能）酮症是指非病理性酮體的升高，可能由任何脂肪酸代謝增加的狀態引起，包括禁食、長時間運動、服用某些藥物，或低醣飲食（任一種型態的生酮飲食）。在生理性酮症中，血清酮體通常保持在3毫摩爾（mM）以下，且人體的酸鹼恆定維持得宜，血液pH值正常。

這與酮酸中毒（ketoacidosis）形成鮮明對比，酮酸中毒發生是在病理狀態下，且酮體產生不受身體掌控，衝破酸鹼恆定的緩衝，導致代謝性酸中毒，這是一種糖尿病急症，最常見於第1型糖尿病或末期第2型糖尿病患者，或任何疾患導致胰島素匱乏的病理結果。

酮體可以在血液、尿液或呼氣中測量，生理性酮症血液酮體通常在0.5至3.0 mM之間，而酮酸中毒者血液濃度可能大於10 mM，昏迷而送急診室的案例雖屬少數，但情況嚴重時可能危及生命。在我學生時期，美國的教科書裡提到，酮酸中毒的病人中大約2成會死亡，現在醫學更精進，在醫師受到良好訓練的前提下，死亡率已經降低。

正常人血液中存在微量酮體，當血糖供應降低，例如禁食、饑荒、限制醣類飲食下，或長時間運動時，肝臟就從主要代謝醣類轉變為代謝脂肪酸，在脂肪酸代謝增加的狀態下，也會伴隨酮體增加；這也是為什麼有經驗的糖尿病專科醫師，對於糖尿病不穩定病人在健檢前的禁食行為，都會給予很多叮嚀；更不可能會任意允許病人參加

「絕食」、「斷食治療」，也不贊成使用低醣類飲食，或者誤以為凡是運動血糖就會降低，因為糖尿病人在未妥善治療之前去運動，血糖反而飆升，常常會加重酮酸中毒昏迷，不可不慎。

當肝臟將脂肪酸快速代謝為乙醯輔酶A（Acetyl-CoA）時，一些乙醯輔酶A分子可以轉化為酮體：乙醯乙酸、β-羥基丁酸和丙酮。這些酮體可以充當最後能源和饑荒信號分子。肝臟本身無法利用這些分子獲取能量，因此酮體被釋放到血液中，供周圍組織使用，最後葡萄糖來源既沒有從口而來，肝、腎、肌肉的葡萄糖新生也用罄時，大腦在血液葡萄糖供給不足的情況下，被迫使用酮體，人就開始昏昏欲睡了。

生酮飲食下的腎臟

生酮造成高滲透壓，會強制利尿而脫水，這點會讓許多病人很高興，因為下降體重比預期來得快2倍，但是肌酸酐和尿酸卻會快速上升，尤其對於年長者、痛風者所造成的嚴重傷害可能無法復原！假如生酮餐以高蛋白質執行，例如純肉食，除了會飆升低密度膽固醇脂蛋白之外，會更嚴重影響腎功能，上升肌酸酐，一不注意，可能導致慢性腎衰竭。

攝食高脂肪、較高蛋白質、極低醣類的生酮飲食方式，對於腎臟功能正常的人來說可能安全；然而，對於腎臟功能受損的人來說，攝入高脂肪和高蛋白質可能增加腎臟的負擔，產生負面影響。假如腎臟功能繼續受損，飲食又不均衡，又沒有在醫師的監控之下進行，有可能會造成鉀離子上升、血磷過高等問題。

假如加上鉀離子攝取量增加，例如選購低鈉鹽醬油（是高鉀低鈉

的特殊食品），或自助餐海鮮牛肉無限吃到飽，或喝下過多菜湯（鉀離子容易溶解於其中）、嗜食大量水果、甚至草藥、香草茶等，就很危險。假如加上糖尿病性酮酸血症，或糖尿病患者手術、外傷、化療等，會陷入致命高鉀血症。

高鉀血症會引起的症狀有：疲倦、無力、手指麻痺、嘴唇麻木、舌頭僵硬、說話困難，嚴重時會有心室顫動、血壓降低、嚴重心律不整，甚至猝死。

生酮飲食下的肌肉與骨骼

骨骼由碳酸鈣等礦物質組成，在長期的酮酸血症下加速溶出，甚至光攝食高蛋白，鈣離子腎小管回收減少，從小便排出增加，稱為高鈣尿症，鈣平衡出現負數！

在1980年到1990年的《美國糖尿病協會臨床指引》中，特別強調均衡營養的重要，尤其重視植物來源食材，把澱粉占率推高到55-60%，連帶攝取高量纖維，除了有預防消化道疾病，降低低密度脂蛋白膽固醇的好處之外，也避免攝食大量蛋白質所造成的鈣尿症。

但是身體當然就要演化上來保護身體的結構蛋白質，挨餓1、2天，身體會優先使用肝醣，但是全身肌肉才存最多500公克肝醣，而肝臟最多才100公克而已，半天內就用完了。所以接下來，就靠儲備的脂肪了，脂肪在燃燒2個禮拜之後用罄，身體的蛋白質再也沒有辦法受到保護了，而開始分解內臟與肌肉，以上的現象稱為蛋白質保存效應（protein sparing effect）。

進行生酮飲食同時限制總熱量時，剛開始會用掉身體的脂肪，所

以可以看到的變化是豐潤飽滿的臉頰開始有了皺紋與皺摺，同時眼窩凹陷了，皮膚也會失去光澤和明亮。這時候是利尿期，因為酮體已經產生，身體的排尿量增加。但是隔了1、2個禮拜之後，就會產生肌肉分解的現象，以及內臟質量降低，所以身體開始感覺沒有勁，容易生氣，肌肉也開始萎縮，容易感染。

假如病人自己都沒有感覺，而且反而覺得自己哪一個部位還很胖，或者虛報自己的體重過高的時候，則這位病人已經有次發飲食障礙症必須排除，如不典型厭食症，迴避/節制型攝食症；假如繼續執迷不悟，年輕女性可能就會停止月經，而停經3個月以上，就會進入典型的神經性厭食症，合併惡病質與營養空虛，死亡率就暴增了。

食物是要計算總熱量，而非少少少少！不是所有有熱量的東西都要禁止，否則病人豈沒有料理可以吃了嗎？ 當澱粉增加，米飯當然要減少，當吃滷肉與豬腳時，因為含較多肥肉，當然其他添加的油脂要減少，就是三大營養素同類代換觀念，才能維持熱量與三大營養素分配比率穩定。

再說所有食物都是三大營養素混合的，沒有純蛋白質食物。例如豬肉大里肌看似全瘦肉，但是熱量有一半來自脂肪；蔬菜裡有蛋白質、脂肪與澱粉。連許多衛教人員都不看食物成分表，其實應該要一一對照，各個物種，各部位不同，不能瞎猜或瞎掰。

如果不吃飯，但是吃冰、冰淇淋、餅、麵包、點心、泡麵、沖泡麥片、羹、含油醬、勾芡與包粉炸物，那麼血糖當然不正常起伏，加大震盪。門診中常見病人糖化血紅素10以上，同時又併有低血糖、抽筋等現象，就是亂吃以上食品造成的血糖高低震盪。

再說人們一天裡所攝取的食物高達數十種，形成一個營養與養生

必要成分的大網絡，不要因為食安或口傳簡單衛教而扭曲正常飲食！

《金句》 食物的衛教不只分辨可以吃與不可以吃，而是要告知量，精確計算，才是正道。

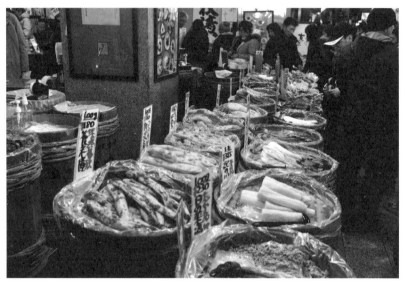

京都錦市場的傳統日式醬菜店內田漬物，成為觀光客的購買熱愛，以及京都人文的風物詩，一種傳統的堅持，一種民族的、地方的自信，一種人的感覺！我喜歡人的感覺！想到台灣還衛教還停留在「少鹽」，甚至「無鹽」，而沒有定量，卻造成門診急診許多人低鈉血症。

生酮飲食下的大腦

大腦一天消耗多少醣？可以消耗酮酸嗎？

根據德國Taschenbuch Biochemie、Gerhard Püschel等多位作者所寫的生物化學教科書，《圖解生物化學》台灣中文2021年版本寫道：大腦一天消耗120公克醣類，酮酸與葡萄糖都可以穿越血腦屏障（blood-brain barrier），提供大腦能量，饑荒時，葡萄糖不足，大腦可以暫時消耗酮酸，但是每天僅能代謝50公克。

人類大腦原始設計百分之百只能吃葡萄糖，只有在饑荒、萬不得已的時候，才會使用脂肪酸以及酮酸。血中酮體升高最常由酮體生成加速引起，但也可能由攝取外源酮體或酮前體所引起。

當肝醣和血糖儲備較低時，就會發生代謝轉變，為了讓大腦節省缺乏中的葡萄糖，這種轉變涉及增加脂肪酸代謝和肝臟生酮，作為大腦以外的骨骼肌、心臟和腎臟的替代能源。因此正常人血液中存在酮體，且濃度低，唯在葡萄糖利用率低的情況下，血液酮體才會增加，例如，常人禁食一整夜後，2-6%的能量來自酮類，禁食3天後會增加到30-40%。

到底攝食多少醣類以下，才會誘發酮症狀態呢？取決於身體活動度、胰島素敏感性、遺傳體質、年齡、性別和其他因素。一般人來說，每天攝入少於100公克碳水化合物，並持續至少3天，就會發生酮症。

新生兒、孕媽咪和哺乳期媽咪，在應對禁食或疾病等能量挑戰時，特別容易發生生理性酮症，儘管發生率低，但患有糖尿病的孕媽

咪，就容易發生酮酸中毒，所以需要對孕產有經驗的新陳代謝科醫師，在備孕、孕前、孕中、產期前後，隨伺在側，以安全應變。

新生兒有發生酮症的傾向，因為高脂肪母乳飲食（每100ml母乳的蛋白質有1.1公克，脂肪有4.2公克，醣類有7.0公克；來自脂肪熱量大約55.4%）、體重占比過大的中樞神經系統，和有限的肝醣儲備。

走酮酸代謝是非常時期的生理動員，大腦在類饑荒下，不愉快地驚嚇到，激素危機總動員打破靜好的內分泌心湖，被飢餓翻轉了的大腦，如何良好運作或讓人有好心情？

只在均衡營養情況之下，我就能夠讓3000名糖尿病病患緩解，醫師讓糖尿病人利用生酮，在飢餓狀態下，增加生命風險與生活痛苦，合於倫理嗎？3000年前，印度就知道低醣生酮飲食可以降血糖，但是我為何不為？

這樣的機轉在我大二的生化教科書都有實證了！饑荒時的大腦就是一直想要獲得澱粉類的食物，大家不要以為大腦沒有感覺，其實大腦對於任何食物攝取入口，分解吸收後，進入血液循環，大腦都有感覺，因為營養素一樣會通過「血－腦屏障」，所以人類眼睛享受食物，口舌也享受食物味覺與觸覺，但是最快樂享受美食的器官還是大腦，它喜歡葡萄糖、必需胺基酸與必需脂肪酸，它不喜歡太辣、太多添加物。生酮飲食者易怒、情緒化反應多，就是大腦生氣了！之前媒體報導有肌肉男狂吃生酮雞胸肉，吃不到就要鬧事，就是大腦生氣的表現。

《金句》 大腦只吃葡萄糖，不要讓大腦生氣。

血腦障壁

係英語 blood brain barrier，指在血管和腦之間有阻止某些物質由血液進入大腦的障壁。腦部微血管內皮細胞不僅緊密相接，周圍亦被星狀膠細胞的突起環繞，構成可以選擇性的障壁。

血腦障壁設計上，幾乎不讓任何物質通過，有點像航母艦長室，血腦障壁衛兵只讓氧氣、二氧化碳、胺基酸和血糖通過，極大部分的藥物和蛋白質都被阻擋在外，也保護大腦不會受到菌血症時，病菌的感染。

血腦障壁的主要功能是避免中樞神經受到化學傳導物質的影響。由於身體很多功能都由大腦經由神經 —— 激素控制，如果中樞神經讓化學傳導物質來去自如，會有意外作用。

你想當不快樂的人嗎？

只要均衡營養，糖尿病從發病到離世約有40年。我的病人裡，給我治療大於30年，糖尿病病史大於50年，還維持健康、沒有微蛋白尿的大有人在。但是吃生酮飲食，除了可能額外滋生多種風險與症狀之外，因為大腦已經沒有吃飽葡萄糖良久，整天還會感到不快樂、憂鬱、易怒，甚至出現暴力行為。

凡是病人在來看我之前吃生酮飲食，初診後經過2個禮拜矯治，接受我的均衡營養定時定量吃法，每一個人與同住家屬都覺得自己在身心靈各方面獲得很大的進步，而從CGM上數據，也證實有很大的改善。

　　為什麼？因為生酮飲食給身體與大腦是饑荒的警訊，導致大腦時時警覺，生酮者看到到處都是食物，卻幾乎不能吃，因而感到沮喪，忍不住吃了，又頓生罪惡感，大腦一直徘徊在左右兩極之間，找不到安心的處所。

　　另外生酮飲食者的營養會局限於某些食物，以致部分營養素會比較不夠。當我解放病人，讓他們得以吃各式食物之後，他們身體腸胃道菌叢慢慢會恢復，大便通暢，小便清澈，心情會變好，原來的無力氣會在葡萄糖耐量正常加上肌肉補給完畢後消失，再加上體能訓練後，他們的力氣漸漸恢復。裝上CGM，我也當面指證給病人與家屬，吃飯後血糖高峯較小，CGM2週當中，血糖起伏漸漸縮小，脫離當「衰尾病人」的情緒，擺脫「我是罪人」的桎梏，對我衛教飲食漸漸有信心，過去制約才會慢慢消失，保健營養初步才能開始。

　　生酮飲食會讓人覺得頭腦卡卡，好像酒醉、遲鈍或中毒的感覺，會讓別人發現好像自己變得很笨，近期的記憶會變很差，工作表現低落，失去便意，現在恢復我建議的正常飲食，腸胃道微生物相馬上就改變了，一天一天身心靈都變好了，因為大腦的快樂很大一部分建立在優良的微生物相。

生酮飲食的錢包

生酮飲食套餐或食品包所費不貲，又有食安疑慮以及低本益比問題；假如吃我的飲食方式，到處都是健康食物，無論是買個便當或在家自由做菜，無論貴賤、單身或四代同堂，都能夠達到目標，經濟、食安、健康、親情都一次達成。

為什麼生酮飲食或低醣飲食治療糖尿病會失敗呢？因為會讓葡萄糖耐受性變差，稱為葡萄糖失耐，胰島素失去該有的效果，胰島素阻抗迅速生成，當然血糖就上升了，雖然生酮飲食驟降體重，有利胰島素阻抗，但是加總起來，還是傷了葡萄糖耐受性與胰島素敏感度。

即使不吃主食，但是血糖還是比均衡營養的方式來得高，且會產生酮流感症狀：疲倦、頭痛、噁心、嘔吐、腹瀉、腹痛、小兒生長遲緩、身體多處疼痛、骨質流失、疲倦、升高血膽固醇血症、排便困難、體臭口臭、皮膚與臉部脫水、胰臟炎、低血糖症狀、腎結石、肝炎等感染症、懷孕發生酮酸中毒風險增加等，少部分孩童的副作用是嚴重到致命，既傷身減壽，又傷荷包。

17 妊娠期間 嚴禁生酮

　　前有述及，酮體是脂肪代謝的中間產物之一，在葡萄糖缺乏狀態下，作為人體的替代能源。正常的孕媽咪在懷孕期間，可能會因生理變化而患上酮症，而葡萄糖代謝異常的孕媽咪，更有可能因胰島素分泌異常而患酮症。動物實驗和臨床研究指出，懷孕期間暴露高酮，與孕產婦和嬰兒的不良後果密切相關。所以我要再次呼籲，妊娠期間嚴禁生酮飲食。(注)

妊娠期間必須監測酮體

　　糖尿病科技公會（Diabetes Technology Society）於2021年4月20日舉行線上會議，會議中美國糖尿病協會連續酮體監測共識小組（the Continuous Ketone Monitoring Consensus Panel of ADA）展現工作成果報告。該小組由20名美國糖尿病技術應用專家組成，代表成人內分泌學、兒科內分泌學、高階臨床護理、糖尿病護理和教育、臨床化學和生物工程。小組成員來自大學、醫院、獨立研究機構、政府和私人診所。共識報告旨在為臨床醫師、研究人員、監管機構和保險人提供指導，以了解連續酮體監測儀（CKM）這種新

注：引用自Diabetes Metab Syndr Obes. 2020; 13: 4581–4588. Published online 2020 Nov 25

型感測器，在預防第1型患者酮酸血症和代謝狀況管理方面的技術，與生酮有關臨床表現。

小組成員回顧了與10個主題相關的醫學文獻，包括：(1) 酮體產生的生理學，(2) 酮體的測量，(3)據報導用於人體試驗的第一個CKM的性能，(4) 人口統計學糖尿病酮酸中毒（DKA）與其流行病學，(5) 非典型高酮血症，(6) 預防酮酸血症DKA，(7) 空腹酮血症和酮尿的非DKA 狀態，(8) CKM與幫浦和自動胰島素輸送系統的潛在整合預防 DKA，(9) CKM的臨床試驗，與(10) CKM 的未來。

他們還提出了關於 CKM的30個結論（每個主題3個結論），並一致投票出30個結論。本報告旨在支持安全有效的連續酮監測的開發，並應用該技術以造福糖尿病患者。

未來，穿戴式連續酮體監測感測器，可能成為穿戴式多感測器系統的一部分，能夠測量第1型糖尿病患者的多種分析物，以檢測即將發生的糖尿病酮症酸中毒，並防止病人因此而進急診室和住院。

未來的連續酮體監測系統應與連續血糖監測系統集成，並支援儀表板讀取連續酮體監測數據，以及其他自動收集的連續可穿戴感測器數據。

連續酮體監測系統需要準確、安全、有效、負擔得起，且網路安全（確保資料上傳雲端的資訊安全），才能廣泛採用，是產官學三方人士的共識。(注)

注：引用 J Diabetes Sci Technol. 2022 May; 16(3): 689–715. Published online 2021 Oct 4.

醫療儀器需要投資 保障病安

病人很常因為一些尊嚴和隱私而掩飾自己的問題，以致於讓醫師找不出問題。舉例來說，病患常常表示：「我已經跟著你的食譜吃了！」「我已經很健康地運動了！」「我已經什麼都沒吃了！」但是醫師苦無證據，無法證明：「您多吃了！」或「您吃錯了！」或根本「您根本少吃了！」所以醫療變成要增加很多的儀器來做監測，增加儀器，意謂著要增加廠商資金投入以及股票炒作。台灣現在的連續驗血糖機尚未普遍，普遍之後，可以解決很多台灣醫療上面的盲點；但是3年前，美國就已經有了連續酮體監測儀，因為太多人採取低醣飲食，造成很多醫療上面的問題，尤其孕婦若低醣生酮，最終全部併發症責任都會落在醫師身上，所以美國已經開始推廣CKM，導致醫療變得越來越花錢。同理，許多強勢領導者晚年得了糖尿病，又不太遵循醫師的治療，所以常常發生酮酸血症的問題，醫師有了儀器，有利於這些人的病情改善。

連續酮體監測（CKM）

1. 酮體是肝臟氧化脂肪酸時，所產生的燃料基質（fuel substrate），脂肪酸來自脂肪組織的脂肪細胞釋出。在禁食、挨餓、「生酮」飲食（醣類攝取量不足100公克）、嚴重胰島素缺乏時，組織會釋放酮體進入血中，例如糖尿病患酮酸中毒時。

2. 升高的升糖素／低胰島素狀態，可以增加肝臟中游離脂肪酸的β-氧化，和脂肪細胞中的脂肪分解（lipolysis），來促進生酮，而胰島素則抑制脂肪細胞的脂肪分解，和減少游離脂肪酸的供應，來抑制生酮，兩者生理拮抗，人體工學設計像乾坤兩極，簡

單四象演八卦（方位），八卦生成六十四卦，再派生病人各異的森羅萬象。

3. 糖尿病在酮酸中毒狀態下，抗胰島素群激素的升高，與胰島素的缺乏，會促進生酮。

4. 用硝普鈉檢測尿酮，可能會誤導臨床訊息，低估糖尿病酮酸中毒早期的全身性酮體濃度，並高估糖尿病酮酸中毒消退期間的全身酮體濃度。它只能用作診斷糖尿病酮症酸中毒的輔助手段，而不能當作監測糖尿病酮酸中毒治療的工具。

5. 血液β-羥基丁酸鹽測量，比測量尿液乙醯乙酸，或丙酮含量的方法，提供更多臨床有用資訊。與尿硝普鈉試驗不同，追蹤β-羥基丁酸水平，臨床醫師可直接知道治療進展。

6. 呼吸酮分析儀是市場上的新產品，其自測和臨床實踐的表現，尚未經過徹底評估。

期待CKM能夠減少全球一窩蜂的、在各個時代以各種不同外表與名稱進行的生酮飲食，知道酮酸是負面的身體作用，以及除了監測血糖也要監測酮酸，是CKM登場的意義。

酮血症引起母親胎兒不良結果

包括動物實驗在內的多項研究皆證明了：高酮血症環境可能會對母親和胎兒造成不良後果，但其機制尚不完全清楚。人為使小鼠胚胎接觸β-羥基丁酸，表現出發育減慢和神經管異常等情況，而胚胎越早暴露、劑量越高，則閉合和畸形發生率就越高。

心臟畸形 較大胚胎 大腦受損

　　與正常酮對照組相比，在懷孕期間暴露於高酮的動物模型，表現出更高的心臟畸形、較大的胚胎總體積，以及大腦發育受損。但早期研究指出：動物模型中，酮血症致畸型，條件是正常情況下的20至40倍濃度，這在酮症酸中毒的情況下，可能很難達到。

　　Dafna Sussman等人的研究指出，懷孕期間生酮飲食對小鼠胚胎生長的影響：標準餐和生酮餐胚胎的解剖學比較顯示，在胚胎13.5天時，生酮餐下，胚胎的平均體積較大，具有相對較大的心臟，但較小的大腦，並且具有較小的咽、頸脊髓、下丘腦、中腦和腦橋。在胚胎17.5 天時，發現生酮餐胚胎體積較小，心臟和胸腺相對較小，但頸椎、丘腦、中腦和腦橋增大。懷孕期間的生酮飲食，會導致胚胎器官生長的改變，可能與小鼠器官功能障礙和生活中潛在的行為變化有關。（注）

酮血症和先天性畸形

　　早在1989年的動物實驗中就提出β-羥基丁酸（酮酸的主體）與葡萄糖有協同作用，影響胚胎生長，誘發胚胎畸形。2016年和2018年兩項研究指出：酮體含量越高，後代發生先天畸形的風險越高。有統計相關性的胎兒畸形包括唇裂和顎裂、心血管系統畸形、神經系統畸形（如無腦畸形和脊柱裂）和消化系統畸形等。

酮體和中樞神經系統發育受損

　　在正常生理條件下，酮體在中樞神經系統中，扮演不可或缺的生

注：BMC Pregnancy Childbirth 2013 May 8;13:109.

理作用，但有研究追蹤了196名孕媽咪的單胎後代（其中 95 名妊娠前就患有糖尿病，101名患有妊娠糖尿病）的產後狀況，並使用了貝利嬰幼兒發育量表（Bruininks-Oseretsky）運動能力測試2歲和6至9歲的後代，研究結果指出：懷孕期間接觸高酮會影響胎兒的神經發育，而且這種影響在懷孕後，仍然存在。

酮體與子代神經心理發育

研究結果顯示：後代在兩次測試中的平均得分，與母親在懷孕和分娩期間的β-羥基丁酸含量成反比。另一項關於糖尿病母親的後代神經心理發育的研究中，收集了後代的得分研究，新生兒行為評估量表和史丹佛-比奈智力量表，並與糖尿病母親孕期生化指標進行比較，發現兒童智商與孕媽咪懷孕中期β-羥基丁酸含量呈負相關。白話就是，若想要孩子不要輸在起跑點上，媽咪懷孕前就要停止生酮，正確讓母嬰內科專家備孕。

我建議年輕有機會懷孕的婦女不要輕易嘗試減少主食，製造生酮有可能會造成自己和下一代沒有辦法挽回的損害，需要進一步備孕服務與全方位諮詢，可到主張均衡營養的新陳代謝專科醫師門診掛號。

酮體和巨嬰

巨嬰定義為出生體重大於或等於4000公克。高血糖和高胰島素血症，均導致胎兒體內脂肪儲存增加，從而導致胎兒體重增加，發生巨嬰。一項包括1981例的回顧性研究，對妊娠糖尿病及相關巨嬰孕媽咪的危險因子進行分析，發現酮體和高密度脂蛋白、三酸甘油酯是妊娠糖尿病合併巨嬰的重要指標。酮體導致巨嬰的具體生理機制，尚不清楚。

分娩期間的酮體和併發症

2018 年，Huang等人監測並記錄了570 名妊娠糖尿病孕媽咪在分娩過程中的尿酮和分娩結果發現：酮尿在妊娠糖尿病初產媽咪相當常見。根據尿酮含量的不同，570 名受試者分為3組：陰性組、中度酮尿症組、酮症組。藉由比較不同尿酮之間的出生併發症發現：FHR III、三度羊水汙染，和產後出血的發生率隨著酮尿的發生而增加。同時，酮尿最嚴重的酮症組，孕媽咪的分娩時間，明顯長於其他2組孕媽咪，且手術陰道分娩率較高。

結論：可能的原因是酮尿孕媽咪的代謝燃料，不是葡萄糖而是脂肪，分娩時缺乏葡萄糖，會增加分娩時間，此外，陰道手術分娩的發生率增加，也增加分娩過程中其他不良併發症。

FHR III 是什麼？

胎兒心率監測（FHR）是一種透過專用設備監測胎兒心率，來檢查胎兒在臨盆和分娩過程中狀況的過程。胎兒心率監測有助於檢測分娩期間正常心率模式的變化。如果偵測到某些變化，可以採取行動來幫助解決根本問題。胎心率監測可以讓孕媽咪與產科醫護放心，防止不必要的治療。正常的胎心率可以安全地繼續分娩。

FHR III 是描記異常，顯示胎兒有缺氧風險，並可能有酸血症，它們包括無基線變異性，或存在復發性晚期減速、可變減速、心搏過緩或正弦曲線模式（sinusoidal）。

大多數醫師認為：胎兒心率出現正弦曲線模式，表示胎兒有缺陷。在大多數情況下，這是繼發於不同原因的胎兒貧血，通常是Rh血型母胎免疫，更罕見的是胎兒母體輸血、前置血管出血、胎盤絨毛膜血管瘤或創傷性羊膜穿刺術等。

異常的胎心率模式並不總是意味著有問題，醫護可能採取措施，幫助胎兒獲得更多氧氣，例如讓孕媽咪改變姿勢。如果這些程序不起作用，或者進一步的測試結果胎兒有問題，產科醫護可能會決定立即分娩，分娩可能選擇剖腹產或產鉗或真空輔助分娩。

那麼正常胎兒心率監測又是如何呢？正常胎心率追蹤包括110-160次/分鐘（bpm）之間的基線速率、中等變異性（6-25 bpm）、存在加速且無減速。同時監測子宮活動，包括宮縮頻率、持續時間、幅度和鬆弛時間也必須正常。

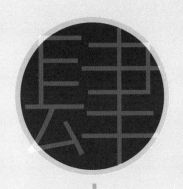

別格素食:

千鈞一髮化險為夷

18 素食/蔬食時代來臨 環境永續 健康避毒 愛護生靈

　　近年來與德國人聚會，也會遇到白領素食者，他們不是佛教徒，而是環境意識強烈的地球公民。他們吃素的出發點，是憐憫動物，不殺生吃肉，更在意地球環境永續，再由於狂牛症橫行，動物肉品食安事件頻傳，所以以五穀雜糧、蔬菜類與起司為主，在德國的度假餐廳可以看到素食套餐選項，10年前，美國也曾經掀起一般吃蔬食、人造肉的風潮陣。

　　台灣的素食者以一貫道信眾及佛教徒為主，人數約占總人口的一成，然而他們極多數都沒有一點營養學觀念，營養不良者多，所以我經常要花更多時間幫助調整，以免身體繼續惡化為惡病質。

吃素六不要

1. 吃素的人不推薦吃飯配麵製品，嚴格素食者，例如正信佛教徒，不能吃奶蛋者眾，若白飯只配麵製品，例如麵腸、烤麩或麵筋，然而米麥同屬禾本科，都缺乏一種名為離胺酸的必需胺基酸；另一方面，豆仁、豆腐、豆乾類則都缺乏另一種必需胺基酸──甲

硫氨酸，與禾本科五穀類一起吃，例如稻米與大豆及其製品，就圓滿完成了互補，能令人體八個必需胺基酸全員滿載。

2. 菇蕈不能代替肉，雖然味覺上，菇菌類有替代肉類的鮮味功能，但是吃素的人除香菇之外，還要再加上大豆類，或其他扣除花豆、綠豆等低蛋白質豆類，才有足夠數量及品質的蛋白質；即使吃燕麥、大麥、黑麥，一樣有必需胺基酸不完全的問題，因為這些都屬禾本科五穀類，離胺酸皆不足。即使捨白飯而吃麥飯，也必須配毛豆腐、豆製品或大豆仁，是絕對的鐵律。

3. 吃素的人不能先喝牛奶，因為牛奶裡面近30%的熱量來自於乳糖，乳糖類似蔗糖，屬雙醣升糖效應，一旦先喝牛奶，很快會分解為葡萄糖和半乳糖，葡萄糖吸收很快，血糖就高上去了，所以美國糖尿病協會把牛奶當作急救低血糖時的飲料。

4. 素食過油是大家共同印象，如何避免油炸物過多，導致過氧化物傷身，也是大家應關心的議題。

5. 不要加太多調味料，例如味精、香菇精……，少量味精無損健康，但是大量會增加鈉離了，此外，不知名的複方調味料、未經核可的不明核糖核苷酸以及增鮮劑，都可能對健康帶來傷害。

6. 不要只吃單純一種菜。自然界本來就是多樣化的，不要相信某些飲食文化製造出「聖人只吃什麼」的傳說，對於素食者均衡營養，傷害很大，門診時有所見。

好好吃的豆製品

1. 豆腐升糖指數低，又富含有豆膠，會妨害餐後血三酸甘油酯跟血糖的上升，有利三高防治。豆腐對男女老少都適合，尤其是牙齒不好，咬合有問題的人的聖品。我的早餐吃素，每天必有豆腐料理。各位可瀏覽我臉書，張貼了10年來的早餐，不敢稱為模範，但足資參考。（相簿「簞食瓢飲，人文人，草木屋在陋巷vie humble」，與「mon petit déjeuner 老公婆的早餐」）

2. 豆腐的熱量不高，又富含水分，是許多老人家補充水分及三大營養素最好的一個來源。吃太多動物性蛋白質會增加心血管病的風險，相反地植物性蛋白質的豆腐可以減少其風險。

3. 對於婦女而言，植物性的激素也有益於身體的保養，還含有豐富的鈣質、維生素E、卵磷脂和半胱胺酸等營養素。豆腐中所含的維生素E具抗氧化作用，可中和體內自由基、預防細胞衰老，並使性腺與皮膚維持青春。含有大豆卵磷脂，於神經、血管及大腦生長發育，有利預防失智症。含植物雌激素，這對乳癌病人是安全的，不要以訛傳訛。大腸倒也需要另一種腸胃道載體，大豆帶來益生菌一個多元化環境。

豆腐被發明的年代已不可考。豆腐的特色是在於它可以很稀，如豆花一樣的軟嫩，漸漸脫水之後，會變成嫩豆腐口感（日本的絹豆腐），繼續再脫水下去就變成板豆腐（木棉豆腐），在華人文化地區會繼續再脫水就變成豆乾，為了滷肉醬汁不浪費，可以加入凍豆腐或豆腐，吸了肉汁之後，補充了豆腐滋味不足之處。

日本吃豆腐的文化可能是遣唐使帶回日本的，但是他們到今天還

是沒有豆乾。他們吃最多的是以京都為主的湯葉（豆皮），傳說是遣唐使最澄和尚從大陸帶回去的，但是也有人說晚至宋代，渡宋僧才從中國帶回精進料理的許多做法，其中有湯葉（豆皮）、厚揚（炸豆包），油揚（油豆腐）等各種豆腐料理，到了江戶時代，《豆腐百珍》發行，更使得精進料理更滲入庶民生活中。

吃豆腐有隱憂嗎？

1. 大豆富含皂角甙，有導致碘缺乏之虞？皂角甙會加速人體內的碘排泄，但葷食者會吃海魚及各式貝類，素食者可吃海苔，加上我們平日攝取的食鹽有加碘，因此被吸附一點排出，對身體碘的含量不會有太大影響。

2. 吃豆腐引起消化不良嗎？食用過量，可能出現腹脹、腹瀉等不適癥狀。但要吃到消化不良，需要很大量，一般正常食用無擔心。

3. 吃豆腐阻礙人體對鐵的吸收？一般人吃正常飲食，在蔬菜、水果、豆、蛋、肉、魚都含鐵，魚類與家畜肝臟更是含鐵寶藏，除非大腸有息肉流血或潰瘍不止血，或有癌症、子宮肌瘤，否則無虞。

4. 豆腐增加腎臟排氮代謝物的負擔？這是我唯一會注意的地方，台灣有很多人病入腎功能嚴重受損，或者病入膏肓才要認真治療三高，這時候有大部分人的腎臟功能已經有病變了，所以對於蛋白質的總攝食量要計算，一般而言，還沒有到最末期的尿毒閉尿期，病人還在利尿期時，我會給每1公斤理想體重0.8公克的蛋白質，這是中低蛋白質攝取量，就要避免吃過多不完全蛋白質，而增加腎臟排泄含氮代謝物的負擔。我利用胺基酸互補原理，讓病

人在有限量的豆腐之下，同時又吃了適量白飯，也不會有多餘的不必要的胺基酸，被當能量代謝掉，產生太多含氮廢物，而增加腎臟負擔。

5. 吃大豆會引起尿酸高？目前我在臨床上並沒有發現吃豆腐而尿酸高的病人，我會鼓勵病人每3小時喝1杯水，我的病人之中更沒有痛風發作的案例。

6. 吃豆腐會腎結石？更是無稽之談，板豆腐用石膏點製，石膏含硫酸鈣，還有少量硅酸、氫氧化鋁；或用鹵水點製，也叫鹽鹵，是氯化鎂、硫酸鎂和氯化鈉的混合物等兩價金屬離子，等於在蛋白質膠體中，加入足夠的電解質，用電解質中帶正電的鈣鎂離子，來中和蛋白質膠體所帶的負電荷，一旦蛋白質分子間沒有了靜電斥力，本來分散的蛋白質膠粒子，就凝集而沉降下來，成為豆花，再將豆花壓擠出水分，製出了絹豆腐，再壓更多水出來，就成了木棉豆腐。一點點鈣離子，不會也不足以引起腎結石。

有知識的素食 兼顧環境永續與個人保健

許多人，尤其是西方人減少肉食，為的是減少環境的負擔，因為養一頭牛一天耗費80公升水，但糧食換肉率最低，只有豬肉的一半、雞肉的4分之1，如果全球都吃牛肉，真的會影響糧食平衡，與增加地球負擔。

要談肉食的替代，台灣的素食歷史已有數百年之久，創意足，資源多，素食人口眾，素餐飲業也十分發達。若能在營養學與科學分類上協助民眾選擇，就能夠合組一餐營養無虞的素食餐，最令人擔憂的各種蔬菜胺基酸不足，有三個胺基酸分數都低的也很常見，但是只要

同時攝食米飯和大豆與其製品，互相彌補不足之後，無論搭配什麼蔬菜，必需胺基酸都會到齊了。

「少油、少糖、少鹽」這種過度簡單、以致偏執的衛教，大家耳熟能詳，有部分民眾甚至奉「無油、無糖、無鹽」為圭臬，例如，誤以為炒菜少少用油，甚至餐餐不吃油最健康，這是大錯特錯，因為各國對於三大營養素的比例，皆建議脂肪占比25%到接近30%，當你把外加脂肪全部拿掉，就只剩下食材中動物與植物固有的脂肪，然而葉菜類的油含量是微不足道的，而多吃肉的低醣衛教像燎原之火，所以葷素兩方病人都有缺必需脂肪酸之人，而肉食者還會飆升低密度脂蛋白膽固醇。

不只油脂提供的熱量不夠，必需脂肪酸也匱乏，一旦不吃魚貝類，茹素一定缺n-3必需脂肪酸，吃進的熱量會掉到人體所需的40%以下，所以肚子時常很餓，尤其飯後4小時後，有時出現頭暈、心悸、噁心，甚至軟腳症狀，於是隨手抓蘇打餅乾或各式比較不甜的點心，以及吐司麵包（至少45%是油脂與糖，加上大量鈉鹽）來充飢，結果反而吃進去更多的熱量、更多的鈉鹽、更多的油脂，尤其對心臟血管不好的反式脂肪，低密度脂蛋白膽固醇飆更高，是吃正餐的2倍以上，若裝上CGM就可以驗證，光吃兩片吐司或幾片蘇打餅，血糖就會飆到300-400 mg/dl左右。

我對素食者文化敏感度高

我尊重宗教上的選擇，我文化敏感度高，深入門診每一病患，台灣兩百多篇素食的研究發現，素食者所吃的比葷食者健康更有問題，素食餐百廢待舉，素食者健康度也更值得關注。

門診遇到的素食者客戶，大部分都有營養方面的問題，許多素食者的保健營養知識都比較弱勢，需要我多花五成時間衛教。

素食店家為了讓消費者增加飽足感，烹調時往往加入過量的油或採用油炸方式，以讓美味素食能吸引素食者上門，但是導致食用者攝取了過量脂肪，且是不好的反式油脂或飽和脂肪，以致助長血糖升高緩降，血清膽固醇與三酸甘油酯都飆高。

素食肉可以取代肉食嗎？

素食肉（vegetarian meat），也稱為植物肉（plant meat）、替代肉品（meat substitute）、仿肉（meat analogue），是指以植物為原料來製作出與動物肉的口感、味道與外表類似的食品。

台灣的素食經驗數百年，台灣素食工業中用絲狀植物組織蛋白，隨著食品工業的進展，成為具有絲狀的素食的主要原料，讓牙齒觸感與咬勁接近肉的纖維，其餘就是加上鮮味劑、香料與色素了。

台灣在1990年代已經開發出模仿雞、鴨、牛、羊、豬、魚的素食肉，後來還有素食片皮烤鴨、蒸白切素雞、素漢堡包、素壽司、素豬肚等。

我再三強調，我們過去的素食文化，加上正確的醫學觀念，以及現代化的食品科技，在人造肉的食品工業上，台灣先天就比鄰國好，因為我們的素食人口大約有1成，足以維持廠商生存的基本規模了，後天又有開拓的空間，世界哪裡找素食替代肉食的淨土，趕快與醫學專家一起研發吧！一方面為了三高與癌發生的預防，另一方面，則為了美食王國的一塊塊拼圖。

在美國，素食肉曾經在10年前大風行，許多名人爭相宣示改吃素食肉，與肉類產品相比，肉類替代品的飽和脂肪、維生素B12和鋅含量較低，但碳水化合物、膳食纖維、鈉、鐵和鈣含量較高。

2021年，美國心臟科醫師協會表示，植物性肉類替代品的「短期和長期健康影響證據有限」。同年，世界衛生組織表示，肉類替代品的「營養成分存在重大知識差距」，需要進行更多研究來調查其健康影響。

2023年的審查得出結論，用各種肉類替代品取代紅肉和高加工肉類，改善了品質調整的壽命，從而大大節省了衛生系統，並減少了溫室氣體排放；用豆類等最低限度加工的素食（跟我1980年代後半倡議所見同，吃豆腐製品，而不是吃百葉豆腐或素雞）取代肉類，效果最大。

2024年倫敦衛生及熱帶醫學院（London School of Hygiene and Tropical Medicine）的研究員暨博士候選人Nájera Espinosa 的一項文獻回顧發現：植物性肉類替代品有可能比動物性食品更健康，環境足跡也較小。

素食可以緩和血糖嗎？

素食就像葷食一樣，每一個人每一天吃的素，都造成不太一樣的血糖輪廓，假如從我門診40多年所見，來做一個總結，那麼我會說長期素食者血糖會比較高。也有許多本來吃葷的人，並不是因為宗教原因，而是因為血糖高居不下而不明就理改吃素食，糖化血紅素卻不降反升，沒有例外。

素食本來有機會能夠降血糖的，但是無論長期吃素，或一時吃素的人，他們吃的蛋白質含量較高的食物都太少了，他們常常以肉食者的經驗來看素食，因為豆腐類蛋白質含量還是少於肉類，所以吃一樣大小的一塊豆腐跟肉，因為豆腐的水分多，所以實際上蛋白質的量還是比較少。

　　一塊木棉豆腐100公克，含蛋白質6.8公克；一塊絹豆腐100公克，含蛋白質5.0公克。反觀，一塊煮熟的瘦豬肉100公克，大約就含有27至30公克的蛋白質。因為豆製品蛋白質攝食量比較少，所以抑制米飯的升糖效果就會變少，總醣類高，血糖就會升比較高；再加上素食者大部分都是外食，外食素食在前文已經強調，商家為了怕客人肚子餓，所以油炸物和用油都比較多，再加上素食因為味道清淡，所以烹調時會勾芡和加糖，血糖因而一路飆高一整天。

　　假如門診病人裝上連續驗血糖機，並且上傳他自己三餐飲食的照片，我就可以針對個人量身訂作，譬如說看到蛋白質少，我會請他增加蛋白質的含量，譬如他吃的素食偏炸物比較多，我就會請他每一餐減少炸物的數目，吃飯太少也會被我修正，所有的糖尿病病人因為我的指導，即使吃素，也能夠脫離社會醬缸，快樂的將血糖降下來。

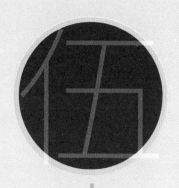

實戰病例：
倒轉時空 枯樹開花
逆轉乾坤 完全緩解

若已經錯過了一二三級預防，唯一正確的路就是趕快尋求緩解，現在有CGM儀器可找出最大本益比的錯誤，有腸泌素針劑可以迅速消除貪吃，所以病友們仍有機會可以找到時間膠囊，逆轉時空，恢復幾年前的健康，只需要投資一些資源與時間，三級後補救，仍唾手可得及。

19 緩解與不緩解舉例

讀者要看門診 才能安全緩解

我常對我的病人指出「緩解三步驟」：首先要花一段時間，靜心看完我的糖尿病心法文章；再來門診裝上連續驗血糖機，糾正個人微偏差；3個月以後追蹤，宣布緩解。

在我的臨床經驗中，哪些人可以緩解，哪些人卻很難？歸納出幾個特點，如下表。

緩解者群像 vs. 血糖失控者群像

緩解者	血糖失控者
否認期短。	否認期長，可能會有點「媽寶」個性。
診前已經閱讀我寫的文章，在診間聆聽我解說，帶問題發問。	有些會咄咄逼人，問題像連珠砲或機關槍砲彈；有些則像闖禍小孩般緘默。
飲食均衡、定量、計畫，不隨興。	飲食亂七八糟，多外食聚餐與應酬。
自己買菜，研究做菜。	五穀不分，四體不勤，看診時言不及義。
自測飯後血糖。飲食與用藥像高鐵班次準時、永不脫班。	打針吃藥飲食都不規則，脫班改序，大小餐也隨意。
使用CGM，全部緩解者，都有裝上連續驗血糖機。（*到現在2024年底已經進入第6年的實際經驗）	藉口一堆，拒絕安裝CGM、BGM，一年偶而為之。
每日精進，深入閱讀我所有文章。	說有看我的文章，但是每次門診都像鬼打牆，每下愈況。
誠實面對，反躬自省，內觀飲食。	金玉其表，敗絮其中，每次藉口驚天地，泣鬼神。
樸素生活。	自稱VIP，應酬多，很忙。
血糖自己負責，紀錄乾淨俐落。	甩鍋大王，事事需要別人背鍋，從不記錄自己的血糖飲食，好像糖尿病不是自己的事，責任推給家人。

案例 1

不吃澱粉 變很虛弱的男人

56歲男性，罹患糖尿病有10多年了。

本來糖化血色素起伏在7%以上，偶爾有低血糖，誤信「吃到澱粉會影響血糖控制」，於是花大錢購買各式各樣的食品，平日避免吃到澱粉，但是血糖不但毫無起色，身體還日漸虛弱，過去微微突出的小腹現在已經消失，瘦到變成皮包骨，低血糖不時發生，讓他很困擾，最受不了的是，糖化血色素還持續升高，讓他開始懷疑人生。

即使已經施打胰島素，血糖仍然降不下來，糖化血色素一直高在8%上，萬般病痛症狀齊發，經病友介紹而來找我。經門診多次衛教後，開始吃米飯（我的「適醣均衡飲食」），也自驗血糖，一段時間後，不再有低血糖，糖化血色素逐漸下降，逐次能減藥，糖化血色素已達5.6%，3個月後，成功緩解，不需任何藥物，只要追蹤。

這個案例發生在還沒有連續葡萄糖監測的年代，這位病人能夠成功的因素是，能正確了解醫師的飲食醫囑，還能夠自己監測血糖，甚至執行我衛教的自我照顧而繼續改善，所以他能夠在看我門診的8個月後停藥，而且營養情況變好，身心狀況都改善，低血糖完全消失。

假如這發生在現在有連續葡萄糖監測儀的時代，他若能夠接受我的飲食計畫建議，也在初診就裝上儀器監測血糖的話，初次TIR就達99%以上，那麼他2週血糖就達標，宣告3個月後，再來追蹤；若又

在95%以上，第一次複診就可以減胰島素藥了，複診繼續減胰島素藥量，3個月內就可以停藥，追蹤3個月後糖化血色素，以確定緩解。

第1型糖尿病少女緩解了

17歲少女，10年前確診第1型糖尿病，長期施打一天多次胰島素，但是半夜以及下午晚餐前，常有突來的嚴重低血糖，讓少女和家長都身心俱疲。

初診時，我對她衛教「適醣均衡飲食」，停用原來與升糖動力學不合的兩種預混型胰島素，改用分離式——基礎胰島素、超短效胰島素各半，分三餐配合吃飯時的醣代換來調整劑量，血糖控制就穩定下來了，這樣就能夠讓施打的胰島素模仿生理分泌動力學，就是在吃飯後10分鐘，人體胰島素急速上升，40分鐘內達高峰，馬上又降下來；而超短效胰島素在飯前即刻施打的藥物動力學，也會有接近生理分泌的效果；至於人體的基礎胰島素，則由超長效來模仿，可以有9成的相似度。

第一週複診起，就逐漸減藥量，雖然已經發病10年，但是仍然往緩解大道邁進，目標蜜月期奇蹟。

假如現在有連續血糖監測儀的時代，她能夠接受我飲食計畫的建

議，也在初診時就裝上儀器監測血糖，那麼她將很快沒有低血糖，也能對我的治療產生信心，在初診2個星期之後，血糖能達標，TIR達90%以上。

因為此案例是第1型糖尿病，病理上是胰島素缺乏，所以之後幾次複診，假若能夠繼續我的飲食計畫，TIR就可以達到95%以上了。假如少女能夠吃得下正常均衡飲食，好結果再持續3個月後，過去血糖高低起伏所造成的阻抗，慢慢會被正常血糖的身體修復，壓力中的高胰島素需求量才能減量，繼續有更好信心前進，然後繼續減胰島素藥量，在漫長隧道中，才能看到遠方可以緩解的一線曙光。

但是第1型糖尿病是一種被免疫系統破壞胰島的病，所以不似第2型糖尿病，想要「長期」緩解是不可能的夢，但是用我的方法，終身可以過「類正常人」生活，營養好，英俊美麗無損，更無併發症之憂；以及獲得所謂「蜜月期」的半緩解狀態，在發病早期，短暫緩解是可以做得到的。

案例 3

好吃零食的受薪男也緩解了

31歲男性，號稱一天只吃兩餐，但經常吃零食。糖化血色素常常在9.6-9.8%之間，數年居高不下，因而來求診。

經過多次衛教後，開始嘗試一天三餐吃米飯的「適醣均衡飲

食」，剛開始找各種藉口說他做不到，我鼓勵他選擇有健康導向的自助餐，他終於同意了，複診中我不厭其煩衛教與說明，零嘴升糖遠高於正餐，甚至大餐，他聽進去了。回診時，糖化血色素就明顯下降至6.0%，開始減藥，再過3個月後，一次又一次逐漸減藥，最後不用再用口服降糖藥，3個月後宣告已經緩解了！

　　這發生在還沒有連續葡萄糖監測的時代，這位病人能夠成功的因素，是最後能正確了解醫師的食物醫囑，還能夠自己監測血糖。我只有用一種溫和的藥，讓抗胰島素激素慢慢的降下來。病人身體狀況緩慢變好，也沒有低血糖，整體營養情況都好，堅持夠久，就會緩解。

　　假如開多種藥物強壓血糖，就會在本餐消化吸收後，下次餐前發生低血糖，即使糖化血色素再低，也不容易緩解，因為抗胰島素激素與胰島素還是持續拮抗，血糖起伏的S曲線很大，牽動出內分泌的不平靜，這時抗胰島素激素會分泌，來保護人體不至於低血糖，結果加大了胰島素阻抗，血糖上升，也令胰島素再次大量分泌，如此持續再而衰，三而竭，因而多重用藥（polypharmacy）想要緩解，簡直緣木求魚。

　　我都會跟來我門診的新病人說，減藥物之後或許有少數的人血糖會稍高，熬過了之後血糖慢慢就會下來了；萬一下不來，再緩慢加藥也不遲，千萬不要過度多重用藥。只要病人聽進去了並照做，身體馬上會感覺舒服起來，抗胰島素激素消退，身心靈都能靜好而豐潤。

高滲透壓重症也緩解了

　　一位37歲男性業代，因為高滲透壓高血糖症來求診，糖化血色素高達16.3%，經過我以預混50胰島素治療，從一天36單位開始，每次複診糖化血色素逐步下降到6.1%，注射劑量也減至每天9單位，距初診才短短2個月，我快速停掉他的胰島素，也沒有使用口服藥。叮嚀他3個月後再回門診追蹤，不過可能因為病人自己有驗血糖，看到正常就不再回診。

　　在我畢業那一年，北美內科醫學期刊專刊討論糖尿病，美國當時統計有高滲透壓高血糖症的死亡率過半，原因是輸液治療需求量很大，肇因血糖高，尿液會帶出大量水與電解質，直到病人出現滲透壓性昏迷時，利尿已多時，水與電解質可能流失5、6公斤以上，身體的肌肉、脂肪與肝臟等組織的脂肪與蛋白質被分解，水與電解質則隨著高滲透壓而排出在尿液中，最重要維持電壓差的電解質是鈉與鉀，兩者經過數月的高血糖，儲備量也流失殆盡，所以血中濃度或許還OK，但是總量卻已耗盡。

　　這時假如醫師稍一不慎，添加鉀離子不當或忘記添加，輸液中也加了胰島素，當血糖在胰島素進入細胞時，也會帶入血中的鉀離子到細胞，同時又因為輸液補充，而腎灌流復原，開始有了尿液並排出體外，更增加鉀離子流失，加上鉀離子繼續往細胞內竄流，使得血鉀濃度直直下，一旦血鉀濃度過度低下，會造成低血鉀症，症狀包括：嘔

吐、肌肉無力、抽筋、虛弱、肢體麻痺、脈搏變慢、心律不整、低血壓、呼吸喘促費力，嚴重情況會意識不清、神經肌肉麻痺，甚至心跳停止、呼吸衰竭而殞落，所以高血糖不易猝死，但是太過於「慢皮」或拒不就醫，會造成高滲透壓高血糖症，進入危險的水與電解質的耗盡與補充。

我指導年輕醫師時都會再三耳提面命，要注意的是水與電解質的平衡，而不是光注意血糖，所以若有高滲透壓病人急診、住院甚至住進加護病房時，人人都能安全離開；現在看門診時，若以胰島素治療，會告知病人相關危險性，要他飲食定時定量、均衡營養，每天大量喝海瓜子湯、蛤蜊湯、蜆湯，以補充電解質及稀有元素，通常都能人人好轉，過程平順。

我通常給予預混50的胰島素，它含有一半長效、一半短效的胰島素，長短針劑不必分開，剛好適用於國人「少打一針也好」的要求及個性，但現在主流藥廠已經停產，對我與病人而言真是利空，台灣醫師最大受害者是我，因為我使用的病人最多，我不用預混25或預混30，因為不符合人體生理學。

回想1982年，在德國訓練與參訪他院時，沒看過使用預混25或預混30的胰島素，他們認為那是1950年代發明NPH胰島素後，想要捷徑的打法，而用預混25或預混30胰島素來治療糖尿病，不可能達到正常血糖，除非根本不需要打胰島素，而打了胰島素。

因為應酬與喝酒，而使得第2型血糖飆高到高滲透壓的病人，在過去40年不算罕見；年輕人學習能力強，胰島細胞沒有衰竭，只要負面因素消失，通常都有機會恢復正常。但是也不是每一位年輕患者都能保證成功，喝酒成癮的有之，加上最近叫外送在家吃喝漸多，

外送「美食」都是油糖粉，觀察其CGM血糖曲線，一天都好幾個高峰，加上S形曲線，伴隨無症狀或有症狀的低血糖者眾，甭說緩解了，連想要正常血糖都很難。

這是還沒有連續葡萄糖監測的時代，這位病人能夠成功的因素在於：讀完我臉書後，切實執行我的飲食計畫，還能夠自己監測血糖，因為年輕而且身體狀況尚稱好，及時運動、戒酒、推辭掉應酬，所以在沒有低血糖下，血糖更能迅速而平緩地下降。

假如另有病人吃多重藥物強壓，就會在飯前發生低血糖，即使糖化血色素再低，也不容易緩解，因為不定量飲食，遇到一次低血糖，抗胰島素激素還是會湧現來拉高血糖。所以多重用藥強壓，增加低血糖次數與風險，表面上降低了A1C，實際上卻升高心血管病風險，絕對不是好的治療方式。

對於新病人，通常我會先減藥，讓血糖緩慢的、不再大風暴似的起伏震盪，減藥不久，多數病患就能漸入佳境，光營養治療成功，初診用藥或胰島素劑量，就一次達標（多數因為外食的關係），即使血糖高了一些，最多再調一次藥，血糖就會恢復到正常範圍了。

案例5

老病人一開始自煮 就緩解了！

53歲男性上班族，已經看我門診多年，糖化血色素一直都在

7.0-6.6%之間，就是不能緩解。深入了解他的飲食病史，得知他都是外食，於是鼓勵他們家自炊自煮，但是多次失敗告終。

有一天他突然跟我說，已經試著做菜了，自此糖化血色素一直進步，而且就在半年後，平穩地降到6.0%以下，我就讓他停藥了，3個月後，宣布緩解。

多年來，我的臉書上居然有很多人說：「不知道怎麼做菜。」這是我們教育的最大問題，繼承科舉，製造了一堆背書考試機器，卻毫無能力生活，四體不勤過日子，五穀不分，上市場也不懂動物與植物，新鮮自然對他們來講只是口號。

傳統教育就是把虛幻的文字灌輸到學子頭腦裡面，說話為文都金玉其表，對於如何工作與生活卻一竅不通，即使長大到中年，許多人還是完全不知道怎麼樣買菜、做菜，甚至當我在門診建議、衛教他們如何自己買菜，聽到「自己做菜可以降低血糖」時，病家瞳孔中出現彷若「天方夜譚」的疑惑。

即使選擇到外面吃，卻是另一個問題的開始，因為不會選擇餐廳，也不知道如何點菜，一切都以「CP值」為依歸，覺得每家餐廳都很貴。真的看看他的荷包，市區房子有好幾間，但是每一天過得卻像窮人一樣。我與衛教師要把這樣的病人，教導到願意買菜或有能力去選擇餐廳、選擇食物、點菜，都要花很多個小時。

這是還沒有連續葡萄萄糖監測的2017年，這位病人終於看完我貼在臉書的內容，看到很多成功緩解的案例，讀完我家的飲食，還自己監測血糖，在沒有低血糖下，血糖平坦下降。

假如是現在，這位上班族願意投資一點錢在自費連續驗血糖機上，我馬上可以從他上傳的飲食照片中，對照升糖圖示，一一抓偏除錯，手把手衛教，讓一堆543的飲食在CGM原形畢露，當然會增快與增強他自炊的意願，至少學會選擇外食的菜色與烹調方法，更有助血糖恢復常態起伏，逆轉胰島分泌時空機器，讓內分泌系統返老還童。

案例 6

靜下心來看我的臉書跟著做大姐就緩解了

50歲女性老客戶，2018年5月來複診時，血糖還是不穩定，我確定她還是沒有看我臉書的衛教內容，於是簡短解說，並再次推薦她靜下心來慢慢看臉書。6月開始，她讀了我的臉書，不到2個月，糖化血色素從6.6%降到7月30日的5.8%，換算120天的紅血球壽命，當月實際上已經5.0%了，我當天就把她的口服藥停掉，3個月後，宣布緩解。

2018年，當時診所還沒有連續驗血糖機服務，一切只能靠病人在家自驗與在診所抽血驗糖化血色素，所以病人很難實證我的飲食計畫具有平緩降血糖的療效。如果想要好的意願強，同時有辨別醫學的能力，認真看我臉書，願意執行新生活的人，就一定會好。

願意裝上CGM，實證我飲食治療的人，只裝一次CGM，就等待3個月後我宣布緩解了。再次印證胰島素分泌力可以返老還童，成功案例與血糖無關，而是與醫師藥物連結飲食計劃正確和病人的執行力有關。

　　再次強調，全球先進國家包括英美德法日的營養師衛教，對於飲食建議都是要計算重量，加總三大營養素。全球衛生部推薦都有熱量大卡數，以及三大營養素熱量占率分配推薦，不能馬馬虎虎，才能安全緩解。

案例 7

巴金森氏症長者也能緩解

　　67歲男性，2018年4月2號來初診，罹患巴金森氏症已經2個月了，糖尿病多年，受困於543飲食，衰弱又無力活動自如，但是自己會去運動場走一圈。他長期使用速降型口服藥，我已經減了一種藥，衛教了我的適醣均衡營養，要求他定時定量。病人有照做，但還是肚子餓。我診斷他有輕微低血糖，4月9號糖化血色素5.8%，於是我就把他最後唯一的口服藥停掉了！

　　6月4日、7月30日，追蹤糖化血色素沒有高起來，我想讓他食物自由，加上運動治療就好了。

這就是自然醫學，我相信自然的力量，對於血糖不高的人，我會教他們先試飲食治療，以自然的方法去達到目標。我拒絕花俏卻無益的飲食方法，我當然知道讓病人吃低醣飲食會速降血糖，但是我從來不用，因為這種抄捷徑的方式翻車者眾，每人都會減重到可怕程度，我也不推薦168斷食，新病人初診來訪，都是痛苦症狀，翻車後很無助，因為全身精氣神都消失了。

有實證的自然醫學才能未藥而病除。我要安全安心無害治療我的病人。

多重用藥是我很多初診病人共有的特徵，然而要醫師減藥比加藥更困難得多，因為醫病雙方都求好心切，深怕減藥後升糖。

案例 8

看我33年的老人家
早餐不吃沖泡麥片 就緩解了

一位老人家讓我看了33年糖尿病，我行醫生涯歷經多家醫院，他都忠誠跟隨，可是血糖依舊很高，經過多次營養師、護理師衛教都無效，就是找不到原因何在。

直到最近一次回診，他直接看到喝了燕麥粥之後2個小時血糖飆到317 mg/dl，才誠實說他已經喝燕麥粥40年了！雖然糖化血色素高高低低（8.3-7.7%），不全是燕麥粥貢獻的，但是也分擔蠻多高血糖

成因，我請他思量要繼續吃沖泡麥片嗎？他考慮很久，終於改過來了，結果就降到6.0%以下，我停藥，3個月後，就宣告緩解了。

食品加工常常失去原來天然的結構，本來五穀類全穀粒作成飯，放冷2小時，澱粉老化成抗性澱粉，不要說人類消化道的酵素，宋代糯米橋就是以糯米做成橋墩結合劑，糯米橋能撐千年，因此不要小看自然界抗性澱粉結晶的力量。

但是食材加工後就變質了，無論什麼五穀都要再測試一下，尤其是沖泡式的，例如磨成粉的十穀粉，或是加工阿爾發化（alpha）的素食麥片粥，都是高升糖食物。即使是天然的十穀煮粥，也都是高升糖，何況經過阿爾發化，等同「米香」、泡麵或爆玉米花泡水，或生穀物煮粥的升糖性質了。食物升糖不只看主食材，還要看製備方法、副材及添加物。

十穀飯或五穀飯，雖然營養較廣，較有纖維，但是不會比較不升血糖，對於裝假牙的老年人與腎衰竭人士是禁忌，因為會上升磷與鉀離子；十穀飯與冷米飯相較，病人升糖並沒有更好，有時容易肚子餓，有些人吃的時候，胃袋子還會扎扎地，刺激胃酸分泌過多。

過去要知道血糖值只能靠在家自驗，與在醫療院所驗糖化血色素而已，現在則是可以裝上連續驗血糖機，馬上可以看到餐後全貌。當病人有預算、願意投資，眼見為憑，更相信醫師的衛教與教材，緩解的新生活就上路了，目標就在前方不遠處。

加工阿爾發化

先了解澱粉糊化（starch gelatinization），澱粉在水中加熱，就是α化澱粉，澱粉分子與分子間鍵斷裂的過程，使氫鍵位點（羥基氫和氧）與更多的水結合，澱粉顆粒溶解在水中，此時水充當增塑劑，這是不可逆反應。

再了解澱粉老化（starch retrogradation），經過糊化的α-澱粉，在室溫或低於室溫下放置後，會變得不透明，甚至凝結，這種現象稱為澱粉的老化。這是由於澱粉分子在低溫下又排列成序，相鄰分子間的氫鍵又逐步恢復緻密、高度晶化的澱粉分子微束的緣故，也就是抗性澱粉，但是已非糊化前澱粉了。

食品加工就利用加熱科技，把澱粉阿爾發化，乾燥製成各式速食食品，含水率約15%，無菌包裝起來，日本稱為即席麵、即席飯（或稱乾燥飯），就讓客戶打開包裝，加1.5倍熱水，放置5分鐘，吸水還原成為類似剛煮熟的飯，或剛撈起的麵條等主食與湯品，二戰後，日本食品公司蓬勃發展加工阿爾發化，以利都會區漂泊人口，不開伙者的簡單、迅速、便宜、美味、兼顧營養需求的食品。

常常低血糖的老人家
不吃點心就緩解了

　　82歲女性新客戶，過去習慣吃點心，後來跟著我的方法吃豐富三餐，肚子不再慌餓，也不再嘴饞吃點心，糖化血色素從8%下降到7.3%，接著7.1%，再一次回診，我就把胰島素停掉了！3個月後，糖化血色素6.5%，就預測了緩解。

　　吃適量醣，是為了補充人類生命的能源，生物鏈網一層層傳遞能源，從植物而低層動物再到高層動物，若沒有陽光，缺乏光合作用，或在網鏈內沒有能源傳遞，地球將是一片死寂。

　　例如旱災時，人類吃不到澱粉，身體葡萄糖斷源而死亡，因此葡萄糖是地球生命的根本流通能源。生病打點滴時，不外灌入電解質輸入體液，或是點滴葡萄糖輸液，補充人體不足的營養素。

　　那些主張一天低醣到100公克以下的低碳飲食，也算生酮飲食，忘記生化教科書的醣代謝的生酮友人，要不要問看看有酮酸輸液嗎？當然沒有，因為葡萄糖是所有細胞共同的能源，不是酮酸。

　　所以所有的點滴大瓶輸液，都含葡萄糖，無酮酸輸液。獸醫學上，牛馬羊貓狗哺乳動物，低等爬蟲類、兩棲類，甚至更低等動物，輸液都是電解質與葡萄糖以及少量其他營養素。

再次強調，地球生命能源是葡萄糖，血中葡萄糖簡稱血糖，不是你的敵人，不必打壓它。

老大哥跟著我吃早餐緩解
平安渡過了車禍後的高血醣

68歲的大哥告訴我，說我太晚跟他講我的臉書上有衛教。基本上，我是對每一個病人都告知這個訊息多次，但是大多數人只管拿藥，我講什麼都忘記了。

後來他只跟著我的方法吃了2個月，結果在2018年7月31日，糖化血色素就降到7.3%，換算後，已經是6%出頭了，即將得到緩解；3個月後，他糖化血色素就降到6%以下了。他在3月27日的時候，因為車禍導致肋骨4根骨折，所以糖化血色素又升到9.1%，要不然他過去血糖是算還不錯的。

這位病人成功的關鍵，是跟著我吃一樣的早餐，血糖就降到了150 mg/dl左右，準備緩解了。從這個案例還可以看到另一個結論：本來血糖正常的人，生內科大病，或重大外傷、開刀、嚴重感染、敗血症，血糖會突然飆高，以這個病人來說，糖化血色素升到9.1%，代表現在車禍，血糖可能400 mg/dl以上，而非換算成4個月平均

值，因為他在車禍以前糖化血色素小於6.0%；不過也因為他過去血糖已經被我壓制下來，新陳代謝正常了，所以他能夠耐得住這一次的開刀和重大傷害。在回診2個月之後，血糖又恢復正常了。

現在有了CGM，我的病人在第一時間就發現高血糖，可以迅速就醫，減少高血糖期間出現敗血症或其他病發症的機率。

大姐落入嚴重低血糖的黑洞中

78歲女性，在2018年7月23日初診，臉色驚恐不安，消瘦而憔悴，使用Humalog Mix25 Kwikpen 100，在三餐前打的劑量分別是15/13/4，病人自驗血糖都是高高低低，而且常常突然發生嚴重低血糖，造成病人很大的心理壓力。

我發現許多初診病人有嚴重且頻繁的低血糖，原因是胰島素動力學沒有配合飲食升糖動力學，所以我就停掉了她過去的預混25%短效，改開立為長效50%預混50%短效型的胰島素，50比50的長短效接近人體生理的需求，並跟著我的飲食吃，隔天自驗血糖就正常了。

這位女性由於過去低血糖的可怕經驗，讓她很怕低血糖，因為過去的打法，早餐加上午餐打的預混胰島素劑量，中長效胰島素份量太多了，下午或半夜就發揮了作用，以致常常半夜低血糖，於是晚餐就

吃得比較多，胰島素劑量又少，結果晚餐後飆高，然後消夜再吃得更多，血糖繼續往上飆，三餐中間也吃點心與零嘴，都是為了拉高血糖，以預防嚴重低血糖。但是隔天的空腹血糖就會變很高，例如249、358 mg/dl。糖化血色素也一直大於10%，甚至一度高達12%一段時間。

我使用的藥物中，沒有25%短效的胰島素，因為25%短效的胰島素是1970年代，以美國需求為主而設計的產品，初衷是期待讓病人「只打2次就好」。因為打25%的短效胰島素2次，是照顧早餐飯後以及晚餐飯後的血糖。至於其他75%劑量的長效呢？太大量了，造成基礎胰島素劑量太多的低血糖，以致多數病人都要吃點心救急，導致體重更增加，同時惡化胰島素阻抗。

美國人中午吃「簡餐」，誤以為三明治、漢堡「升糖低」，「應該」不會造成胰島素需求太多，事實上這些食物是油糖粉飆高血糖，但是打25%短效的美國病人，糖化血色素都是11%以上，大部分原因就是因為中午餐後，沒有短效胰島素可以壓下飆高的午餐後血糖。

一旦打夠了劑量，就變成太多基礎胰島素了，以致於不規則吃點心，以及吃很多麵粉類食物的病人，會面臨在飯後2小時出現基礎胰島素過高的風險，每一天一定都會發生數次嚴重低血糖，造成病人隨時會被疾病重罰的不安全感。

我改成50%預混型胰島素，而且總劑量只給到原來3成，病人的血糖隔天就好了，當時沒有連續驗血糖機，也不能知道我的用法好處，現在有了這樣的機器技術，病人一旦看到自己血糖的曲線，就更能被說服。因為每一位醫師的作法都不太一樣，病人一時間不能接受我的想法，在半信半疑下未貫徹我的「三餐適醣飲食、定時定量」主

張，以及接受「類生理胰島素動力學」的治療，所以我總是得花很多時間說明，但是聽者藐藐。現在CGM登場，就有證據說服病人了。

我一直很強調基礎的飲食治療，常被誤以為是自然醫學家，雖然我曾經在德國學過自然醫學課程，但我不是自然醫學治病，我是真正的新陳代謝內分泌科醫師，受過人工胰島訓練，所以我能夠讓胰島素非常精準地驅逐小孬孬糖尿病。

案例 12

見證遺產效應的父親與
第1型糖尿病公主女兒

一位55歲男性，2018年8月1日在我臉書的留言寫道：「我就是遺產效應的最佳見證者，從發病到現在，只看過洪主任醫師一人，糖化血色素從12.5%降到上個月6.4%，也許病友們看這狀況會覺得好棒棒，殊不知在7左右時，有天晚上心肌梗塞，還好發現的早，裝了三根支架救回一條老命。在發病前，身體已被蹂躪到無以復加，只是自己無知而已，當開始接受主任治療開始，狀況好轉，以為就沒事了，錯！遺產效應請大家注意。希望大家都沒事。加油！」

他是一位中小企業主，整天忙於事業，忽略了健檢上的異常血糖建議，糖尿病多年一直沒有求診，因緣際會下他來我門診，我花了時間教導，血糖從500降到100 mg/dl左右，但是因為夫妻兩人皆投

身於公司管理，因此還是常常外食，導致他的血糖又稍稍高起來。他本來累積負債快要到發生心肌梗塞的程度了，自己也覺得身體不適，所以才來門診，所以躲過了心肌梗塞；但是只要他稍稍放鬆，糖化血色素就又回復到7.1％，等同再累積幾根稻草，就在來診五個多月後，心肌梗塞就發生了！這也是我每一天門診都要對高血糖病人的提醒：「注意！請不要再繼續累積心肌梗塞的負債。」但是多數病人要不是討厭聽，就是當耳邊風，吹了就過去了。

我在徵詢他同意後，用真名發表，我貼文寫道：「有人願意見證遺產效應，感謝願透露自己的身分！」他的回答更讓人感動：「我一向是正向思維的人，如果能提醒大家的注意，我的個人隱私不算什麼。大主任為救度眾生，都可以將自己私領域公開，我不算什麼，謝謝！」

這次引起很大迴響，貫穿人類僥倖的心，真是身教楷模。我的病人極多數都不加入臉書為好友，半數不看我臉書，這些病人血糖觀念都很偏差，血糖值比有認真看我臉書的病人還要高很多。

因為我非常認真為他治療，一年後，他對我說：「我想把最心愛的女兒，從醫學中心也帶來給你看，好嗎？」「當然很歡迎喔！」他說小公主是第1型糖尿病，在10歲的時候就罹患一個長期需要打胰島素、無法治癒的絕症。這件事使他跟夫人兩個人很絕望且覺得愧疚，內心深處認為自己是不是犯了什麼錯，所以才會讓女兒一出生就受罪。

我在門診與簡訊中一直鼓勵他們夫妻，會生下有缺陷的孩子，沒有人有做錯，第1型糖尿病注射胰島素，孩童也可以正常而有自信的生活。我在德國多年觀察的經驗是，他們社會不會對於第1型糖尿

病人有特別的歧視，或特別的照顧和關愛（例如在台灣常常不能上體育課），它就只是一個小兒科常常會看到的疾病。在他們國度裡，10%的糖尿病人是第1型糖尿病，大概是台灣的20倍吧！

第1型糖尿病的治療是胰島素治療，胰島素不會傷身體，現在的注射針頭也都非常細，所以打在皮下只有一點點感覺，不像被抽靜脈血時那般疼痛；現在的筆型注射器有隱私性，很容易攜帶，只要不曬太陽，不必冰，可放在隨身的手提包裡或放在外套口袋裡，沒有違和感；又可以在廁所裡直接施打，非常方便。

至於血糖的治療就像我衛教所說的，就分基礎的胰島素與三餐相關的胰島素，現在小公主的問題是她喜歡吃點心，過去的醫師也鼓勵她吃點心來避免胰島素治療引起的低血糖，但是我覺得讓她學習吃三餐會比較好，我診斷她吃點心是造成血糖起伏最大的原因之一，另一個是胰島素動力學和血糖動力學沒有吻合，以致於有時候會發生低血糖，造成小公主恐慌。

複診時，她花了我很多時間與我對談，看來有接受我的治療方式，第二次複診帶來一本血糖都是100 mg/dl上下，讓我覺得替他們家解決了一個大問題；第三次複診，自驗血糖本上面，也是成績滿分，但是，3個月過去了，糖化血色素居然12%以上。為什麼？大家都想知道。

我繼續努力，用盡各種方法，但是糖化血色素依然不動如山，我還跟她說現在已經成人了，應該有體重的壓力吧？我徵得他們父女同意，給予自費腸泌素治療體重問題，當然也是要壓制她從小吃點心的食慾與韻律。

經過前後2年奮鬥，效果仍然有限，這時連續驗血糖機登場了，

我建議他們父女都裝連續驗血糖機。在這兩年當中，不只女兒的糖化血色素降下不來，爸爸的血糖也衝很高，一時的模範變成糖化血色素老是在9%之間，但是父親拒絕了。

他回應：「感謝主任的愛與關心……我最愛的女兒，從小到大在家裡都得到最好的關懷與照顧，我和內人也很自責，為何會讓她患上這種病症，小時爸爸幫她打針，後來慢慢學習自己完成，這些年來，為了延續生命的每一針，針針都扎實的扎在我的心裡，我比她更痛。我會盡最大努力，說服她，請她接受。下週一要回診。我會繼續努力，謝謝主任！」

經過好幾個月，我終於忍不住跟著爸爸說：「除了小公主之外，你最近2年都忘記你的心臟血管還是要照顧，不要累積負債，會比較安全。」他聽聞後臉色大變，從那一天開始，父女都不曾再出現我門診，內心遺憾，希望哪一天能夠再次服務他們父女。

這位小公主跟我小女兒同年，我花了比一般客戶更多幾倍的時間與他們父女慢慢談，但問題就在父母親愧疚的心態，造成女兒過著過度保護的生活，唯一能跟小女兒說的就是父親一人，父親真的很寵女兒，跟同儕相比，女兒成熟較慢，沒有唸書成就的理想與職業願望。我的建議在父親聽來，都是對不起女兒，我說服不了父親，父親的保護心態，也影響女兒不願意接受現實與科技，雖然不再低血糖，糖化血色素比原來醫學中心低，但是她就是常常躲在房間叫外送，不吃母親做的料理，後來雖有請傭人來做家常菜，但體重與A1C總是起起伏伏，我不能出手驅魔打妖妖，徒留傷悲。

失聯是台灣病 難治

　　38歲男性正在創業中，2018年2月13日初診，3月1日確診為糖尿病，糖化血色素超過11%。我很佩服這位年輕人，他到處包工程，要跟客戶應酬吃吃喝喝，但是他力行每一天看我的臉書，正常飲食，5月24日，居然能夠把糖化血色素降到6.5%，8月2日糖化血色素降到6.4%，等於已經差不多6.3%了，於是我把他的胰島素從10單位改為6單位。我希望他能夠繼續努力以得到緩解，但是8月2日以後，他就失聯了。

　　失聯是台灣病，我日本人的同儕朋友，他們5年平均的追蹤率是8成以上，但在台灣不高，每一家都類似，原因是什麼呢？

　　治不好，當然要換醫師，因為醫師可能功力不深。但是我的病人很多治療好了後，一樣流失，追蹤後得知，因為台灣到處都有醫院診所，於是他們就在隔壁診所拿藥。

　　先進國家有嚴密的制度，固定病人看診途徑以預防浪費，只要超過規定的次數、時間或自行轉診與重複看診，健保不給付。在台灣，常常有換醫師的問題，台灣雖然是健保，但是卻允許病人自由變換醫師，也導致醫師互相拉病人，不像公費，因為各方道德風險是醫師稀釋給付的損失，所以是白忙一場。在加拿大，是分管區的，還有嚴格的轉診制度。讓醫師與病人互相流動，在有健保的國家是禁止的，因

為會增加費用支出與不增加醫療結果。

我發現部分病人自己找一堆藉口脫班不吃藥，如最近很忙所以斷藥，出國旅遊也斷藥，過年假期之後剩一堆藥，繼續再吃，所以中斷追蹤，也沒有繼續再看原來醫師了。或是去尋求傳統醫學的偏方，也沒有繼續測量血糖，有些人再回來時，都已經變成高滲透壓高血糖症了；或昏迷在急診室，會診時再見面，推說沒有人跟他說要再回診。明明已經來了3年，規則回診的責任又甩鍋出去，最後才承認是自己懶。失聯使得病人血糖回不來了！

我要再次強調不要亂逛醫院、換醫師的重要性。病人長期給熟識的醫師看病，醫師容易發現新問題，常常發現其他疾病的徵兆，而撿回病人一條命。

案例 14

美國原住民加油了

一位115公斤的美國原住民女性病患，經過我悉心的照顧，初診本來12.8%，經過好幾個月，2018年3月5日的糖化血色素6.8%，同年4月30日的糖化血色素6.4%，趨於正常，胰島素已經減到預混50型，一天打3次，每餐飯前打4單位，我預計她可以再減胰島素而緩解。

不幸她的飲食型態只改一半，停了胰島素後，還是需要口服降血

糖藥，實在可惜。

我跟她分享我所知道的皮馬印地安人的故事。他們在二次世界大戰之前，幾乎沒有糖尿病，流行率才0.1%，但是二戰之後，並不是新的病毒或新的傳染病源進入保留區，而是被白種人的生活型態同化了，吃大量的白麵包和喝大量的含糖飲料。1950年開始，糖尿病慢慢地增加，直到1970年代末，正常的人和糖尿病人幾乎各占一半，接著慢慢淘汰這種冰河時期的基因體質：1962年Ames Neel首先提出了「節儉基因」假說：特定的基因變體在人類進化的卡路里限制環境中，有利於有效使用營養素，而在冰河時期與飢荒時存活下來，但是在現代卡路里豐富的環境中，促進肥胖和第2型糖尿病的發生。

其實我這位病患是多民族混血，老公是台灣人，長期生活在台灣，每天吃的食物已經半數相當接地氣了，但是還是沒有辦法完全遵循，所以好了大半，卻不能到達緩解。所以無論民族，糖尿病在全球都是最難纏的病，因為人性都雷同。

案例 15

靜默學習一級預防的助理

我的一位門診助理，有一天跟我說，她終於弄懂生酮飲食是什麼了！

她跟診3年，剛開始的幾個月，體重一直降，最好的時候曾經降

了19公斤，許多同事與朋友都問她去哪裡減肥，她都說沒有啊！其實她用的方法就是在跟診時，跟我學到正常均衡的飲食。

她聽到有多同事做了生酮飲食，後來體重又反彈回升了！她知道我們的均衡營養不會反彈，但是要持續；後來她飲食沒有這麼依從，體重還是稍有回升，但是沒有反彈。

沒有糖尿病的人，若能注意飲食，跟著有糖尿病的家人一樣吃定時定量、均衡營養的飲食，結果會變怎麼樣呢？答案是：體重會下降，腰圍會下降，脂肪肝指數會減少，血壓會下降，飯前血糖會下降，飯後血糖也會下降，糖化血色素也會下降，這就是一級預防，預防糖尿病與其他慢性病於未然。

這位助理的糖化血色素從高標降為低標，本來有多囊性卵巢的症狀，月經不規則，現在也已經恢復正常，直到現在，她仍過著自在、快樂的日子。

從十穀米改吃白米而緩解

64歲男性，糖化血色素已經降到大約6.1%了，之前是7.3%、7.2%、6.6%。他只是遵從我的建議，從十穀米改成白米飯，對他的血糖改善居然大有幫助，所以我把他的口服藥減半為一天一次，無藥

3個月後，宣告緩解時，他喜出望外而泣。

　　為什麼吃白米飯會緩解？吃十穀米不好嗎？十穀米是有纖維、維生素B1、更多脂肪與礦物質，但是十穀米含有多種五穀雜糧，升糖指數參差不齊，相較之下，冷飯更有明顯抗性，所以降血糖的效果比十穀米好。另外我在1986年所進行並於1987年發表的「台灣常見16種主食升糖指數」，發現白米升糖並不高，甚至低於糙米。

　　我FB的貼文底下有讀者留言：「我只是遵照洪醫師的臉書示範，調整飲食內容，這2個月以來，幾乎不碰含過多添加物的麵食類，加上晚飯後步行約1小時，糖化血色素不知不覺中就下降了，感恩喔！洪醫師。」

　　其實我的病人有很大部分不跟我加FB好友，只有極少數才會揭露他真正的病人身分，這是台灣隱私權注重的常態。讀者更是如此，這些讀者沒有一個是我認識的人，他們也沒有來看過我門診，只是接受到外溢的衛教，就已經可以達到緩解效果。

　　我的飲食吃白飯，看起來澱粉比一般人多很多，但是符合數十年以來，基於實證醫學的各國治療指引與各先進國衛生部的飲食推薦。我家早餐吃素佐豆腐，午餐帶飯，晚餐平實到看來有點笨拙，但是具有最堅實的實證醫學理論基礎，才會滴水穿石，飲食治療的法力才會強大到有時馬上翻轉，有時會慢慢醞釀，從CGM上可看到一天比一天好。

　　所以我臉書衛教很收斂，甭說付錢廣告，我連外溢都不喜歡，因為沒有親自診治，我改不了讀者的藥。再加上台灣病人會流動，主治

醫師為了保障病人血糖能夠良好，常常會開比較多種類的藥。假如我的讀者真的跟著我的飲食吃，會降2單位糖化血色素，這時候在多重用藥下，可能出現血糖降太低，因為讀者的主治醫師非我，我看不到讀者的檢驗數據，也照顧不到，所以我不求外溢，只要好好照顧有緣人，我希望安全照顧好我病人。

喝十穀米粉飲 常冒冷汗

57歲女性，不只血糖高，而且還有停經症候群。她什麼都吃，飲食不固定，日前聽了小道消息買了十穀粉，但每次吃都導致嚴重低血糖。因為就像發生粉塵爆一樣，一下子很多懸浮澱粉微粒進入胃袋，同時被消化道酵素大量分解為葡萄糖，腸胃道快速吸收，差不多在喝後半小時血糖突然飆高，胰島細胞感測到血糖飆高時，會把所有儲藏的胰島素全部釋放出來，但是粉塵來得快，去得也快，幾十分鐘內，胃腸道就已排空，胰島素卻都分泌出來了，於是一下子，血糖又過低了。

人們被廣告誤導，誤以為十穀米比白米營養，又含有食物纖維，但這樣就可以抑制血糖？錯，因為是五穀的纖維多數都是不可溶性纖維，對於抑制升糖效果有限。

這個病人不相信過去祖先已經吃了幾千年的米飯，結果吃了十穀粉後，血糖更高高低低，再加上更年期症候群，所以整天不是冒冷汗、就是冒熱汗。

一般人還有一個現象就是避重就輕，都喜歡驗飯前血糖，然後安心大吃大喝，才來跟醫師說：「我飯前血糖都100 mg/dl，為什麼你們驗的糖化血色素會這麼高呢？」

醫師也苦無實證，跟他說最大的可能性就是你餐後飆高，所以糖化血色素的表現就是你的飯前和飯後的總平均。但是病人能接受嗎？

我再三的衛教，希望她能夠棄十穀粉，改吃米飯，就能夠避免低血糖。此外，要因應低血糖最好就是裝上CGM，找出地雷食物。我猜測，她可能認為十穀米對身體好，所以就多吃了點心與零嘴，以前醫師看到糖化血色素很高，所以就多重用藥，也就是說她的低血糖問題，不是單一個原因造成的。

案例 18

為了緩解就要少開藥物

大姊級病人來看診時，向我反映覺得藥吃太多了，我數了一下，共11種，減藥正合我意。其實這還不算多，20年前我曾經看過一位從某財團法人醫院求救的病人，一天被開立28種三高藥物！

我喜歡開比較少的藥，給病人比較多自然療法！

當飲食營養均衡，定時定量，人體小宇宙自然而然正常運作，胰島素阻抗會減小。相反地，吃很多藥，除了副作用多，藥物交叉反應更多，產生更多不可預測以及文獻查不到的不良反應，這也是老人醫學最常見的問題，以及老人醫學教科書為什麼在第一章一定要指出減少老人家用藥的品項和劑量。

為了緩解，就要少開藥物，光一種降血糖藥物的強度就足以低血糖了。當藥物太多，身體為了保護免於低血糖，會產生抗胰島素激素來提高血糖，多重用藥要求緩解？根本緣木求魚！還有這些抗胰島素激素，也會讓人渾身不自在，不平靜，不舒服，心搏、血壓都會受到壓力，除非先減藥，並跟著我的飲食計畫，裝上CGM，緊跟著我亦步亦趨，才是正辦。

案例 19

不知不覺中 滴水已穿石

35歲女性，2018年5月7日來門診，糖化血色素5.9％，又可以再減藥。她驚訝於為什麼每次來都減藥？天下哪有這種事情？她嘴上念念有詞，呢喃地說道：「Too good to be true.」（好到不敢相信！）回顧她的過去病史，在某醫學中心初診以來，糖化血色素一直在11.9％附近徘徊，降不下來。

一般糖尿病給人的印象，就是要吃很多藥，而且越吃越多，多到令人窒息。來到我門診後，她說：「從初診開始，怎麼每次都在減藥？」今天她真的是嚇到了，真的不敢相信！我說：「血糖變好了，請不要害怕！我做的是正確的，妳也沒有哪裡不對，妳的血糖真的降下來了，就可以減藥了，而且我還要再宣布，妳可能下個月可以停藥，3個月緩解可期。」

　　假如糖尿病人在來看我門診後改成均衡營養飲食，然後一直在我的指導之下確實執行，再加上連續驗血糖機驗證，大部分病家都會很吃驚。回想她過去2、3年，血糖一直都起起伏伏，從來沒有確實的把糖化血色素降下來過，假如現在有連續驗血糖機的證實，她會更有信心跟著我做，血糖降得更安心、更平緩而確實。

　　其實許多華而不實的低醣或數字飲食方式，表面上雖然會看到降血糖，但是血糖在病人看不見的地方，又會再反彈上去，所以糖化血色素降不下來，或CGM下看到起伏震盪。唯有均衡營養，定時定量，才能平緩高峰，血糖基底線每一天都下降。沒有自己偵測血糖或CGM時，兩個禮拜、甚至於1個月後再來複診，病家就可以看到A1C或糖化白蛋白降了很多，這就是我40年來，科學一貫飲食計畫，看似平淡無奇，但是裡面諸多學問，有滴水穿石的力量。

以訛傳訛 拒絕胰島素
血糖失控 命陷風險

54歲女性，有10多年糖尿病病史，長期遊走於各大教學醫院，嘗試投與各種不同的口服藥物，但治療成果不佳。還多次因藥物副作用住院，甚至有生命危險（Actos引起全身水腫、心臟衰竭；用Galvus時，曾引起急性胰臟發炎）。每個人的先天體質不同，有些人就是會對很多藥都產生嚴重副作用。

這位女士出院後，輾轉至本診所就醫，2014年初診時，已經因為住院吃不下住院餐，而稍消瘦了5公斤，但是血糖不會因此變好，糖化血色素已逾10.9%。

我建議她施打胰島素，經過幾次門診分析利弊得失，但她心理仍相當抗拒，只願意服藥，最後雖然終於接受胰島素，但是後來就未曾再回診。

這個個案身為國際大公司一級主管，身體質量指數（BMI）25.1，屬於肥胖型。得病10多年來，每個醫學中心權威醫師都看過，試過各種藥物，血糖一直控制不佳，醫師一致建議她施打胰島素以治療失控血糖，但是患者一直無法接受，最高紀錄曾一次服用6種口服藥（健保給付只允許4種），但血糖仍然過高，曾經用血糖機測出飯後血糖超過600 mg/dl。

糖尿病患控制血糖，除飲食、運動治療外，再搭配藥物或胰島素注射，可謂三管齊下。很多人都會誤以為吃藥比使用胰島素安全，或是無法克服對打針的恐懼，因此即使醫師建議使用，仍然抗拒施打。

常見對胰島素的迷思有：「打久了，會洗腎？」事實上，胰島素不會傷腎；「一旦打了，就要打一輩子？」這是倒因為果，繼續不打良久，腎臟功能已經損壞，因為二級預防——吃藥的黃金時間已過，才會血糖超高，到後來出現併發症或很高的血糖，光靠吃藥怎麼能降得下來？只能持續施打。

國際醫學會都會建議使用胰島素。雖然糖尿病患在罹病初期，血糖比常人稍高一點，然而可試著經由非侵犯性治療，運動加上均衡適醣營養、定時定量的飲食來達標。早在1970年代就有先進的觀念，對糖尿病初期血糖高的病人，選擇讓他們早期使用胰島素，一旦血糖降下來了，停藥緩解，更可以保護以及復原衰退中的胰島功能，將來不易二次衰竭，就是口服藥有限期間會拉長。

二級預防就是早期發現，立即治療，短期就可以回復正常。但是越是不注意身體的人，越沒預防醫學的素養，沒有定期檢查的習慣，也不參加政府或醫院的篩檢，越不可能早期發現，所以等到嚴重症狀出現，例如三高、傷口不癒、嚴重感染（腹部內膿瘍、足部潰爛、蜂窩組織炎）、酮酸昏迷等發生時，或其他需要手術的急症開刀前，才偶然發現，通常血糖都已經高了十數年，甚至數十年了，這時糖化血色素可能超過10%以上很久了，而非早期的稍稍越過6.5%。連三級預防併發症都來不及了。

健康檢查報告束之高閣
陷入洗腎的總經理

　　我剛剛回國當主治醫師的時候，同儕腎臟科醫師說，來了一位台灣最大銀行的董事長，歷年健檢報告都放在抽屜，糖尿從來沒有治療，這次因為尿毒的症狀而來求診，已經需要洗腎了。到了要洗腎的地步，或等到發生併發症，例如因心肌梗塞進行繞道手術後，才來搶救治療糖尿病？有一半機會已經回不來了。

　　多數專心投入工作的人，不注意身體的訊號，容易忽略醫師對病情的建議，也常常把健康檢查的報告束之高閣，更忘記了健檢醫師的叮嚀，比如說血糖超高，但對於後續要看新陳代謝科的建議卻置之不理；以上兩種病患，無論哪一種，二級預防的黃金時間已經溜走了。

　　那麼三級預防還可行嗎？病人常常打斷醫師視病猶親的解說，對醫師說：「洪醫師，給我吃個藥就好了。」因為他們無心改變生活，即使健保給付營養師教育多次，護理師在旁協助衛教，但光吃藥，也不易恢復正常人的血糖韻律，有時過高，有時過低，甚至發生低血糖休克而送急診者亦有之，所以也做不好三級預防——密集治療血糖，回復正常新陳代謝，包括血糖、血脂、微白蛋白尿，以及血壓與尿酸等全部都正常化，以預防併發症。假如有人做到了，就可以讓奔向死亡的失速列車迅速減速下來，各個數據達標後，甚至可停止死亡列車

前進，還可以逆轉部分心血管病。

雖然台灣健保對三高的保障很完整，但是病人無財政責任與風險自負的設計，例如長期臥床與血液透析都比國際上高很多，長期拿藥不需要花自付額（英國60歲就不支付糖尿病血液透析），所以多少有道德風險的成分，使得多數人無視於盡職醫師的苦心，在大醫院魚貫拿連續處方箋，結果血糖控制不良，併發症累積的死亡列車，繼續高速前進。

在初期服藥治療血糖時，需短天期回診，不能拿慢性病處方箋，因盡職醫師會留意可能的副作用與低血糖的風險，倘若使用藥物在3個月內無法有效控制血糖，應考慮使用胰島素。很多長期研究指出，早期打胰島素不只對心血管病有益，還可降低神經性病變，更減緩慢性病併發急症的機率，對老人失智、胰島素阻抗的性功能障礙，都有緩解案例報告。部分主動治療的病人，在控制良好後能持續減藥，更有可能停藥，因此適時使用胰島素，是全球糖尿病專家會議的共識。

最近幾年，連續驗血糖機登場，更可以使得更多的人隨時能夠看得到自己的血糖，能夠迅速地反應地雷食物，知道藥物的療效到什麼程度，甚至於預防低血糖的發生。

我則進一步把它應用在長期以來，我的人工胰島研究血糖動力學的經驗上，因為我同時投入疾病營養學的研究，所以試圖把胰島素動力學和醣類血糖動力學結合在一起，因此減少了血糖震盪起伏的風險之外（裝上CGM更能體驗），也可以減少很多胰島素的使用量，一擊必殺，被網路暱稱「獨孤九劍」（詳見下一章節），更讓病人看到治療的透明度，增加病人自己的參與感，使得緩解變成越來越有可能，這也是為什麼近幾年，我會使用更多的連續驗血糖機的原因。

醫師推薦都無效的素食老大姐

一位78歲的女性素食者，抱怨常常腳抽筋。問診後，診斷是標準的偏食所導致的營養不良問題，血糖還好，所以不是血糖過低引起來的抽筋，而是電解質不夠引起的抽筋。我原本教她吃蛤蠣等貝類最有效，但是我馬上發現她是素食者，所以只剩兩種東西可以推薦她了：海苔跟海帶類！

但是她回答我：「我不喜歡吃這兩樣東西！」我驚奇的問她原因為何，她說因為有臭腥味！

如此一來，可以吃什麼讓她有足夠的電解質呢？只有均衡的營養了。因為她是素食者，又有食物的偏好，年紀又大，要去改變她飲食也似乎很難，但是她認為開維生素B群就能夠解決她的問題，我跟她說：「健保是不給付維生素的，而且妳缺乏的是電解質，即使自購吃維生素B，也沒辦法解決問題呀！」

以病理營養學來看，她可能不只缺乏電解質，應該是缺很多營養。台灣素食者，糖化血色素超過10%以上者很多，多數吃奶蛋素食的一貫道道親，能吃蛋和奶製品，很容易解決營養問題，吃純素且又有特殊飲食癖好的，那麼飲食治療真的無解。

以下推薦幾個富含電解質與稀有元素的美味菜肴：

* 蚵仔煮蔭豉，好吃臺菜，佐白飯，最開脾胃。

- 蛤蜊湯，是窮人的大補品，夏天流汗工作者，每天必吃、必喝。
- 蛤蜊煮排骨、煮豆腐，煮任何東西都會添增鮮味。我曾在東京神樂坂石川吃過立春出的旬菜，就是油菜花佐蛤蜊湯。
- 蜆煮成湯，撈起來吃蜆肉，是夏天的大補品，比蛤蜊少了鈉鹽。因為淡水域生產，是限鈉鹽的補充電解質聖品。
- 葡萄牙或西班牙海鮮飯，充滿微量元素與電解質。

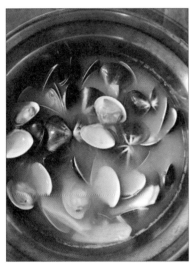

圖 蛤蜊湯，是窮人的大補品，夏天流汗工作者，每天必吃，必喝。

食物歸食物 藥物歸藥物

上週有一婦人看到網路上來路不明的資訊說：「喝秋葵水會降血糖」，於是自己停了藥，之後自覺身體不對勁，趕緊到檢驗所檢測糖化血色素，從原本正常升高了3%，趕緊求診。

我朝食常有秋葵，但是不是拿來當藥吃，我強調均衡營養，吃各式各類食材，吸收各式營養素。

其實在歷史上使用生鮮植物，例如水果、蔬菜來降低血糖的經驗非常常見，在我行醫的40多年當中，大概每隔幾年就會有一種神奇的植物誕生在口耳之間。植物熱量很低，所以吃了看不到它會升糖的曲線，尤其是只用點狀的血糖機來測量時，有機會誤以為好像不會升糖，甚至於由於其他的降糖因素，如運動，尤其藥物有越來越降的效果，而誤以為食材神效。但是假如裝上連續驗血糖機，吃一碗秋葵、苦瓜、絲瓜……，血糖還是一樣會上升的，番茄、芭樂……等吃了之後更是讓血糖飆高，更不用說，每天也不能光吃一種蔬菜，不吃魚肉蛋飯或其他蔬菜，所以對食物要一視同仁，沒有超級食物，糖尿病人無好物，保健更無好物。

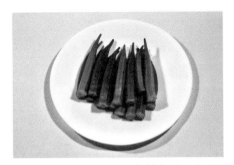

圖 秋葵偶爾會出現在我家的餐桌，但是是四季變化的時令食物，絕對不會是藥物。

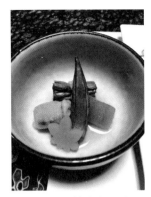

圖 日本上高地旅館上的晚餐，出現時蔬的煮物。

高齡長者受類固醇危害

　　一位90歲的老人家，因為其他的病痛常常使用類固醇，於是肌酸酐（Cr）就慢慢高起來了，被家屬攙扶來我門診時，已經到達1.9，所以我給她低蛋白質、低鉀、低磷飲食，以及多次胰島素注射治療，慢慢有點恢復，半年後，肌酸酐稍稍下降到1.7，精神恢復很多，糖化血色素從13.5%降到7.5%。

　　類固醇就是人工合成的皮質類固醇激素，它是一種原本由腎上腺

製造的天然激素，可以讓肝臟、肌肉進行葡萄糖新生，以支應非常時期所需的葡萄糖，並減少發炎反應，所以應用很廣，濫用更廣。以類固醇當作藥物，所給劑量都是數倍於正常量，常常用來治療關節炎（Arthritis）以及血液腫瘤、自體免疫疾病、皮膚、眼睛、呼吸道嚴重過敏等急症，作用是讓身體的免疫系統，減少對各種疾病症狀的反應，包括疼痛、腫脹、過敏。

只要服用小小一顆5毫克的腎上腺皮質酮（Prednisolone），血糖一定會飆漲，肌酸酐會上升，長期大量服用，肚子會水腫，而腰圍漲大，會掉頭髮，出現水牛肩，眼壓升高，血壓升高，重症黴菌，甚至尿毒，以及增加結核菌和黴菌等慢性菌類的感染機會。

任何人血糖飆漲，都要排除使用類固醇，劑量越大，飆越快；更嚴重的案例，甚至敗血性休克而亡。唯一能夠對抗的藥物就是胰島素，胰島素與類固醇分別掌管「和平來臨復員」與「非常時期動員」，所以用了類固醇，魔高一丈，壓過了自生的胰島素，只有請來道高十丈的老和尚外加胰島素了。

10年前CGM還沒有登場，但現在有了好的科技儀器，加上病家上傳飲食照片，我就能掌握家屬餵食情形以及病人飲食喜好，進而快速調整用藥，增加病人信心，血糖會更快速安全地下降，無論任何嚴重程度，例如老年人腎衰竭者、胰島素需求量很少者，都緩解可期。

案例 25

感冒使緩解破功

　　還不到28歲就有3個孩子的帥爸爸，剛來看診的時候，糖化血色素是14%，經過3個月的努力飲食，加上我在他身上使用胰島素，他現在血糖都已經正常，宣告緩解、不須用藥了。但是他最近因為感冒，血糖就高了一點。

　　各位朋友要注意保養身體，秋天到了容易感冒，感冒就會使得血糖上升。假如連續驗血糖機越來越普遍，就會有越來越多的病友發現血糖是身體、心理、靈魂壓力最好的、最快的指標，血糖正常，是身心靈圓滿、沒有病痛、沒有壓力時的生命現象，當身體不適、生病、感染，血糖都會快速上升，類似血壓一樣，遇到牛鬼蛇神，甚至自己嚇自己，在壓力下，血糖就會飆高。

案例 26

運動也會升血糖

　　一位44歲男性體內胰島素不足，有明顯的胰島素阻抗。他是我看過少數會做非常詳細完整記錄血糖的人，他做了一個很有趣的追

蹤，平常的飯前血糖大約是120 mg/dl，在運動之後，飯前血糖會變160 mg/dl。他對此感到非常疑惑，特來找我詢問。

　　我強調，觀察與紀錄才能了解自然界的道理。多數的人誤以為自然界的道理非常簡單，比如說吃糖血糖就上升，不吃糖血糖就不會上升？大錯。生酮飲食含醣極低，多吃沒關係？大誤。或者運動能消耗熱量，所以也會降血糖？其實不然。

　　不吃富含醣類食物、吃脂肪，或吃蛋白質類食物所含的脂肪分解成三酸甘油，和蛋白質分解出直鏈胺基酸，都可以轉換成為葡萄糖，當身體需要葡萄糖的時候，當下胰島素可能比較低，壓力激素升高，酮酸持續生成，身體為了大腦能量，就會下達新生葡萄糖的指令。

　　另外，回到上述案例，談一下運動與血糖的關係。當胰島素阻抗非常明顯時，血清胰島素相對不足，抗胰島素的壓力激素高漲，目前的血清胰島素不足以壓制酮酸生成，以致於空腹運動，會上升血糖，這是人體保護大腦的數億年演化機轉。

　　除非血糖已經恢復到正常範圍，胰島素阻抗已經消弭，胰島素分泌也已經恢復，同時從事心搏速比較高的劇烈的運動，那麼「運動降血糖」的說法才能百分之百成立。而且運動的持續降糖效果，會超過24個小時，以致運動量足夠劇烈、持續半天以上的時候，隔天還會有繼續降低血糖效果，反而要注意低血糖。

　　相反地，若血糖一直都沒有好好照顧到穩定與正常，就去運動的話，會產生酮酸，反而會飆升血糖。這就又要談到葡萄糖新生，人體從清晨5點開始，血糖就會慢慢地從肝臟製造出來，或者是飯後2、3

小時之後，有時候葡萄糖也會新生出來，所以人體這部機器是很複雜的，有它的生理學，當生病之後，又有它的病理學，假如再加上藥物之後，還要加上藥理學，千變萬化，連專家都不易搞定。不是靠一張簡單的百字貼文，甚至「運動降血糖」口訣，就能夠治百病。

案例中的男士體內胰島素是缺乏的，以及胰島素阻抗非常的明顯，以致於空腹運動會上升血糖。所以請各位注意：沒有裝CGM的病患，運動前、運動後請多驗幾次血糖，拿來給我看，我才好做建議。

祕方傷了腎功能
胰島素治療也能緩解

一位中小企業大老闆，在短短的幾個月裡吃了好幾斤「龜鹿XX膠」，肌酸酐（Cr）從0.9升高到 1.9，除了花錢之外，這次腎臟的功能是不可能完全回來了。因為家裡面長輩也有人吃同樣的電視販賣的藥，一樣得到腎臟衰竭的結果，所以我內心更加有感。

前一次，他還吃了紅蚯蚓酵素，號稱日本進口，肌酸酐升破2.0，我花了一整年，使用胰島素、中低蛋白質飲食以及藥物，才將它平定下來，最後肌酸酐回到0.9。

更早之前，則是吃了朋友報的高蛋白粉，在我門診例行檢驗肌

酸酐時發現，他才終於吐實；更早之前，到處看病，結果初診時也是肌酸酐高達1.5，經過我細心的治療之後，他的血糖曾經部分緩解好幾年……類似問題一犯再犯。

根據我個人40年的糖尿病治療經驗，我對於輕度腎臟病變的客戶不會覺得棘手，因為有一部分的人會使用胰島素，使用胰島素之後，得到緩解的機會反而比較大，主要的原因是我使用的是基礎與隨餐追加胰島素法，所以血糖常常會到達正常的目標，只要病人飲食肉菜冷飯規律，血糖穩定下降，腎臟病變的人，胰島素阻抗稍微大一點，胰島素的廓清率會稍微低一點，但是對於血糖緩解的治療都沒有明顯妨礙，通常可以慢慢減少胰島素，最後就會緩解或部分緩解。

20 獨孤九劍 行雲流水
鳥語花香 天地人器
斬妖除魔

　　根據東德的統計，糖尿病的病人在患病10年之後，大約有一半的人需要打胰島素，台灣打胰島素的數目遠低於這個比率，所以主管單位鼓勵醫師使用胰島素。但是胰島素的使用假如不夠適當，可能會導致病人有低血糖的現象，造成已經有心血管病的病人誘發急性心肌梗塞的風險。

　　台灣民眾對胰島素有許多無名及莫須有的恐懼，其實只要掌握胰島素動力學與升糖動力學的配合，就能夠避免低血糖，胰島素又沒有口服藥的不良反應，身體起死回春，是治療諸多糖尿病控制不良併發症的第一選擇。

　　糖尿病的治療，最終勝負在胰島素的完美使用，因為在糖尿病末期，多數病患需要胰島素，在胰島素與食物的完美搭配上，需要臨淵與履冰的小心，進步與安定想法都兼容並蓄，不只延長壽命外，還可能減藥甚至緩解。

　　當病人有糖尿病已經數十年，併發症多起，身體器官與功能有如兵敗山倒，三高造成負債成了最後一根稻草，早已一一寫入生死簿

了，但是剩餘的生命還是要好好照顧。想提升生活品質，企圖延後且縮短臥床時間，那就需要病人與照顧者一起面對。

歡迎任何治不好的病人，投入資源與時間，應用我建議的均衡營養定時定量，調整飲食喜愛與偏好，修飾食物質地、稠度，這都是需要長時間衛教學習，並裝上連續血糖機（CGM）監測，才能安全。

我的飲食治療是滴水穿石的侘寂軟功夫，我的胰島素治療才是獨孤九劍，全方位治療糖尿病的終極硬功夫。當宮本武藏小說中，武藏剛踢倒數個武道館後，為求得柳生宗矩指導，三天三夜跪在宅第前，最後柳生總教練見了武藏，只問「決鬥時，聽到鳥鳴嗎？」武藏忽然頓悟，於是全方位學習，尤其練古文學禪，最後終於悟出終極劍道。

用更少的藥物，更少劑量的胰島素，只要胰島素藥物動力學與食物升糖動力學相同步，一定能夠克服震盪起伏的血糖。

胰島素緩解術 一甲子磨一劍

ADA 建議

- 教育患者並讓患者參與胰島素治療，有益病情管理。例如，指導第2型糖尿病患者，根據血糖監測調整胰島素劑量，可以改善血糖控制。關於血糖監測、營養以及避免低血糖，和適當治療的衛生與綜合教育，對於任何使用胰島素的個人都至關重要。

- 糖尿病的末期，胰島素分泌細胞一定衰竭，一定需要用胰島素，越早使用胰島素，越容易預防併發症，越躊躇不敢使用胰島素，只會導致多重用藥，徒然增加更多藥物副作用，多重用藥並無法緩和血糖起伏，所以心血管病不只無法預防，還繼續像屍速列車往前飆。

我的建議

- 醫師應定期向患者客觀地解釋第2型糖尿病的進程，因為許多人很怕針，又常常看到末期死亡的病人多注射胰島素，所以醫師應避免使用胰島素作為威脅，或將胰島素描述為病人失敗或懲罰的標誌。

- 一旦疾病進展到口服藥物無效，胰島素在維持血糖控制方面的效用、唯一性和重要性，應該被強調。胰島素跟藥物不一樣，人體代謝所需要的激素是胰島素，藥物是幫助胰島素分泌或者作用而已，只有胰島素才有直接降血糖的功能。

補充說明

- 因為胰島素的使用需要新陳代謝科基礎的訓練足夠，所以糖尿病終極緩解的戰場是在胰島素的使用，我只提示幾個衛教重點，有利與醫師配合。

- 胰島素並不是打了一針以後，終身都要打。或許是因為過去胰島素的治療並沒有很成熟，醫學教育訓練缺乏，許多人打了胰島素之後，血糖並沒有降下來，所以才需要終身打。

- 我的病人假如是有自修能力的人，有內觀的修養，過去在測量血糖機之下，也都能夠讓血糖下來，之後逐步減少藥量，有一部分還可以緩解，更何況現在有那麼多好的藥，又有連續驗血糖機監測，可以讓醫療團隊與病家放心，糖化血色素沒有下降，就是有脫軌行為而不自知，該裝上CGM了。

基礎胰島素

單獨使用基礎胰島素是最方便的初始胰島素治療，一天只打一

次，皆大歡喜，尤其是對怕打針疼痛的人、衛教後仍無厘頭的人、在外面怕自己的隱私被發現的人、或者是覺得注射很麻煩的人來說，更是便利。

可以添加二甲雙胍（metformin，一般我都使用原廠庫魯化glucophage）和其他腸泌素注射劑。胰島素起始劑量可以根據體重（0.1-0.2單位/公斤/天）和高血糖程度來估計，並根據需要在數天至數週內進行個人化滴定。

基礎胰島素的主要作用是抑制肝臟葡萄糖新生與肝醣分解，並抑制過夜和兩餐之間的高血糖。空腹血糖的控制可以藉由人類NPH胰島素（合成的人類中長效胰島素）或長效胰島素類似物（新登場的超長效胰島素）來實現。

在臨床試驗中，與NPH胰島素相比，長效基礎類似物（lantus或levemir）已被證明可以降低症狀和夜間低血糖的風險，這些優勢不大，且可能不會持久。與口服藥物合併使用時，超長效型胰島素類似物（U-300 lantus胰島素或tresiba）可能比lantus胰島素更少低血糖風險。

ADA建議醫師應該意識到胰島素治療可能導致過度基礎化，可能提示胰島素過度基礎化的臨床訊號包括：基礎劑量大於0.5 單位/kg、睡前－早晨或餐後血糖差異大（例如，睡前－早晨血糖差50 mg/dl）、低血糖（有意識到或無意識）、高變異係數（台灣病人稱為血糖震盪很大）。

但是我則認為黎明現象和索莫基效應，基本上都是胰島素治療不夠恰當，甚至口服藥過重引起，所以我的初診病人多數要減藥、減胰島素劑量，脫離過度胰島素基礎化。

一旦發現過度基礎化的跡象，醫師應重新量身打造胰島素治療計畫，台灣過度胰島素基礎化的現象很常見，門診打胰島素的病人，假如很高劑量的，無論有無低血糖症狀，我一定會大減量，有時候會減到剩下三分之一以下的量，降低抗胰島素激素生成，從CGM可以看到血糖不再震盪。

　　美國過去20年來，胰島素支出一直在穩定上升，成長速度是其他醫療支出的數倍，這項費用給患者帶來了巨大的負擔，因為胰島素已成為美國糖尿病患者自付費用，而患者的直接費用會導致服藥行為的減少。因此，美國醫師替病人考慮治療成本，是有效治療不可或缺的重要部分。

　　在6年前Tresiba剛上市的時候，台灣的健保價一瓶不及台幣500元，但是我從網路上搜尋，美國最低價是在某大賣場藥局，大約是台灣價錢的11至12倍之間。台灣病人拿連續處方箋，無部分負擔，根本不知道在台灣看健保的幸福，享受最高級原廠藥低藥價以及基層看健保醫師是做功德，診察費給付很低。

　　因此對於許多第2型糖尿病患者（例如，A1C目標比較寬鬆、低血糖發生率低、胰島素抗性明顯，以及有成本問題的患者），美國醫師開立NPH和便宜的常規人體胰島素，為了減少病人買藥負擔（一次門診數萬元台幣自負），ADA說可能是合適的治療選擇。

　　我個人則是看病人的需要與體質，來選擇不同的胰島素，因為台灣的健保對所有的胰島素都免自負給付，所以我在醫院或在診所，都會備用更多種不同的藥物與各種胰島素，以因應病人對新胰島素有過敏，或有不同體質的需求。

　　臨床醫師應該熟悉各種胰島素使用，醫師一旦熟悉胰島素，無論

選擇哪一種胰島素，都能夠使得病患的血糖達到理想的目標。

隨餐胰島素

ADA 建議

- 許多第2型糖尿病患者，除了基礎長效胰島素外，還需要三餐飯前注射短效胰島素，以達到血糖目標。台灣的病人常會說他的朋友在哪家醫院都一天只打一次，或者是他看過人一天只打一次，在病人怕痛、懷疑醫師很兩光的情緒下，要去解釋為什麼需要長效當基礎和短效隨餐的胰島素，通常又要額外花費15分鐘。

- 想緩解的病人，除非很早期，只為了緩解而來，否則一般用藥無效者，僅打一次長效就能緩解者鳳毛鱗爪，口服藥轉胰島素時，都需要多次注射隨餐短效胰島素，與基礎長效胰島素併 用；其實這對於年長的人也是最安全的做法，因為一次打很大劑量的長效胰島素，遠遠超過病人的基礎胰島素需求量，過度胰島素基礎化等於把病人推往高胰島素血症，短期的風險是製造兩餐間（尤其半夜）空腹時的低血糖，長期的危險則是製造心血管病。

- 如果病人尚未接受腸泌素類（GLP-1 RA）治療，則應在使用隨餐胰島素之前，先考慮使用 GLP-1 RA以及進一步飲食治療，並儘量減少胰島素用量（除非胰島素阻抗，而需要非常大量胰島素的個人），可以減少胰島素治療的低血糖和體重增加風險。ADA的建議等同要美國病人自費優先購買GLP-1 RA。我依照健保規定開的腸泌素，也經常被剔退，所以假如依照ADA的建議，一旦失控的肥胖型，GLP-1 RA其實要放第一優先，打了以後血糖就會慢慢地降下來，我的經驗是對於好吃的肥胖型糖尿病人，最為有效，假如

在飲食上病人能夠遵循的話，那就緩解了。

- 美國建議隨餐胰島素起始劑量為4單位，或最大餐為基礎胰島素量的10%是起始治療的安全估計值，但是我有時候起始劑量會低到2單位，然後根據個人需求，加強胰島素治療。通常我初診病人不會有低血糖，因為肉菜冷飯，以及從低劑量2單位開始，就能一桿進洞，但是少數病人我只需要再調整一次，血糖就在理想範圍內了，初診就等待緩解了。

- 第2型糖尿病患者通常比第1型糖尿病患者，更容易產生胰島素阻抗，需要更高的每日劑量，且低血糖發生率較低。可以基於居家血糖監測、CGM或A1C調整劑量。但是，第2型糖尿病是一個大雜燴，各式各樣基因，有不同的失控行為，所以不比第1型糖尿病患者容易治療，徒有好的緩解寶典，亦很困難，因為網路醫缸衛教太多，病人執行都是取中間值，不精確就會起伏，當病人自己遊走劑量，把劑量調歪了，讓醫師在每次門診時總是抓龜走鱉，就失去緩解機會了。

- 隨餐胰島素劑量與基礎胰島素劑量人約平分，所以才有預混型50/50胰島素，德國醫師看到胰島素隨餐與基礎不是平分，一定會認為醫師處方需要檢討，台灣則各式打法都有。偶而，我門診新病人帶來一堆胰島素：兩種預混型，加上不同廠牌第三種，甚至第四種長效型胰島素。我在美法德日等國的醫院裡，沒有見過這樣複雜的處方，藥物動力學上，短效胰島素太少，長效太多，加上多條不同基礎胰島素曲線，又是「過度胰島素基礎化」，而且四種長效會製造基礎不平坦，病人非常容易低血糖，一旦發生，醫師也不知如何找出著力點調整，所以我都重新調整，讓胰島素單純化，只有一

種基礎和一種隨餐胰島素；反之，我的病人不會低血糖，病人有疑問，馬上可以找出哪餐次的食物或胰島素哪邊出了問題。

- 隨餐胰島素劑量與該餐次醣類的攝食量，有絕對的等比關係，所以在中歐國家衛教，都用「麵包單位」來執行醣類代換，通常個人醣類與胰島素之間有一個固定比，所以熟捻醣類代換，有利於病人在餐前根據醣類變化增減隨餐胰島素劑量，依照該餐的「麵包單位」自行增減隨餐胰島素劑量。自從二戰之前，此作法就行之有年，我於1985年引進在我門診使用，發現我在台灣衛教40年，光憑我一己之力還是不易推行，不只沒有好的食物成分表（舊版20年前就售罄，新版尚未出版），而且病患都不喜歡計算，大家習慣用手比一比，「量其約」的文化，限制了緩解的機會，要改變，可能等待天荒地老。

何時選擇注射胰島素？

1. 第1型糖尿病的病人，當然需要打胰島素，有一部分年輕的第2型糖尿病病人，吃口服藥短期就失效，一下子就胰島衰竭了，這一些人也需要打胰島素。

2. 糖尿病急重症，例如：酮酸血症、高血糖高滲透壓的患者，唯施打胰島素能有效與安全。

3. 懷孕時候或備孕時，雖然世界衛生組織，從非洲開始允許使用庫魯化藥物，但是為了子代，最好的選擇還是胰島素。

   - 研究指出，在主要或敏感性分析中，單獨二甲雙胍或合併胰島素治療，與胰島素治療相比，長期結果的風險沒有增加。在次要結果中，二甲雙胍（IPTW加權或1.65，95% CI 1.16至

2.34）的妊娠年齡小（SGA）風險增加，胎兒營養不足讓人擔心；在合併治療中，觀察到大於胎齡兒（LGA）、早產和低血糖的風險增加。沒有觀察到新生兒死亡、高血糖或主要先天性異常的風險增加。(注)

- 薈萃分析指出，子宮內暴露於二甲雙胍治療母體GDM後，新生兒明顯小於母親在懷孕期間接受胰島素治療的新生兒。儘管使用二甲雙胍的兒童平均出生體重較低，與母親接受胰島素治療的兒童相比，會經歷產後加速生長，導致嬰兒體重較重與BMI較高，這與長期心臟病—代謝症有關。(注)

- 芬蘭一項基於登記的隊列研究納入了2004 年至2016 年出生、孕期接觸二甲雙胍或胰島素的單胎兒童（不包括母親1 型糖尿病）：僅使用二甲雙胍(n=3967)、僅使用胰島素(n=5273)和合併治療（二甲雙胍和胰島素；n=889）。研究解明了：在胎兒營養不良的情況下懷孕時，應謹慎使用庫魯化藥物，使用胰島素成為唯一選擇。

4. 開刀排程前後，假如吃了太多口服藥，反而容易低血糖，壓力激素群體出動，血糖震盪，唯有胰島素一夫當關，才能讓人體進入同化代謝階段，完成增加肌肉骨骼、內臟、免疫與修復使命。

注：Kerstin M G Brand等人，在BMJ Open Diabetes Res Care. 2022; 10(1): e002363. Metformin in pregnancy and risk of adverse long-term outcomes: a register-based cohort study

注：Jane L. Tarry-Adkins等人，發表於Plos Medicine, August 6, 2019。Neonatal, infant, and childhood growth following metformin versus insulin treatment for gestational diabetes: A systematic review and meta-analysis)

5. 有重大傷病的時候，例如敗血症、嚴重外科感染、車禍……，絕對需要胰島素，因為口服藥在這個時候，再多也吃不動，且高劑量藥物有導致低血糖的風險。

6. 身體很衰弱的長者，胰島素衰竭的長年糖尿病人，營養非常不好的多重疾病資深公民，吃不下、血糖高、身體逐漸縮小消瘦的長者，胰島素都是最好的選擇。

7. 因為胰臟或腹部其他疾病開刀，數年後粘黏嚴重，胰島纖維化，胰島剩餘量能過少，不足以擔負分泌重任時。

8. 多重共病，各專科混診，所開藥物太多，病人出現副作用，或心理上有明顯排斥，或醫師為減少藥物交互作用時，胰島素是首選，可以馬上減少3、4種口服藥物。

9. 腎臟衰竭時，口服藥物成為禁忌，或劑量要減到很小，壓不住，又有低血糖風險時。

10. 當病人需要使用3種以上口服藥，且副作用已經明顯出現時，減少口服藥，使用胰島素，可以使病人過得更加舒適。

11. 當病人需要使用3種以上口服藥，而且糖化血色素越來越不達標時，顯示胰島二次衰竭，剩餘分量能嚴重不足時。

12. 當病人需要使用口服藥，又有一類藥物有使用禁忌，而且他類藥物副作用明顯時。

13. 當使用類固醇治療其他共病症時，例如嚴重氣喘或自體免疫疾病爆發期，唯一能對抗類固醇異化作用的藥物，就是胰島素。

14. 其他胰島素缺乏情況，就只有胰島素能夠將血糖恢復正常代謝，而不是催促分泌的口服藥。

15. 病人急需治好血糖，因為臨時需要緊急手術，以挽救生命時，在病理壓力下，血糖臨時飆高，甚至酮酸血症，唯胰島素能壓制，且迅速進入手術室。

胰島素能緩解糖尿病 舉起拂子 當頭棒喝

實證醫學明白顯示：糖尿病胰島素治療不一定是終身，我的經驗也明白顯示：凡是跟著我吃的病人，極大可能是胰島素越打越少，甚至部分病人不需要再繼續打，也不必用口服藥，符合緩解定義，保固期也超過數年。

這種實證在1970年代開始萌發，當時中歐已經有再生的衛教了，為何說「再生」？1922年，本來剛登場的胰島素是不純淨的胰島素，血清色液體包含升糖素、多種胜肽以及其他激素，降糖效果遠不如1970年代末期登場的豬單成分胰島素（porcine monocomponent insulin），作用快速性也不及。但是1920年代初期，中長效胰島素還沒有發明，打在皮下，效果可說不長不短，一天需要照三餐打，病人需要知道自我照顧知識與技巧，所以醫師與團隊必須組織起來去衛教病人。

我見過維也納第1型糖尿病童團體第一次衛教的資料照片，幼兒園小朋友一個個都天真無邪，好像一般幼兒園等待點心的小孩，在那不久前，醫界才把胰島素用在人類身上，所以之前任何剛發病的第1型糖尿病與胰島衰竭的第2型糖尿病，都因為血中缺乏胰島素，發生高血糖合併其他併發症，不消數天生命殞落，沒有例外，是絕症中的絕症。

到了二戰後，人們嘗試在胰島素中，添加魚精蛋白或鋅，可

以拉長這些胰島素產品的作用時間，發明了中長效胰島素。1952
年，丹麥人K. Hallas-Møller、P. M. Jersild、K. Petersen和 J.
Schlichtkrull生產出第一種用於人類的商業胰島素鋅懸浮液，大家
都稱為慢效胰島素（lente insulin），作用近一天長效，所以直到我
當醫學生時，人們甚至天真以為一天打一次就好，把基礎胰島素當作
智慧胰島素一般有自動調整功能，現在想來真是可笑。

經過20多年的研究，1950年丹麥藥廠Nordisk上市魚精蛋白胰島
素（NPH insulin），作用長度接近鋅胰島素，兩種中長效胰島素同
中有異，魚精蛋白胰島素有稍稍的高峰期，大約在施打在皮下後5至
10小時，尤其8小時前後達高峰，對於有明顯黎明效應的人，曾經是
第一選擇；相對地，鋅胰島素就緩和些，高峰比較小，兩者都當作基
礎胰島素半世紀以上。

在1980年代，直到合成人類胰島素出現了，我門診曾經是許
多胰島素衰竭糖尿病人的最後庇護站。當時病人來自全台灣各地，
主要是吃口服藥已經無效而需要胰島素治療的病人。當時我使用的
中長效胰島素是豬的單成分胰島素（porcine monocomponent
insulin），添加鋅做成的monotard，作用曲線非常平坦，又因為
用我的飲食治療，病人沒有黎明現象，所以當作基礎胰島素剛好，飲
食與高科技胰島素兩者相得益彰，血糖得到治療，營養又變好之後，
病人起死回生，口碑相傳。一大早，醫院門未開，許多遠道來的病人
已經在醫院鐵門外排隊掛逾兩百號，我的門診人多若市，這一切還是
要飲水思源感謝德國公費的栽培，使我正確並且優勢使用胰島素，讓
病人沒有低血糖，而且讓本來血糖飆高時削瘦的身體，恢復容貌、活
力與健康，也有一些糖尿病人，因此緩解。1980年代，全球並沒有
多少緩解糖尿病的病例，歷年ADA指引也沒有討論任何文句討論緩

解。

　　當時連續驗血機還沒有登場，我憑什麼調整劑量？我憑藉過去在德國人工胰島研究室的經驗，以及多年台灣升糖指數的研究，無論調整劑量或調整飲食，有如魚之得水，病人與我在胰島素治療中，悠遊自在。

　　這需要醫病雙方的密切合作，因為信任產生遵從，才能安全又有效地緩解。最重要是醫師的整體飲食、運動與胰島素調整知識與策略都要正確，並符合當地國情與民情與醫學倫理。我從不業配食品，我一定恪守醫師本分，教育病人回家吃肉菜飯，讓每一個病人都有機會緩解。病人的信任、理解力與執行力缺一不可。所以同樣的醫師，一樣的衛教，同樣的藥物，但是每一個人會有不一樣的結果，有人緩解，有人減藥而不能緩解，次一等就老是嗜好吃吃喝喝，以致血糖終年漂浮不定，只會怨天尤人，抱怨自己遺傳不好，卻不檢討也看不到自己的吃喝玩樂、口舌與腹肚的縱慾問題。

　　我以母語衛教，社區一級預防、二級預防或三級預防，說破嘴，跟病人聊天，了解困難處，其實我對於血糖不良的人，花的時間遠大於緩解的人，我也把已經負債登錄在生死簿上的負遺產，突發心血管疾病的一切必要知識教給病人。所以要預防中年猝死，年少時正確的健康資訊與養成良好習慣最為重要。現在鼓勵所有新病人使用CGM，結果變得更好，病人馬上看得到，得以明辨真偽，所以每一個病人每一天都有進步。

胰島素可逆轉第2型糖尿病的阻抗與分泌

早在我博士生以前，許多實證文獻都有記載過，1984
年末，在我德國人工胰島研究室的博士論文裡，我討論到積
極治療糖尿病的方法，可以緩解胰島素阻抗，修復胰島細胞
的內分泌，並附上參考文獻：

1. 引用胰島素治療可以緩解胰島素阻抗，有Ginsberg H
等人，1981年發表。

2. 引用胰島素治療可以逆轉胰島素受器後的缺損，有
Scarlett JA等人，1983年發表。

3. 引用胰島素治療可以修復第1型糖尿病人的葡萄糖恆
定，有Foss MC等人，1982年發表。

4. 引用胰島素治療可以逆轉第2型糖尿病的胰島素阻
抗，有Scarlett JA等人，1982年發表。

最近「恢復胰島素分泌聯盟」（RISE）正在測試如何
維護或改善糖尿病前症與早期第 2型糖尿病患者的β細胞功
能的干預措施，發表在《Diabetes Care》（2014 Mar; 37(3):
780–788）。

有關早期積極治療方法的潛力的重要訊息，以在殘存藥
物效應消失後（第2型糖尿病用藥失效時），導致成人和青
少年β 細胞功能可持續恢復，以及是否應該在更大規模的臨
床試驗中研究這些方法，並進行更長時間的追蹤。

此外，這些研究還將提供用更簡單的葡萄糖代謝和胰島

素反應測量，以確定可用於未來廣泛年齡層臨床病理上，抽血作為生物標記的機會。最終，這些方法可能有助於降低第2型糖尿病的盛行率，或至少減緩疾病的進展，並有望減少β細胞機能不全引起的進行性長期併發症。

所以世界的潮流已經走向緩解糖尿病了，當1985年我開始在台北榮總緩解糖尿病的時候，大家都笑我傻，事實上雖然我沒辦法讓所有的糖尿病都緩解，但是所有的病人的胰島素功能，都可以部分復原。

案例 1

胰島素打了10年 3個月緩解

這位女性已經輾轉打了很久的胰島素了，糖化血色素一直降不下來，初診時，糖化血色素是9.1%。經過我調整胰島素，10天後，血糖已經調到接近正常的範圍，我預計她3個月之內糖化血色素會低於6%，然後就可以幫她減藥，並告訴家屬與病患，可能會在我的手中，全面停用胰島素。

3個月後，她真的達標了，也停止了胰島素。

一般病人若能夠願意跟隨我的飲食，準時打胰島素，胰島素的阻抗也會隨著胰島素的使用以及血糖的正常化而修復。原因很複雜，包括胰島素接受器修復，胰島素阻抗正常化，以及胰島素接受器後一連串的葡萄糖載具修復完成，以及高血糖的細胞毒性消退了，所有的因素會隨著胰島素的使用而慢慢地逐日減少。願意堅持、表裡如一的病人，雖然治療短短一個月還暫時看不到明顯的結果，但是假如每一個月來相比，可以看到一個月比月一個月好。

　　相反地，假如沒有變好，那表示這當中病人又鬆懈了下來，回去混吃油糖粉了，或自減藥物，或漏東漏西，不能成為規矩。

　　這是10多年前，沒有CGM的時代，我們只能在醫院量糖化血色素，要來緩解糖尿病，非常不容易，因為我們要去找出病人在這4個月當中，到底哪一餐出了問題？內心哪裡有弱點？行為哪裡犯了錯？現在有了CGM，就能解決病人狐疑的心，因為平時醫學素養貧乏，邏輯力缺乏，騙子也太多了，病家無從分辨到底該聽誰的，所以醫師吩咐的事只做了一部分，或者甚至沒做，就算長期間看我門診，也沒有辦法證明是錯在病人的飲食觀，現在一翻兩瞪眼，有了證據可以證明我說的是對的。

婦產科女醫 生命末端的緩解

　　36年前的一個週六中午，病房人員電話通知我：有一位80多歲的老太太，過去是新北市的婦產科名醫，已經住進病房了，家屬想要見我。我忙完上午門診，還來不及吃飯，就趕著上她住的特等病房，開門一見，家屬遞上名片，原來是胰島素代理公司的總經理。他很低調的說，不想讓別人知道他的岳母來找我。俟問診後，知道老太太原本在某醫界大人物那裡看診，但是糖化血色素已經高達14%，身體多處發炎，不只皮膚，連自己醫療專業領域的器官都在發炎中，使用抗生素數個月都治不好，也吃了多重藥物，但是沒有使用胰島素。胃口很差，肌酸酐已經逐次升起，尤其使用抗生素之後，腎功能更加惡化，本來喜歡吃美食，也因為尿毒而完全失去了食慾，甚至於失去求生的欲望。

　　我為她進行身體檢查發現，老人家過去非常肥胖，已經坐輪椅多年，營養非常不好，消瘦到只剩下一具沒有皮下脂肪與肌肉的皮囊，像大衣一般鬆垮垮覆蓋著骨頭，數年內流失39公斤，可以隱約想像過去吃美食，身體肥碩的樣子，於是我建議用胰島素，我用基礎胰島素和三餐追加胰島素。當時基礎胰島素是含鋅中效，豬單成分胰島素（porcine monocomponent Montard），以及100%豬單成分短效胰島素（porcine monocomponent Actrapid）。老太太2週住院期間，我根據一天抽血4次，逐步增加了劑量，10天之後，病人血糖正常了，接著我迅速逐日減藥，血糖持續正常，2週後，停止了胰島

素。在住院期間，感染症緩解，腎臟也因為血糖正常，灌流變好，而肌酸酐緩緩恢復，我跟總經理說，老人家準備緩解了。出院後，老太太規則回診，來時有說有笑，恢復以前的食慾，3個月之後，門診糖化血色素已降至5.6%，泌尿道及陰道感染不藥而癒，我正式宣布緩解。

半年後，糖化血色素繼續正常，突然門診失聯，聽說老總人在江湖身不由己，讓岳母繼續回去原先大人物那兒門診，緩解的過程持續了5、6年，直到病歿，我讓她度過最後人生快樂的時光。

本病例也說明了，當時我接到的個案是沉重的負債，半年後離開我的門診時，除了負債已經還清外，甚至還能夠繼續庇護5、6年，人生無常，每一剎那都是現在進行式，同一病人初診來時，滿身負債，處於垂死邊緣，半年後，羽翼漸豐，老鳥也可以高飛，是為「治療若能緩解，枯樹亦可以開花」。

案例3

誰說胰島素要打終身？

48歲男性，患有第2型糖尿病，因高滲透壓高血糖症入院，入院時的糖化血色素大約13.3%，血糖換算過當時等同16%。出院後在我門診開始使用胰島素，不到一年，已經減到12單位，糖化血色素降

至6.2%，我就停止了胰島素，只靠食物治療而已；7週後再追蹤，糖化血色素5.9%，宣布緩解。

這是比較晚才學會自我照顧、較晚緩解的病人，就在此之前，前後有兩位外務員，年紀輕了10幾歲，他們因為應酬多而血糖暫時變高，後來真的變成糖尿病，一天比一天高，糖化血色素換算下來也達16%，但是因為他們身體自我修復的能力比較好，改變飲食也比較徹底，2個多月，就預見了緩解。

為什麼可以事先知道哪一些人會緩解，哪一些人不能？因為會緩解的人，是連續性的慢慢變好，而且藥物一直減少，血糖從來沒有起伏，當然3個月之後，能夠預見緩解；相反地常常會遇到新病人已經用了5、6種的口服藥，採生酮飲食，病人糖化血色素可能不太高，甚至接近正常，但是原來的醫師因為病人血糖高高低低不斷起伏，一拿掉藥又反彈，原因在於飲食沒有均恆與定時定量，就不能緩解。

案例4

尿毒洗腎 糖尿病也緩解了

83歲女性長者，30年前因為洗腎時血糖飆很高，轉介到我門診，經過胰島素治療一陣子之後，緩解直到現在。她自己靦腆說：「多活了30年。」每3個月一次追蹤，目前食物治療中。

這位長者只是我許多緩解病人的其中一位，像她一樣的女性長者緩解糖尿病，已經不計其數，而且有許多人還是腎臟衰竭者，伴有較高胰島素阻抗，但是胰島素廓清率比較低，反而需要更少的胰島素；有些時候身體壓力大，需要比較多的胰島素，假如沒有注意食物血糖動力學與胰島素動力學，許多書都說血糖比較不容易駕馭。

但是能夠遵循我的飲食衛教治療者，都不需要高劑量胰島素，甚至因為我非常注意不要讓他們過度治療而低血糖，因為每次血液透析會流失蛋白質等要素，為了避免營養的負平衡，因此洗腎後病患，應放寬洗腎前的低磷、低鉀、低鹽飲食，配合檢驗調整攝食量，特別注重足夠蛋白質，定時定量，所以他們反而很快就緩解了。

案例 5

胰島素比口服藥更容易緩解

58歲男性，因為血糖超高，已經治療3年都降不下來，所以我加了預混型50胰島素，每天三餐4單位打3次，他的配合度只屬於中等，1年後，已經可以把胰島素停掉了，因為他的糖化血色素已經降到6.2%，3個月後就部分緩解了。

誰說胰島素一打就要打終身？誰說胰島素會越打越重？都是造謠

胡扯！而且只要打法正確（例如基礎，隨餐追加短效），比吃藥更容易緩解，我早期緩解的病人，多數是打胰島素緩解者。

過去沒有腸泌素、DPP-4抑制劑，也沒有排糖藥（SGLT2抑制劑），40多年前的文獻上就已指出「胰島素比口服藥更容易停藥」。因為多數的糖尿病人身體的胰島素是不夠的，即使因為胰島素阻抗，以致於平時血清胰島素高亢，但是需要的時候還是分泌不夠，所以當胰島素施打後，除了會緩和胰島素阻抗的現象之外，胰島素分泌細胞也會因為胰島素的注射而活化。

胰島素打多久才能緩解？這跟個人剩餘的胰島素分泌量能，以及過去以來胰島素的阻抗，都有很大的關係。還要看病人是不是能夠貫徹一天只吃三餐，以及適量的運動，吃定量肉菜冷飯，胰島素阻抗就會慢慢變好。一切還是看病人信任度與執行力，若是吃喝玩樂使血糖震盪，不但不能緩解，也易生心血管病。

案例 6-9
打胰島素的「副作用」增髮四例

案例6，66歲男性，初診時肌酸酐2.3 mg/dl，原來的醫師就不再給降血糖藥而轉診。至今打了7年胰島素，身體越來越硬朗，腎功能也一直在回復中。

假如一定要說打胰島素有「副作用」，那麼第一個就是恢復病人的腎臟血液灌注功能，而使得腎絲球過濾率估算（eGFR）變好，肌酸酐也降下來。

這位先生有漸漸接受我的建議，黑頭髮會開始長出來，1年之後，有打胰島素，頭髮一定會比現在多很多。剛來的時候肌酸酐是2.06 mg/dl，現在是1.7 mg/dl，我預計他的腎臟會越來越好，因為他現在採納我的飲食建議，加上胰島素，肌酸酐就會慢慢恢復，雖然不能全部，但是最近破壞的可以恢復，要有耐心。

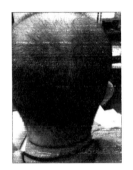

案例7，62歲男性，大學教授，已知罹患糖尿病10多年，未積極治療，深受掉髮困擾，四處尋求增髮祕方未果，造型師建議他剃光頭。7年前開始治療糖尿病，因為糖化血色素高達16.0%，所以併用口服降血糖藥，並使用胰島素注射治療。因為應酬多又嗜吃點心，飲食自我控制不易；2016年血糖雖然仍然不夠理想，喜歡美食，又吃零食，糖化血色素在9.0%左右，但不再掉髮，本來地中海型雄性禿頭，已經長出黑色頭髮，目前使用腸泌素，糖化血色素接近7.0%，頭髮長得更好。

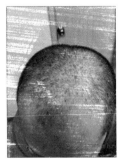

案例8，69歲男性，吃了10多年降血糖藥無效後，糖化血色素一次比一次升高，經過醫師一年的勸說，終於併用口服降血糖藥與胰島素注射，半年後糖化血色素已經降到接近7.0%；雄性禿的頭頂部，漸漸長出一撮黑頭髮，至今黑沉沉。

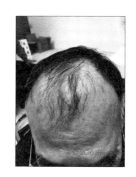

案例9，59歲的中型企業主，因為有吃草藥與健康食品的習慣，三次引起肌酸酐高逾1.5 mg/dl，又誘發痛風發作，於是3年前在我的建議下改用胰島素治療。令他驚奇的是，1年以後，本來頂上毛髮漸漸稀疏，又漸漸長出黑髮，許多生意上的朋友以為他去吃了治療禿頭與白髮的仙丹。另外肌酸酐也降到1.3 mg/dl。

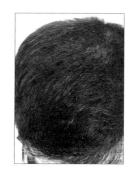

胰島素阻抗易禿頭 胰島素不足會掉髮

中高年雄性禿男性，注射胰島素後，為何增髮？糖尿病的併發症大多人已耳熟能詳，但其中的嚴重掉髮是較不為人知的，尤其是當糖化血色素持續大於10％，就會明顯掉髮，許多病人居然因為掉髮，所以才來看診糖尿病。

據臨床經驗顯示，這類的患者在使用胰島素2至3個月後，血糖控制穩定，頭髮就會再恢復生長，且新長的頭髮以黑色為主，一年後，竟明顯看到新髮與舊髮的不同。

胰島素阻抗也被認為是一個男性禿頭的原因之一，許多大肚男，中廣體態，都是胰島素高，血糖漸漸邊緣性升高的病患，雖然還沒有糖尿病，但是掉髮卻是常見的症候之一。

此外當糖尿病繼續惡化，胰島素的分泌過少，血糖繼續升高時，新陳代謝的同化作用就會減少，使得身體蛋白質的合成停止，腸胃道細胞、肌肉、脂肪組織等都會減少同化作用，指甲、頭髮的生長也會受到影響，因此會出現掉髮。

經過胰島素治療及口服藥治療，身體一方面恢復正常的同化作用，另一方面胰島素阻抗也會變好，這時候整個惡性循環就緩解了，當然也包括頭髮髮根的新陳代謝同化作用在內，這是病人很在意的地方。

胰島素與毛囊生長

人體所有外露的地方都有毛髮，除了乳暈、一部分外陰部，還包括手掌、腳掌、嘴唇、肚臍，但是人種與家族遺傳，使每個人有不同的顏色與外表分佈。有一些內分泌方面的疾病，也會有毛髮增生的現象。

毛髮的生長和掉落有周期性，分為生長期（anagen）、退行期（catagen）及休止期（telogen），不同部位有不同的期間分配組合，決定了不同部位，毛髮的長度不同。在同一個時間點，一個部位同時具有這三種階段的毛囊，皮膚每一根毛髮下方的毛囊，皆位於不同的生理階段，皮膚在同一時間毛髮根部膨大形成毛球，此處是毛髮幹細胞所在之處，其中具有基質細胞（mesenchymal cells）與黑色素細胞（melanocytes），毛囊在生長期最活躍，而在退行期、休止期則細胞凋亡。

Philpott MP、Sanders DA, Kealey T等人在J Invest Dermatol. 1994 Jun;102(6):857-61發表：

胰島素在0.01-100 μg／ml的範圍內，依照劑量依賴方式，刺激毛囊生長。當毛囊保持在含有10μg／ml胰島素（其是超生理的）的培養基中時，觀察到毛囊生長最大速率。不存在胰島素下或生理劑量下，毛囊提早進入類似人體退行期的狀態。

當胰島素在10 μg／ml時，類胰島素生長因子（IGF）-I

和-II對毛囊生長沒有顯著影響，然而不存在胰島素的情況下，IGF-1（0.01-100 ng／ml）和IGF-II（0.01-100 ng／ml）都以劑量依賴性方式刺激毛囊生長。

IGF-I比胰島素或IGF-II更有效，刺激10 ng／ml的毛囊生長的最大速率，而IGF-II在100 ng／ml下產生最大刺激。在阻止毛囊進入類似於退化的狀態中，IGF-I（10 ng／ml）和IGF-II（100 ng／ml）兩者比胰島素更有效。生長激素在沒有胰島素的情況下對毛囊生長或形態沒有影響。這些數據表明，體外 IGF-I 可能是毛髮生長以及毛髮生長週期的重要生理調節劑。

30多年來 末段班第一名的老客戶

　　這位病人是我35年前到現在的老客戶，我的病人中，她是最末段班，每一次來都令我覺得很慚愧，但是她一直相信我，已經從過去的醫院到新的診所一直在我的門診追蹤，但就是沒有改變她的飲食，喜歡吃的那些零嘴一直吃到現在！

　　也因為她的血糖非常高，有使用胰島素，所以在很早很早以前，她就是第一批使用腸泌素的病人，有時她的血糖下降一些些，但是比起我前段班以及中段班的病人，還有改善空間。

　　她對糖尿病的知識也非常的足夠，她知道因為有我這位醫師在幫她撐著，所以到現在還沒有任何併發症，只是她的微蛋白尿有50 mg/L，稍高而已。

　　這個故事要告訴我過度焦慮的早期糖尿病病人，不要過度擔憂，一心一意只想要降血糖，跟著我裝上CGM，飲食與運動，生活像行雲流水，水到自然渠成，不知不覺中，就被宣布緩解了。

強迫症大姐 全方位緩解

　　退休大姐，65歲，一進來診間就連珠發問，咄咄逼人，讓人喘不過氣來。問診後我知這是強迫症，幾次自費包場門診後，陳述從小就有潔癖，畢業後40年，唯一工作是會計，會計本來就見不得過程有任何一點瑕疵，所以她與會計工作就相互為用，直到去年退休，因為健檢身體出現警訊。

　　因血糖稍高，她自聘營養師諮詢，每天三餐吃140克飯，佐配肉菜，精確計算三大營養素，與限制鈉鹽，有規律運動，上班40多年來，維持正常偏瘦體重，有一次，微蛋白尿有一點點高，再看醫學中心腎臟專科，被訓示「飯吃太多」，要求減到60公克，並且要少吃鹽，本來正確的蛋白質攝食量，要改成更低的蛋白質飲食，營養師只好遵醫囑重新調配。病人執行結果餓到發慌，虛汗直冒，體重劇降，心情低落，多處出現身體症狀，已經很努力了，但是糖化血色素不降反升。

　　基於糖化血色素變差了，體重本來正常，也變更瘦了，驚慌失措中陷入長考，有人介紹她來到我門診，我為她裝上連續驗血糖機，一方面給予治療會變好的承諾，建立她的信心，並安慰她腎臟還沒有壞掉。

　　她是過度衛教的受害者，因為病家敏感度非常高，所以一旦被醫

師診斷超標一點點的微蛋白尿，就好幾十天睡不著，已經找了很多醫師，但是都安不了她的心，後來到我們診所來進行一對一專屬諮詢，讓我慢慢地跟她開通疏導。在一小時內，我同時要當心理醫師聆聽生命史，還要當新陳代謝科醫師全方位指導以降血糖，又要當臨床營養醫師，解決病理營養問題，我同時也要當她飲食廚房料理的指導者，她廚房醬油露是日本進口的，我要確定鈉鹽含量，最後我還要當一下日本語老師。

在我的指導之下，她的健康一天比一天好，一個月比一個月好，有信心繼續回診，我則繼續追蹤檢驗，微蛋白尿也好了，血壓也好了，低鈉血症也好了，體重也慢慢回升了，糖化也降低了，心情也好了，本來常常低血糖，整天無精打采、提不起勁兒，現在已經可以恢復正常運動，神采飛揚了！

我治療病人重視全方位，以人優先，讓他們身心靈圓滿，幸福滿溢，才是我的目標。

案例 12

外科院長病患 緩解了

外科院長已逾80高齡，2021年8月4日，他的職員很驚嚇，但他毫無病識感，帶著他院的檢驗報告來到我門診，糖化血色素高達12%，顯示肌酸酐已經2.6 mg/dl了，微蛋白尿飆到5900 mg/L。再往下看，他的視網膜增生已經出血，正接受雷射治療中，不自覺的智力退化，尿液滴在家裡地板上不自覺，但是他人踏到會黏鞋子，他無法再看門診、也不能幫病患開刀，他正在看自己地區醫院的醫師，已經開滿四種口服降糖藥，被帶來診所時，回答問話不正確，有一點譫妄。他一個人留在台灣工作，其他家人都在海外，陪同他來的職員，也是我的病患與粉絲。

我給他基礎長效與隨餐短效胰島素，各效價各占一半強度。8月10日，這位前輩回診，再次見面與上次來時判若兩人。精神恢復，臉上有長了一些肉，回答我的問話時不會再文不對題了。他的肌酸酐也降了，只是喊著他不想打胰島素，我告訴他：「這是你唯一打敗腎衰竭病魔的利器，捨此無他，假如有的話你過去找就好了，根本不會演變成這樣子。」他只好硬著頭皮再繼續打下去。

在我悉心照顧下，前輩一週一次門診，只調一次劑量，血糖數值一天天下降，11月初來診時的肌酸酐已經降到1.4 mg/dl。一個月後我在診間週記裡寫到：「恢復正常生活品質與血糖，失智、無神等現象也消失了。」根據平日照顧他的職員說，因為我的飲食要求很簡單，於是院長就恢復健康了。

然而在12月初時，院長因為足底筋膜炎，打了大量的類固醇，導致血糖再度上升。職員跟我連繫，提供院長的連續驗血糖機的數值，我於是幫他調整藥量。

　　血糖本來已經降到正常的範圍，大家高興心裡準備緩解了，但是到了隔年1月初，肌酸酐又再一次上升，根據同行的職員說，最近醫院又出了大事，很心煩。由此可知血糖繼續升高的原因之一，不只是類固醇而已。

　　類固醇在教科書和治療指引中，通常都保留在最後來應用，不希望人們使用在輕微、以自限的疾病。因為類固醇對人體的作用是很廣泛的，蛋白質會分解，所以肌肉就萎縮了，脂肪組織會聚集在腹部腰部和後頸部的地方，血糖會因此而上升，肌酸酐上升到1.7 ng/dl，腎功能低下。類固醇使骨質密度變差，鈣因此負平衡，產生尿鈣症。

　　2022年3月再度回診，他再度提起：「是不是可以不用打針了？打針很苦耶！」

　　2022年5月該回診之日未回，從此失聯，他職員說他已經忘記過去的慘況，自認為疾病沒有那麼嚴重，又會到當地拿藥。

　　這是許多病人的常態，也是我的無奈。很多人看到血糖好了，就忘了過去的苦難，然而光是我治好一段時間，不夠完整預防併發症。希望病人還是要定期追蹤才是正道！

後記

我只是在暗黑的隧道，40年前鑿出了一線光；成功不必在我。

當全球指引都說醣類要占熱量40-70%時，病人卻聽到要低碳飲食，所以指引只是指引，實證醫學需要醫師去全方位透徹了解，確實執行與無業配推廣。

糖尿病是小孬孬，要打敗它，非常容易，文字大綱不到兩行；但是為了要讓大家能夠信服，以及讓知識能夠正確，所以我在書裡引經據典實證科學，也舉了一些案例佐證。糖尿病胰島素治療不一定是終生，而且極大可能是越打越少，甚至部分病人因學會了我的心法，不需要再繼續施打，也不必用口服藥，3個月以上，血糖趨近正常，稱為緩解。

我在40年前，對於漫漫無期的糖尿病，逐漸做出緩解案例，在漫長的黑暗隧道，算是鑿出了一線光。書成之日，特別感恩思親，我把功德迴向給生我育我的父母雙親，他們鼓勵我當一個一生懸命的醫師，以及本書讀者的雙親，一起感激雙親培育之恩。

誌謝

　　本書能夠順利出版，首先感謝信任我的門診客戶、臉書上忠實粉絲的驅動力。

　　衷心感謝前家庭醫學會理事長、前老人醫學會前理事長，台大陳慶餘名譽教授為本書推薦寫序。我跟陳教授一起在老年醫學會共事40年，我視陳教授為前輩師長，他相惜我為理事會許多任務召集人。陳教授主持我年會午餐教育演講近10年，我的《侘寂》畫展，他亦相挺開場。《說文解字》有曰：「序，東西牆也。」陳教授桃李滿天下，為台灣醫界之東西高牆；《文心雕龍》有曰：「序以建言，首引情本」，陳教授替本書寫序開場（opening remarks），讚美詞句滿溢，高牆替本書開卷好采頭。陳教授評介本書「獨具洞見　超越常規」，我銘感五內。

　　另外也非常榮幸，獲前台北榮民總醫院與前台中榮民總醫院院長，新陳代謝科同儕菁英，現任國家衛生研究院副首長許惠恒教授，高居國家健康科學重鎮之尊，百忙中閱讀本書，許教授回顧40多年來，與我同事糖尿病服務與研究友情，歷歷在目，並且為本書美言評介：「本專書是洪醫師累積數十年科學研究證據與親身經驗，書中涵蓋範圍甚廣，為如何全方位緩解糖尿病專書」，全方位褒美之語，作者滿心感謝。

　　最後要感謝內人悉心照顧生活起居，讓我在懸壺濟世外，恣意悠遊在書畫創作中數十年，亙古通今時空旅行，「以六合之內，八方之

外，浸淫衍溢」，忘卻晝夜，漂浮東西半球五度時空，創作於平面文字，自由自在作畫，個展十次，並無酬進行社區教育，繪畫治療，療癒人群心靈，內人讓我豁免瑣事操勞，才能一生懸命奉獻所有。

　　讀者或許會發現一部分文字，或特定的字詞或圖片，因為篇幅所限，或筆者構思時間不夠充裕，或思維過廣與書寫頻寬差距過大，甚至連編輯也疏漏的錯別字，或編排誤植，凡出版物品在所難免，歡迎讀者來函指教humanityman1@gmail.com，以利下一版修正。最後，再次感謝生命中所有貴人。

民國113年吉日

洪建德謹識於陽明東山大觀宅第書房

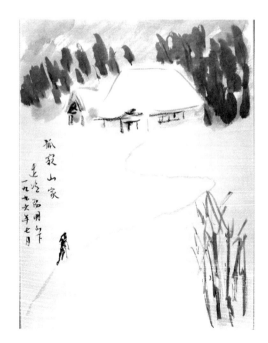

孤寂山　家，水墨畫，1996年7月小僧作品，自號陽明東山大觀，就準確預言了將來小僧年長變老僧，自磺溪畔喬遷到陽明山系東山坡上。

Dr. Me系列 HD0203
實證醫學 完整解析

糖尿病緩解心法

作　　　者／洪建德　醫學博士
選　　　書／林小鈴
主　　　編／潘玉女

行銷經理／王維君
業務經理／羅越華
總編輯／林小鈴
發行人／何飛鵬
出　　　版／原水文化
　　　　　　台北市南港區昆陽街16號4樓
　　　　　　電話：02-25007008　傳眞：02-25027676
　　　　　　E-mail：H2O@cite.com.tw　FB：原水健康相談室
發　　　行／英屬蓋曼群島商家庭傳媒股份有限公司城邦分公司
　　　　　　台北市南港區昆陽街16號8樓
　　　　　　書虫客服務專線：02-25007718；02-25007719
　　　　　　24小時傳眞服務：02-25001990；02-25001991
　　　　　　服務時間：週一至週五09:30-12:00；下午13:30-17:00
　　　　　　讀者服務信箱：service@readingclub.com.tw
劃撥帳號／19863813；戶名：書虫股份有限公司
香港發行所／城邦（香港）出版集團有限公司
　　　　　　香港九龍土瓜灣土瓜灣道86號順聯工業大廈6樓A室
　　　　　　電話：(852)25086231　傳眞：(852) 25789337
　　　　　　電郵：hkcite@biznetvigator.com
馬新發行所／城邦（馬新）出版集團
　　　　　　41, Jalan Radin Anum, Bandar Baru Sri Petaling,
　　　　　　57000 Kuala Lumpur, Malaysia.
　　　　　　電話：(603) 90563833　　傳真：(603) 90576622
　　　　　　電郵：services@cite.my

美術設計／劉麗雪
內頁排版／游淑萍
製版印刷／卡樂彩色製版印刷有限公司
初　　　版／2025年1月1日
初 版 4 刷／2025年2月3日
定　　　價／550元

城邦讀書花園
www.cite.com.tw

ISBN　978-626-7521-28-1（平裝）
有著作權・翻印必究（缺頁或破損請寄回更換）

國家圖書館出版品預行編目資料

實證醫學 完整解析：糖尿病緩解心法／洪建德著. --
　初版. -- 臺北市：原水文化出版：英屬蓋曼群島商家
　庭傳媒股份有限公司城邦分公司發行, 2025.01
　面；　公分. --（Dr. Me系列；HD0203）

　ISBN 978-626-7521-28-1（平裝）

　1.CST: 糖尿病 2.CST: 健康飲食 3.CST: 食譜

415.668　　　　　　　　　　　　　　　　113018015